CAROLINE SPROTT & DR. ANNA-THERESA LIPP

DIAGNOSE LIPÖDEM?

Du bist nicht allein!

DER ULTIMATIVE **@POWERSPROTTE-GUIDE** FÜR EIN GUTES LEBEN

herbig

INHALT

Hey Lipödem-Kämpferin, du bist nicht allein!

Die Diagnose Lipödem kann vieles sein: erleichternd, überwältigend, überraschend. Doch eines haben alle frisch Diagnostizierten gemeinsam: Sie sind sich ihrer wahren Stärke noch gar nicht bewusst. Gut, natürlich wollte ich dieses Buch motivierend beginnen. Doch die Wahrheit über das Leben mit einem Lipödem lässt sich eben nicht nur mit Kampfansagen ertragen. Manchmal braucht es einfach Verständnis, Einfühlungsvermögen und die richtigen Worte zur richtigen Zeit. Etwas, das vor allem Betroffene einander geben können. Genau das findest du hier.

Mit der Diagnose ändert sich das Leben von einem Moment auf den anderen. Eben war das Lipödem vielleicht noch eine vage Vermutung oder die Symptome hatten noch keinen richtigen Namen, dann kommt man nach einer oft jahrelangen Odyssee aus dem Behandlungszimmer, mehr oder weniger ausführlich beraten, und kann vor lauter unbeantworteten Fragen und Ängsten keinen klaren Gedanken mehr fassen.

Auch ich wurde 2010 als junge Frau Anfang 20 mit starken Schmerzen in den Beinen in die Gefäßklinik überwiesen und hatte noch nie von der Krankheit gehört, die die Phlebologin als Diagnose notierte. Rückblickend würde ich das als Glücksfall bezeichnen, denn schon eine kurze Google-Suche auf Verdacht reicht aus, um in eine latente Panik zu verfallen, eines Tages auf eine Gehhilfe angewiesen zu sein. Aber das wollen wir jetzt nicht tun, denn du hast ja schon die hoffentlich beste Entscheidung deines Lebens getroffen – du liest gerade dieses Buch.

GEMEINSAM SIND WIR STÄRKER

Und nun: Willkommen in der Sprottenflotte! Ich bin die Mutti der Lipödem-Community und ab jetzt auch deine Lipödem-Schwester. Gemeinsam schaffen wir das! Mein Name ist Caroline Sprott und ich bin nicht nur eine Flachstrick-Heldin, sondern auch die Power Sprotte. Seit vielen Jahren bin ich fester Bestandteil der Patientenseite der Lymphologie, halte Vorträge, arbeite als Kompressions-Model für den Hersteller medi, habe zusammen mit Natalie Stark zwei Staffeln des Lipödem-Podcasts aufgenommen, den Online-Shop für gutes Selbstmanagement für Kompressionsträgerinnen und -träger Power Sprotte gegründet und führte einige Jahre mit meiner Partnerin Tatiana Herde das Modelabel für Frauen mit Lipödem und Lymphödem, Luna Largo.

Angefangen hat alles mit einem Blog namens Lipödem Mode, weil ich einen Ort brauchte, an dem man, über das Google-Wissen hinaus, alles rund um Lipödem und Lymphödem finden konnte. Das ist zum einen der Grund, warum du in diesem Buch eine große Auswahl an Outfits mit Kompressionsbestrumpfungen siehst und zum anderen, warum ich so viel über das Selbstmanagement des Lipödems weiß. Ich bin sozusagen ein Fossil des Netzwerks. Du bist also in besten Händen. Ich widme dieses Buch dir und all den Gefühlen, die dich jetzt und leider auch noch lange Zeit begleiten werden. Aber das macht nichts, denn die Herausforderungen, die vor dir liegen, werden dich stärker machen und du wirst deinen eigenen Weg finden, auf dem du in deiner eigenen Geschwindigkeit vorankommst! Ein gutes Leben mit einer chronischen Krankheit kann man nur dann gestalten, wenn man sie wirklich annimmt und mit ihr arbeitet. Verdrängung hat noch nie zum Glück geführt, also packen wir es lieber gemeinsam an und planen die volle Flucht nach vorn, mit Ansage und Doppelsalto. Denn du hast ein Recht darauf, glücklich zu sein – auch mit Lipödem!

Für diese wichtige Mission habe ich mir besondere Hilfe geholt, die Ärztin, Chirurgin und Lipödem-Forscherin Dr. Anna-Theresa Lipp. Sie selbst ist Betroffene und damit eine unersetzliche Instanz in der Lymphologie. Anna wird uns medizinische Zusammenhänge verständlich näherbringen und als Sprachrohr zwischen Patientin und Fachkraft fungieren.

Wir führen dich durch die schwierige Anfangsphase, die im ersten Moment keinen Anfang und kein Ende in Sicht hat, nehmen dich an die Hand und bereiten dich so gut es geht auf alles vor, was auf dich zukommt. Wir wissen ganz genau, was du durchmachst und können dir nur sagen, du bist nicht allein. Und du bist ein sexy Biest. Du weißt es wahrscheinlich nur noch nicht.

SCHRITT FÜR SCHRITT IN DEINEM TEMPO

Die Informationsgewalt der Lymphologie kann direkt nach der Diagnose schnell undurchdringlich wirken und selbst als alter Hase entdecke ich immer wieder neues Wissen. Man lernt also nie aus, aber viel wichtiger ist zu Beginn deines Lebens mit Lipödem, einen Anfang für deinen Weg zu finden. Wenn du ganz frisch diagnostiziert bist, atme erst einmal durch und gib dir die Zeit, deine Gedanken und Gefühle zu sortieren. Ich war auch einmal an diesem Punkt und kann mich noch sehr gut daran erinnern, wie ratlos und überwältigend diese Situation sein kann.

Dieses Buch soll dir dabei helfen, ohne Überforderung die ersten Schritte in den neuen Abschnitt deines Lebens zu wagen und dabei nicht den Mut zu verlieren. Denn auch wenn du gerade vieles lernen musst, wird jede neue Erkenntnis deine Kompetenz und deinen Zustand nochmals verbessern und Stück für Stück wirst du in deinem ganz eigenen Tempo von der Patientin zur Flachstrick-Heldin.

Also packen wir es an!

DEINE CARO

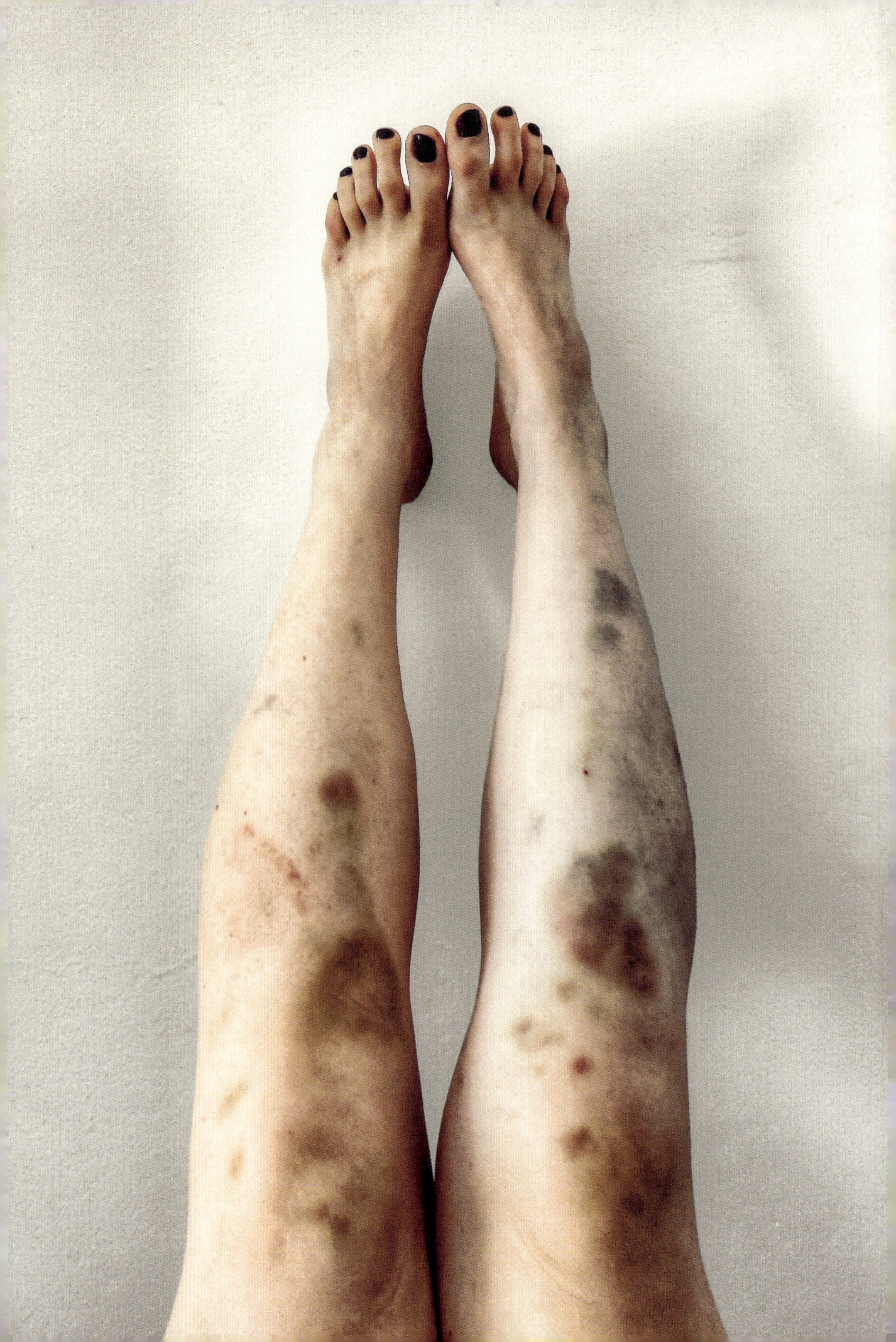

TEIL 1

ÜBER DAS LIPÖDEM

und die Grundlagen deiner Therapie

„Es geht im Leben nicht darum zu warten,
dass das Unwetter vorbeizieht.
Es geht darum zu lernen, im Regen zu tanzen."

ZIG ZIGLAR

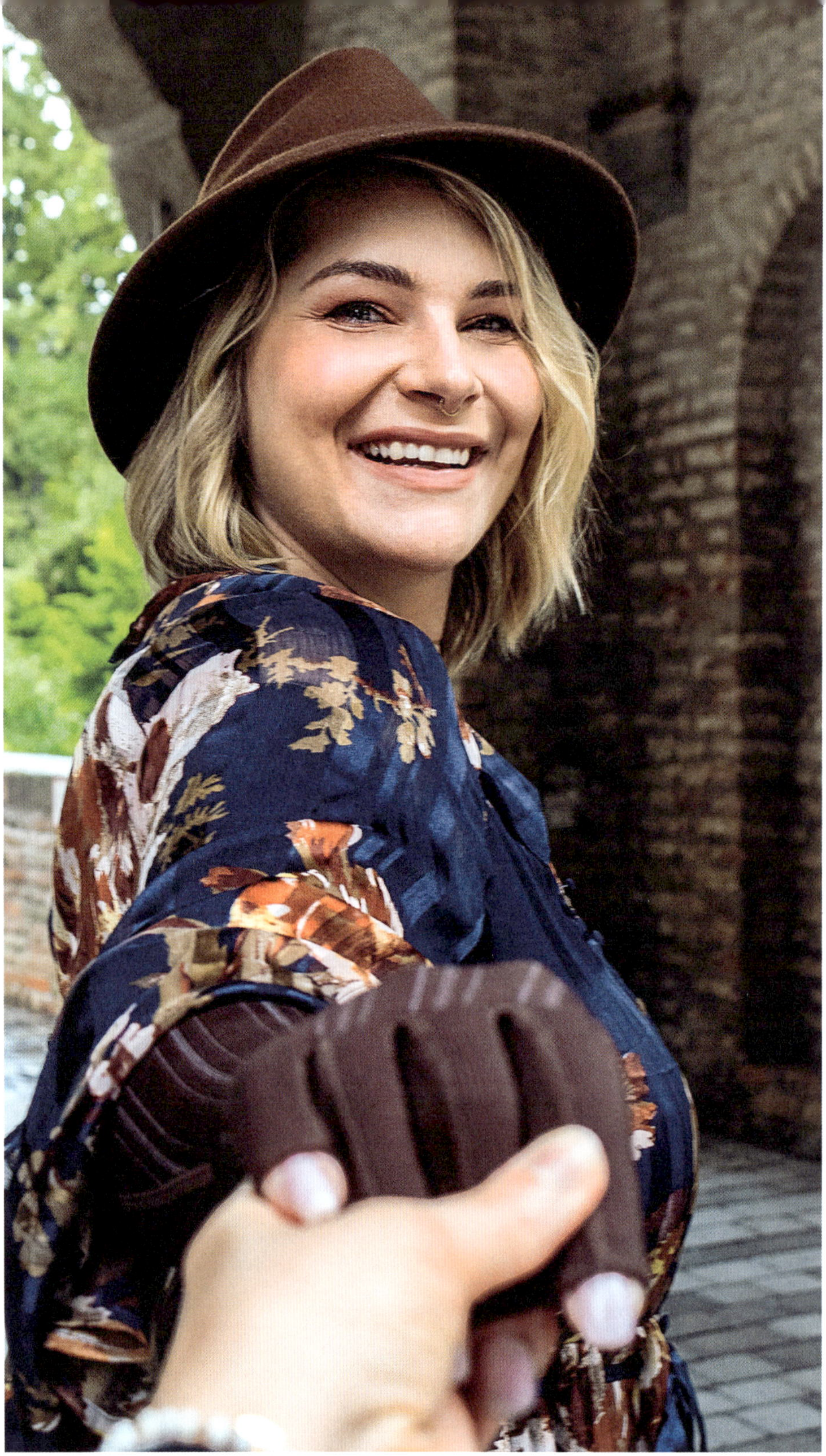

Ein Mädchen, das in die Welt auszog, um dem Lipödem die Stirn zu bieten

Meine Geschichte ist nicht ganz so, wie man sie oft hört, wenn es um die Diagnose Lipödem geht. Hinter mir lag kein jahrelanger Leidensweg, sondern eine plötzliche und rapide Zunahme der Schmerzen, die mich an den Rand des Zusammenbruchs und darüber hinaus brachten.

MACHTLOS ÜBER DEN EIGENEN KÖRPER

Mein Lipödem machte sich erstmals etwa 2010 in Form von starken Schmerzen nach einem langen Tag auf den Beinen bemerkbar. Immer öfter konnte ich mich abends kaum noch hinhocken und langsam wurde mir klar, dass dies keine Ausnahme mehr war und ich das abklären lassen musste. Ich traue es mich kaum zu sagen und ich weiß nicht, welche Planeten in einer Reihe standen, vierblättrige Kleeblätter auf meinem Weg lagen und schwarze Katzen für mich Lotto spielten, doch geistesgegenwärtig überwies mich mein Hausarzt nach einem kurzen Blick auf die Beine an die örtliche Gefäßklinik, wo eine Ärztin praktizierte, die mit der damaligen Koryphäe der Lymphologie studiert hatte – mir widerfuhr ein Glück, das es erschreckenderweise unter Flachstrick-Heldinnen nur selten gibt.

Nach einer kurzen Untersuchung erhielt ich die Diagnose Lipödem, wurde anschließend optimal mit Rezepten für die kommende Therapie versorgt, trug fortan eine Kompressionsstrumpfhose und verfolgte meinen Abnehmplan weiter. Wie viele andere Betroffene, kämpfte auch ich mit meinem Gewicht und befand mich bereits auf einem guten Weg. Ich habe mir damals nicht viel dabei gedacht, weil ich einfach nicht wusste, wohin das alles führen würde. Damals war die Welt des Lipödems noch eine gänzlich andere, ich wusste nicht, was diese chronische Krankheit für mein Leben bedeuten würde. Ich trug es mit Fassung, denn meine Kompressionsstrümpfe linderten die Schmerzen sehr gut.

Bis ich eines Tages spürte, wie die Krankheit auch in meinen Armen wuchs – zwei Jahre später und ein paar Kilo leichter, als zu Beginn meiner Diagnose. Meine Unbeschwertheit war schon durch die zunehmenden Schmerzen in den Beinen angeknackst, aber mit dem Gefühl, dieses Biest in mir nun nicht mehr kontrollieren zu können, wuchs meine Unsicherheit. Ich bekam Heulkrämpfe, die ich so nicht von mir kannte. Perspektiv- und hoffnungslos spürte ich den fauligen Atem einer drohenden Depression im Nacken. Denn jahrelang unermüdlich gegen die Schmerzen anzukämpfen und allen Optimismus zu verbrauchen, hieß auch, alle

Energie zu investieren. Etwas musste passieren, etwas musste sich ändern. Denn so wie es lief, lief es nicht gut.

RAUS AUS DER NEGATIVEN GEDANKENSPIRALE

Selbst als vermeintlich starke Frau, stand ich vor einem seelischen Abgrund, den ich so noch nie erlebt hatte. Zukunftsängste, Weinkrämpfe und immer stärker werdende Schmerzen zwangen mich in die Knie und ich wusste: Wenn ich mir jetzt nicht etwas einfallen lasse, werde ich in ein psychisches Loch fallen. Was mir damals schon klar war: Der Kraftaufwand, mich aus diesem Loch herauszukämpfen, würde größer sein, als wenn ich vorher handeln und das Schlimmste verhindern würde. Mein Plan stand also fest: Volle Kraft voraus!

Neben einer Kurzzeitpsychotherapie habe ich für mich eine Eigentherapie entwickelt, einen Kodex. Etwas, das mir Mut machen und ein gutes Gefühl geben sollte. Als ich die ersten Armstrümpfe bekam, spürte ich eine große Unsicherheit in mir aufkommen, denn jetzt war ich für die Außenwelt offensichtlich krank. (Was für ein Unsinn, aber dazu später mehr.)

Mit der Zeit merkte ich, dass ich mich umso besser fühlte, je mehr ich die Kompression farblich in meine Alltagskleidung integrierte. Komplimente begleiteten mich durch den Tag und das Gefühl einer guten Rüstung statt eines „Kompressionspanzers" stellte sich ein. Mit einem guten Look, der mich inspirierte und glücklich machte, prallte alles Negative an mir ab. Sollen sich doch das verdammte Lipödem und all die Ärgernisse des Alltags an mir die Zähne ausbeißen. Wenigstens sehe ich dabei fantastisch aus. Mein Weg war gefunden, ich hatte meinen Frieden mit der Kompressionsbestrumpfung gemacht und die damit verbundenen Ängste begraben. Mein Kopf war endlich frei von der negativen Gedankenspirale und bereit, anderen zu helfen.

KEIN EINZELFALL: TROTZ LIPOSUKTIONEN NICHT BESCHWERDEFREI

Da meine Schmerzen jedoch rasant zunahmen und meine Lebensqualität im zarten Alter von 24 Jahren bedrohlich einschränkten, unterzog ich mich auf eigene Kosten innerhalb von einem halben Jahr drei Fettabsaugungen, sogenannten Liposuktionen. Hierbei wurden erkrankte Lipödem-Fettzellen abgesaugt, in der Hoffnung, dadurch die Schmerzen und auch optischen Symptome zu lindern.

Die Heilungsphase dauert circa ein Jahr und während dieser Zeit ging es mir deutlich besser. Ich war richtig erleichtert und dachte zunächst, es würde vielleicht sogar für immer so bleiben. Doch leider spürte ich nach einem dreiviertel Jahr ein leises Zwicken in meinen Beinen, später auch in den Armen, und nach und nach kamen die Schmerzen zurück. Seitdem trage ich wieder therapietreu meine Kompressionsstrümpfe an Armen und Beinen und versuche, einen gesunden Lebensstil zu führen und weitere Therapiemöglichkeiten zu erkunden.

Wirklich erklären kann ich die Wiederkehr der Beschwerden nicht, da ich nach

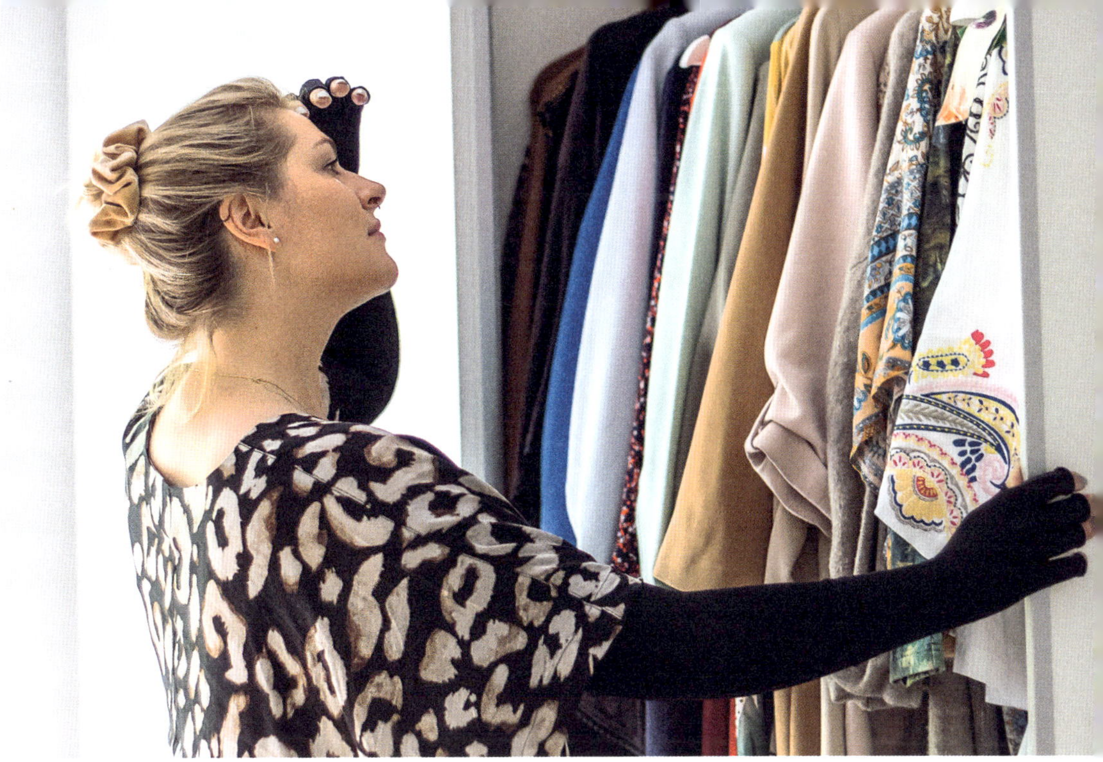

Armstrümpfe tragen zu müssen, stellte mich nicht nur modisch, sondern vor allem psychisch vor eine große Herausforderung.

den Liposuktionen mich sehr motiviert dem Sport und der Ernährung gewidmet hatte. Heute vermuten die Ärzte, dass damals zu wenig abgesaugt wurde. Mittlerweile operiert man noch viel radikaler, was zu besseren Ergebnissen führt.
Dass die Liposuktionen die Beschwerden aus meinem Leben nicht verbannen konnten, ist natürlich sehr bitter für mich. Mein Operateur war immer ehrlich mit mir und klärte mich auch darüber auf, dass er mir keine Garantie dafür geben konnte, nach den Eingriffen schmerzfrei zu bleiben. Somit war ich auf alles gefasst, was da kommen mochte. Jedoch hat dieses schleichende Zurückkommen der Schmerzen mich emotional herausgefordert. Schließlich setzte man viel Hoffnung in diese Maßnahme und kann sich vor der Enttäuschung nicht retten, wenn es anders ausgeht. Aber aufgeben kam für mich nie infrage, schließlich hat man nur dieses eine Leben.

Dies ist ein Kampf für dich, nicht gegen dich. Bedenke jedoch, dass du nicht jeden Tag kämpfen musst, wenn es sich nicht richtig anfühlt. Du bist ein Mensch und keine Maschine, also lass allen Druck los, wenn es dir hilft, wieder zu Kräften zu kommen. Du darfst innehalten und einfach auch mal nur sein. Vielleicht hast du einen lieben Menschen an deiner Seite, den du darum bitten kannst, kurz deinen Rücken freizuhalten. Wir bitten viel zu selten um Hilfe.

DU WIRST DEINE ENERGIEQUELLE FINDEN

Die Diagnose Lipödem kann und wird dich verändern, zum Guten wie zum Schlechten, und das ist gut so. Eines Tages wird sie auch deinen Überlebenswillen wecken, dich stärker machen und entschlossener, der Krankheit zu trotzen.

Viele Menschen da draußen, auch wenn sie nicht chronisch krank sind, kämpfen mit ihrem ganz persönlichen Biest. Finde etwas, das dich herausfordert und dir fünf gute Minuten am Tag schenkt. Etwas, bei dem du dich wie ein Fisch im Wasser fühlst, das dich aber nicht überfordert und dir Raum zum Wachsen gibt. Denn dieses ständige Wachsen gibt dir das Gefühl von Fortschritt und Erfolgserlebnissen. Das kannst du gut gebrauchen.

Ob Gärtnern, Malen, Sport oder eben Mode – wenn du mit diesem Buch fertig bist und eine feste Basis für gute Hoffnung und den Glauben an dich selbst geschaffen hast, kannst auch du deine Eigentherapie starten und stärker werden, als du jemals vorher warst. Das Wichtigste ist, zu lernen, dich selbst wertzuschätzen. Es muss keine Liebe sein, aber alles ist besser als Hass, denn das Leben ist zu kurz, um mit sich selbst im Krieg zu stehen.

Nun geh raus und wachse über dich hinaus – ich komm mit!

Was auch immer deine Kraftquelle sein mag, vergiss nie: „Dein Bestes ist gut genug".

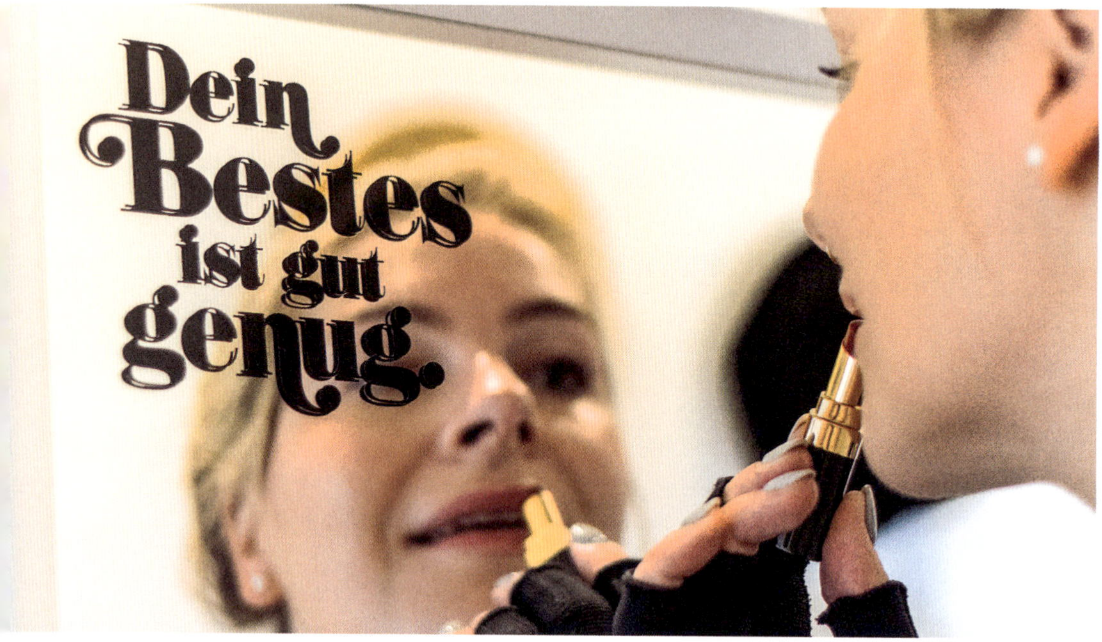

LIEBE ANNA, WAS GENAU IST EIN LIPÖDEM?

Das Lipödem ist eine chronische Erkrankung des Fettgewebes und vermutlich auch des Bindegewebes, so viel weiß man heute. Die genauen Ursachen sind noch nicht bekannt. Wir haben zwar in den letzten 6–10 Jahren große Fortschritte in der Erforschung des Lipödems gemacht und konnten auch mehrere Gene identifizieren, auf denen das Lipödem codiert und vererbt wird, aber es ist noch zu früh, um daraus eine Gentherapie oder einen Bluttest zu entwickeln. Man muss diese Gene eben nicht nur bei 50 Patientinnen entschlüsseln, sondern bei 5.000 Patientinnen. Das heißt, so eine große Genstudie bräuchte etwa 5.000 bis 10.000 Teilnehmerinnen, um wirklich verlässliche Marker dafür zu finden. Aber wir sind dank vieler Forschungsgruppen weltweit heute an einem viel besseren Punkt als noch vor 5 Jahren und auch in Deutschland hat sich eine starke Forschungsgemeinschaft für das Lipödem entwickelt.
Das Lipödem selbst entsteht meist irgendwann in der Pubertät und ist wahrscheinlich genetisch veranlagt schon immer da. Es äußert sich durch eine Fettverteilungsstörung, durch die sogenannte Lipohypertrophie. Sie ist immer symmetrisch und tritt, anders als bei einem Lymphödem, nicht nur auf einer Seite oder an einem Bein oder an einem Arm auf. Bei einem einseitigen Auftreten oder Befall des Fuß- oder Handrückens, kann der Verdacht auf ein Lymphödem naheliegen. Die Ursachen sind mannigfaltig und es bricht auch nicht bei jedem Mädchen aus, wo die Mutter ein Lipödem hat. Auch die väterlichen Gene spielen eine wichtige Rolle, die Chance liegt also bei 50 : 50.

Woher kommen die Lipödem-Schmerzen?
Der sensorische Apparat und seine Tastkörperchen reichen bis in unser Fettgewebe hinein. Der Lipödem-Schmerz ist wahrscheinlich ein Nebenprodukt dieser vielen Nervenfaser-Enden, die im tiefen Fettgewebe, der sogenannten Lipödem-Fettschicht, sitzen und auch gereizt werden können. Wenn jetzt der Druck im Gewebe steigt, weil die Lipödem-Fettzellen größer werden, sich vermehren oder aufgrund von Stauungen im Lymphsystem, dann werden auch bestimmte Zytokine, also Botenstoffe ausgeschüttet, die sagen, „Hilfe, Hilfe, hier haben wir ein Problem". Daraufhin wandern Immunzellen, Makrophagen, ein und Entzündungsmediatoren werden ausgeschüttet.

Diese reizen die Nervenfaserenden. Das ist sehr komplex und leider bin ich keine Schmerzforscherin, aber ich habe mich viel mit diesem Thema und seinen Zusammenhängen beschäftigt.
Der Lipödem-Schmerz ist ein Druckschmerz, der sich auch durch Absaugen des Lipödemfettgewebes, der Liposuktion, bessert. Man kann nie vorhersagen, ob er nach den Eingriffen verschwindet oder nicht, aber er wird oft besser. Ich wundere mich immer wieder, wenn ich am Tag nach der OP die Patientinnen besuche und sie berichten, dass sie bis auf den Wundschmerz schmerzfrei sind. Ihre Wahrnehmung der operierten Körperteile, z. B. leichtere Arme oder schmerzfreie Waden, lässt darauf schließen, dass die Entfernung des betroffenen Fettgewebes den Druck und damit die Schmerzen lindert.
Dies ist eine von vielen möglichen Erklärungen für die Entstehung der chronischen Schmerzen. Bedauerlicherweise gibt es auch Frauen, die nach einer Fettabsaugung nicht schmerzfrei sind oder bei denen die Schmerzen wieder auftreten. Die Gründe hierfür sind ebenso vielfältig und schwer zu erklären, da auch das Lymphgefäßsystem und eventuell auftretende Schwellungen eine Ursache für wiederkehrende oder schwankende Schmerzen sein können. Das Lymphsystem ist sehr dynamisch und ständig in Bewegung. Es kann sich im Laufe des Lebens immer wieder verändern, neue Verästelungen bilden, sich verschlechtern oder verbessern.
Deshalb ist es mir sehr wichtig, die Kompressionsstrümpfe auch nach der Liposuktion nicht nur im Heilungsjahr, sondern je nach Bedarf und Herausforderung im Alltag und Beruf weiter zu tragen und nicht in die Ecke zu werfen. Dabei gibt es keine “one fits all“-Regel – jedes Lipödem ist individuell und so muss man auch das Tragen der Kompression nach dem Heilungsjahr sehen. Wenn es guttut, ist es richtig, sie noch zu tragen. Macht sie keinen Unterschied, ist es eher sinnvoll, damit aufzuhören. Ich selbst bin insgesamt 5 Mal abgesaugt worden vor vielen Jahren und trage jetzt noch gerne bei Belastungen im OP (also 3–4 Tage pro Woche) meine Flachstrick-Kompression, aber in der Freizeit verzichte ich darauf.

Kann Lipödem auch an anderen Stellen des Körpers entstehen, außer an Beinen und Armen?

Als ehemalige Lipödem-Patientin kann ich dir sagen: Ja, sicherlich. Bei mir war es nach der 2. Bein-OP leider so, dass es auch andere Regionen mitbe-

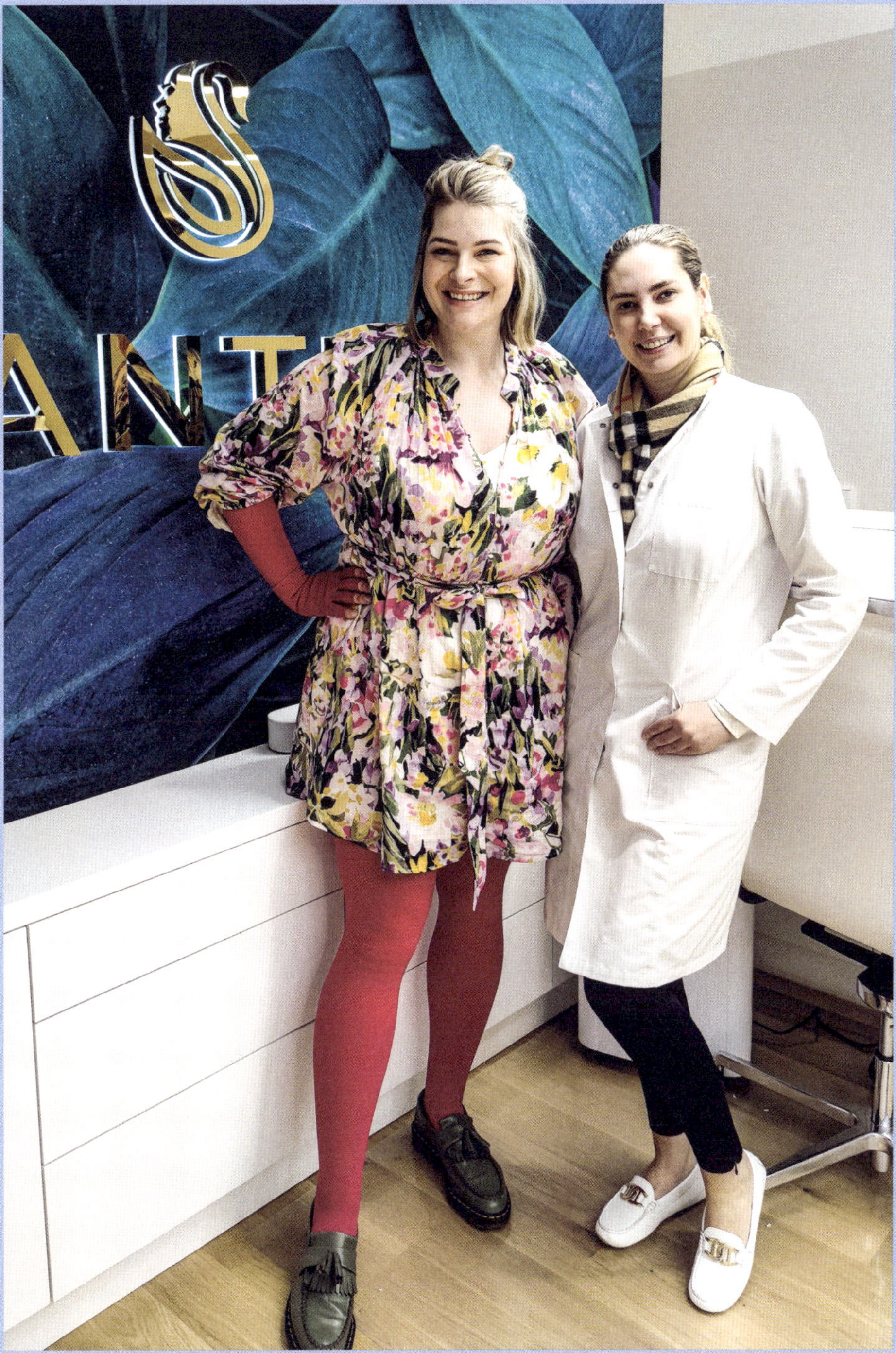

troffen hat. Der Bauch wurde plötzlich sehr knotig und wuchs. Am Rücken tat auf einmal der BH weh und der Po „explodierte“, obwohl ich mich weiterhin gesund ernährte. Ich brauchte schließlich 5 Fettabsaugungen, um das Ganze vorerst in den Griff zu bekommen. Zum Glück war nach den Eingriffen erst einmal Ruhe. Neueste Studien (6) haben allerdings herausgefunden, dass sich die Faktoren am Bauch von denen an den Beinen und Armen unterscheiden und somit die Leitlinie weiterhin davon ausgeht, dass es Lipödem nur an Armen und Beinen gibt. Wir wissen bereits seit vielen Jahren, dass es eine Umverteilung gibt - wenn wir zum Beispiel am Bauch Fett absaugen, dann muss die Patientin über ein mögliches Brustwachstum aufgeklärt werden. Eine Zunahme an einer anderen Stelle als der abgesaugten ist also nichts Außergewöhnliches. Man kann aber in gewissem Maße etwas dagegen tun, damit es nicht so weit kommt.
Die Ernährung spielt dabei eine wahnsinnig große Rolle, um das Gewicht möglichst gut zu halten. Als plastische Chirurgin sehe ich auch immer wieder Patientinnen, die sich nicht an die Ernährungsempfehlungen halten und dadurch eine Verschlechterung riskieren oder auch gesundes Fett zulegen. Diese Patientinnen sollten vor einem erneuten Eingriff unbedingt wieder das Gewicht erreichen, mit dem ich sie beim letzten Mal entlassen habe. Wenn dann immer noch Schmerzen bestehen, kann man alles Weitere besprechen. Das heißt, aus meiner Erfahrung nach über 1000 Liposuktionen in meiner Selbstständigkeit in den letzten Jahren kann ich schon sagen, dass der Großteil meiner Patientinnen die Ernährung gut im Griff hat und keine weiteren Operationen benötigt werden. Leider gibt es einen kleinen Teil von Patientinnen, die hier noch Beratungsbedarf haben, die Orientierung brauchen und statt das Gewicht im Heilungsjahr zu halten, 10–20 kg zunehmen. Das nennt man den Memory-Effekt der Fettzellen, den man auch in meinem Buch „Fett ist nett“ nachlesen kann.
Um auf die Frage zurückzukommen, ja, das Lipödem kann meiner Meinung nach auch an anderen Stellen auftreten. Aber die Leitlinie sagt ganz klar, dass es nur an Armen und Beinen auftreten kann, und das muss ich den Patientinnen auch so sagen.

Was verschlechtert das Lipödem?

Das ist eine sehr interessante und gute Frage. Wenn man an sich selbst denkt, weiß man, dass Stress ein ganz großer Faktor ist, unter dem sich das Lipödem

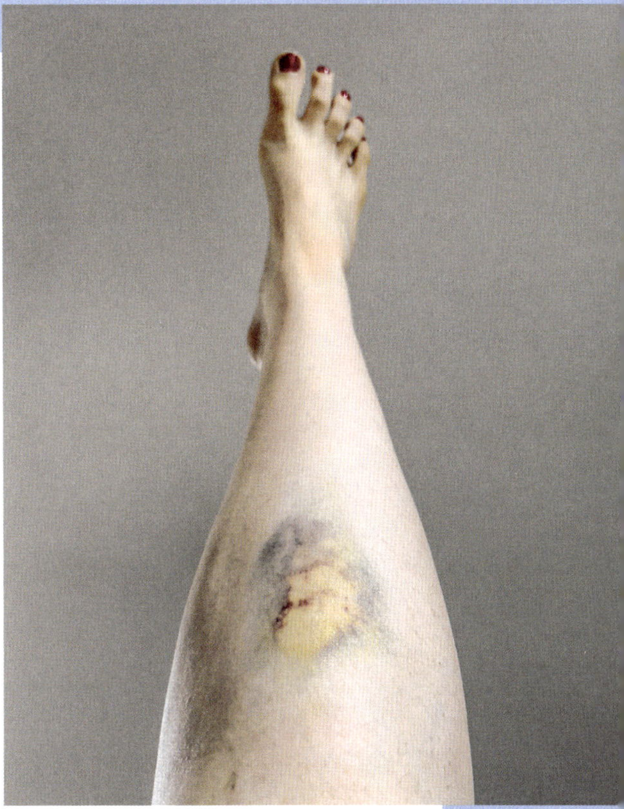

verschlimmert. Ganz klar an 2. Stelle: Gewichtszunahme. Durch falsche Ernährung nimmt man auch in der natürlichen Fettschicht zu. Das führt zu mehr Druck auf das Lipödem-Fettgewebe und damit zu mehr Schmerzen. Und an 3. Stelle: Auch Medikamente wie Antidepressiva, Hormonpräparate oder Kortison können das Lipödem verschlimmern. Mal ganz abgesehen von den klassischen Phasen der Schwangerschaft, Wechseljahre, Stillen/Abstillen und Pilleneinnahme/-absetzen.

Wie entstehen eigentlich die blauen Flecken und muss man sich darüber Sorgen machen?
Die blauen Flecken, die gehören so ein bisschen zur Diagnose Lipödem selbst dazu, weil das Gefäßsystem bei einer Lipödem-Patientin so empfindlich ist. Wenn ich mich stoße, kann es passieren, dass ich ganz leicht einen blauen Fleck bekomme, ohne dass ich es merke. Wir wissen noch nicht genau, warum das so ist. Man muss sich jedoch keine Sorgen machen, es hat keinen Krankheitswert. Es ist ein Zeichen für ein Lipödem, es ist lästig, es tut auch manchmal weh und man fühlt sich bei dem Anblick nicht wohl, aber man muss sich eigentlich medizinisch keine Sorgen machen. Das wirklich Interessante dabei ist eigentlich, dass sich bei meinen Patientinnen nach den Operationen diese Hämatomneigung bessert, ja teilweise ganz verschwindet.

Woran liegt es, dass die Kompression den Schmerz lindert?
Die Kompression lindert effektiv die Schmerzen, da sie von außen Druck ausübt und den Druck im Inneren senkt, d.h. die Gefäße werden weniger belastet.

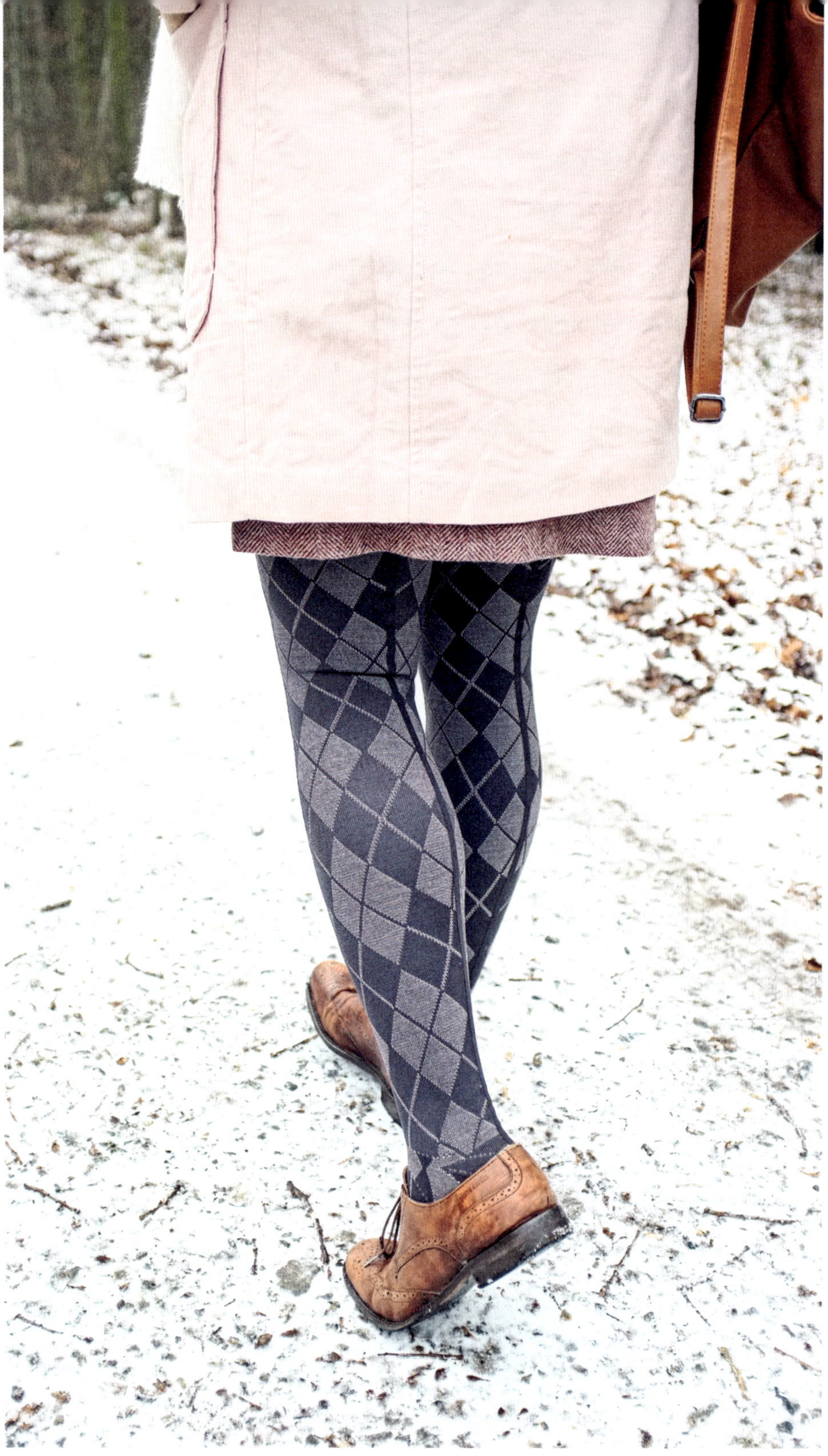

Die konservative Therapie

Um dich bestmöglich auf die vielen guten Informationen in diesem Buch vorzubereiten, bekommst du hier einen ganz kleinen Exkurs über die Eckpfeiler deiner konservativen, später auch noch über die operative Therapie.

DIE KOMPRESSIONS-BESTRUMPFUNG

Zur konservativen Therapie des Lipödems gehört das tägliche Tragen der Flachstrick-Kompression – vor allem, wenn sie schmerzlindernd für dich wirkt. Denn das ist das, was sie tun soll. Sie kann weder verhindern, dass du zunimmst, oder bewirken, dass du abnimmst, noch deine Cellulite verschwinden lassen oder bewirken, dass das Lipödem zurückgeht. Was sie aber kann: Sie lindert das Hauptsymptom, die Schmerzen.

Es wird dich auch nicht umbringen, wenn du sie ausnahmsweise mal nicht trägst. Ich persönlich bereue es schon nach ca. einer Stunde sehr und bleibe deshalb 360 Tage im Jahr brav und versuche, sie so lange wie möglich zu tragen. Lass dich nicht unter Druck setzen und freunde dich langsam mit ihr an. Es wird wahrscheinlich eine lange Freundschaft werden. Umso wichtiger ist es, die Flinte nicht ins Korn zu werfen, wenn die Liebe auf den ersten Blick ausbleibt.

Eine wahre Maßanfertigung

Die eine ultimative Versorgung für alle gibt es nicht. So unterschiedlich du bist, so unterschiedlich werden die Bestrumpfungen gefertigt. Jeder Körper ist ein Unikat und braucht seine ganz eigene Zusammensetzung aus Hersteller, Strickqualität, Zusätzen und Segmenten. Dein kompetentes Sanitätshaus wird mit dir zusammen deine ganz eigenen, perfekten Kompressionsstrümpfe erarbeiten.

***Wichtig:** Für die Kompressionstherapie des Lipödems eignet sich ausschließlich flachgestrickte Kompression.*

Flachgestrickte Kompression erkennst du an der Naht auf der Rückseite – sie sieht aus, wie früher die Nylonstrümpfe und unterscheidet sie von den rundgestrickten Varianten. Falls du dir Sorgen machst, dass sie auf der Straße auffallen – in 99 % der Fälle ist das nicht der Fall und wenn, dann nur anderen Strumpfträgerinnen.

Rundgestrickte Kompressionsstrümpfe können je nach Ausprägung deines Lipödems unangenehm und im schlimmsten Fall einschnürend auf die Beine wirken. Verzichte daher lieber darauf.

Wenn du dir nicht sicher bist, ob deine Kompressionsstrümpfe richtig sitzen, frage dein Sanitätshaus. Die können das am besten beurteilen.

FREUNDSCHAFT SCHLIESSEN MIT DEINER KOMPRESSION

Das Tragen von Kompressionsstrümpfen und -strumpfhosen erfordert manchmal mehr Disziplin als man denkt. Man hat auch mal schlechte Tage oder hadert seelisch mit der Situation und dem Engegefühl. All diese Gefühle darfst du haben. Aber wenn dir das Tragen schwerfällt, dann versuche es wenigstens jeden Tag aufs Neue, auch wenn es nur für ein paar Stunden ist. Jede Stunde ist ein Erfolg, den du dir bewusst machen solltest. Am Anfang kannst du z. B. die Armkompression auch abwechselnd links und rechts tragen.

Steigere dich von Tag zu Tag und versuche vielleicht sogar, die Zeit vom Vortag zu übertreffen. Notiere dir gleich hier die Tragedauer und stelle einen neuen Rekord auf.

Tag 1: ____________________

Tag 2: ____________________

Tag 3: ____________________

Tag 4: ____________________

Selbst für mich als alten Hasen gibt es Phasen, in denen ich nicht über eine Tragedauer von 4 Stunden hinauskomme, und andere Tage, an denen ich um 20 Uhr erstaunt auf meine Arme schaue und feststelle, dass es mir heute nichts ausgemacht hat, die Kompression zu tragen.

Sollte es dir mal schwerfallen, kann das am Wetter liegen, an deinem Zyklus und der damit verbundenen Belastbarkeit oder an der Lymphbelastung deines Körpers. Vielleicht ist es auch einfach mal nicht dein Tag. Egal, auch so ein Tag hat nur 24 Stunden. Mach einfach einen Haken dran!

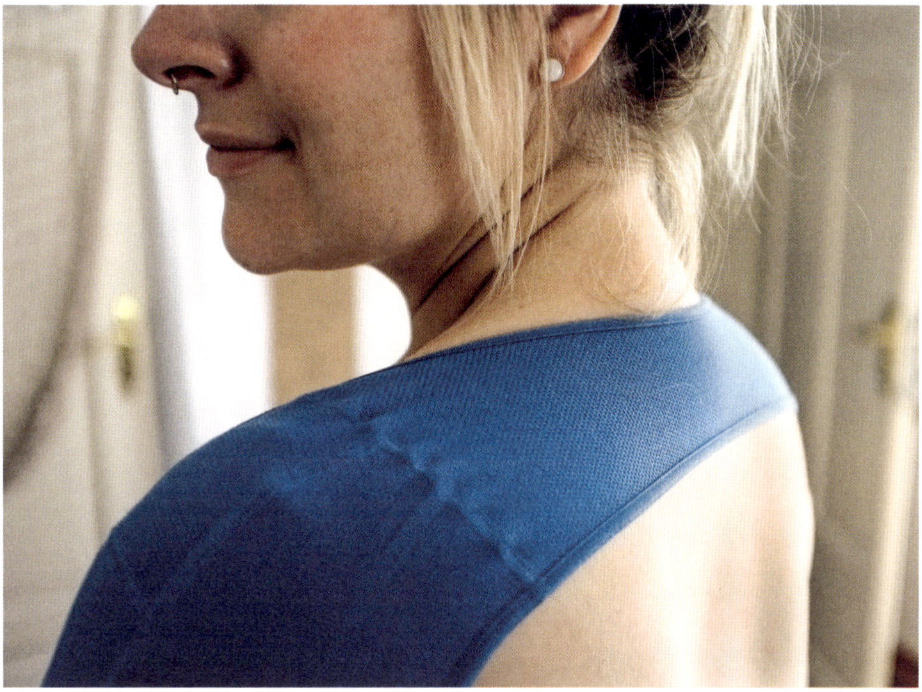

Es gibt viele verschiedene Varianten der Kompressionsversorgung. Mit der Zeit lernt man sie Schritt für Schritt kennen.

Du wirst deine Erfahrungen machen

Eine beliebte Frage, die mir immer wieder gestellt wird, ist die nach dem Grund für das Tragen von Kompressionshandschuhen. Schließlich haben die meisten keine Schmerzen oder Ödeme in den Händen.

Im Prinzip ist die Antwort ganz einfach. Wie der Name schon sagt, übt eine Kompressionsversorgung Druck auf den Körper aus. Aber was passiert, wenn dieser Druck am Handgelenk plötzlich aufhört? In deiner Hand entsteht eine Einbahnstraße der Lymphe, auf die jeder Körper anders reagiert. Entweder kann dein blitzschneller Turboorganismus das ausgleichen oder aber die Lymphflüssigkeit staut sich in der Hand und verursacht Schmerzen und Bewegungseinschränkungen. Das verhindern Kompressionshandschuhe, die einzeln gestrickt oder mit einem Armstrumpf oder Bolero kombiniert werden können.

Gleiches gilt für mehrteilige Kompressionsversorgungen, die zu geschwollenen Füßen und Zehen führen, solltest du einmal die Strümpfe oder Socken weglassen. Eine Leggins ohne Socken ist zwar bequemer – gerade im Sommer –, aber durch diese Einbahnstraße der Lymphe kann es passieren, dass man dann geschwollene

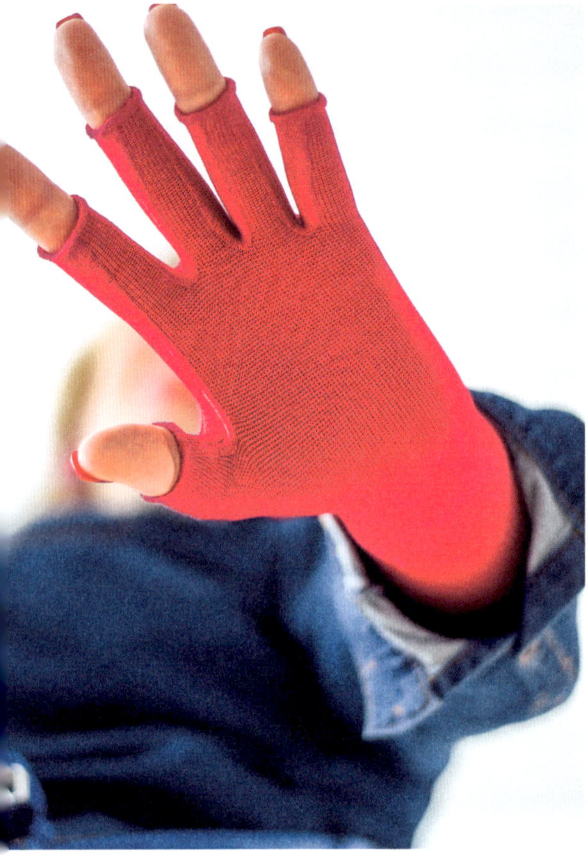

Handschuhe sind wichtig, um einen Lymphstau in den Händen zu vermeiden.

Füße bekommt. Wenn man dann keine Strümpfe/Socken zur Hand hat, ist die Versorgung quasi untragbar. Das gleiche gilt bei den Armbestrumpfungen für die Handschuhe. Man sollte immer mindestens eine vollständige Erstversorgung haben und vor allem den ersten Sommer beobachten, wie sich die Körperteile verhalten. Mit etwas mehr Erfahrung kann man das immer noch bei Folgerezepten anders lösen.

***Merke:** Eine unvollständige Versorgung kann zu Stauungen führen, die auf Dauer deinem Gewebe schaden können. Versuche dies so gut es geht zu vermeiden.*

Mein wichtigster Tipp an dieser Stelle: Lass dich von deinem Versorger gut beraten, ob sich eine ein- oder mehrteilige Versorgung für dich eignet. Im Falle einer mehrteiligen Bestrumpfung lass dir vorsichtshalber gleich bei der Erstversorgung alle notwendigen Teile für eine komplette Kompressionsversorgung anfertigen. Im Alltag kann man dann sehen, ob man mal ausnahmsweise auf die Socken oder Handschuhe verzichten kann oder ob man darauf angewiesen ist. Leider höre ich viel zu oft von Situationen, in denen das nicht so gehandhabt wird, sondern Handschuhe oder Strümpfe nicht mitbestellt werden und wenn das der Fall ist, kann es sein, dass dir das Tragen der Kompression durch schmerzhafte Schwellungen unnötig erschwert wird. Wenn du dann merkst, dass es z. B. auch ohne Handschuhe oder Socken geht, kannst du das bei der nächsten Verordnung immer noch berücksichtigen. Bedenke aber auch, dass die Jahreszeiten bei der Reaktion deines Körpers eine entscheidende Rolle spielen. Im Sommer bist du viel anfälliger für Ödeme als im Winter.

DIE MANUELLE LYMPHDRAINAGE

Die Manuelle Lymphdrainage (MLD) ist eine medizinische Massage, die von Lymphtherapeutinnen und -therapeuten durchgeführt wird und meistens 45–60 Minuten dauert. Die Stimulation der Lymphknoten und die sanften Bewegungen mobilisieren das unter der Haut liegende Lymphsystem und die zurückbleibende Lymphflüssigkeit im Gewebe wieder Richtung Herz.

Dein Lymphsystem ist so etwas Ähnliches wie die Müllabfuhr deines Körpers. Daher ist es sehr wichtig, dass hier alles im Fluss bleibt.

Die MLD führt bei einem reinen Lipödem ohne sekundäres Lymphödem leider nicht zu einer signifikanten Umfangsreduktion (die darauf hindeuten würde, dass tatsächlich Lymphflüssigkeit mobilisiert werden konnte). Bei einer Mischform, die u.a. bei einer begleitenden Adipositas auftritt, nach der Liposuktion oder in selteneren Fällen bei einem reinen Liplymphödem, ist die MLD wiederum messbar von Nutzen.

Dein Arzt kann dir jeweils Behandlungen für 12 Wochen rezeptieren. Das heißt, je nach Häufigkeit der Behandlung pro Woche erhöht sich die Menge der verschriebenen Anwendungen. Gehst du einmal wöchentlich zur MLD, benötigst du 12, bei 2 Terminen pro Woche 24 MLD-Anwendungen auf dem Rezept [1].)

Wenn ein reines Lipödem vorliegt, hilft sie aber vor allem dabei, den Druckschmerz zu reduzieren und Verklebungen im Gewebe abzubauen oder vorzubeugen.

Oh je, der Terminstress

The struggle is real – in meinen Hoch-Zeiten kam ich auf zwei Lymphdrainage-Termine pro Woche, was gerade noch so ging. Sobald jedoch andere wöchentliche Termine hinzukamen, wie z. B. meine Psycho-

LIEBE ANNA, WARUM NEIGT MAN IM SOMMER MEHR ZUR ÖDEMBILDUNG ALS IM WINTER?

Bei Wärme dehnen sich Dinge aus, bei Kälte ziehen sie sich zusammen. So auch unser Gefäßsystem. Venen und Gefäße weiten sich, werden durchlässiger und die Neigung zu Ödemen nimmt zu. Das kennen viele im Sommer, die Finger werden dick, die Ringe passen nicht mehr und auch Schwangere merken das natürlich. Das heißt, dieser Prozess ist nicht spezifisch für das Lipödem, sondern hat mit unserem menschlichen Körper zu tun.

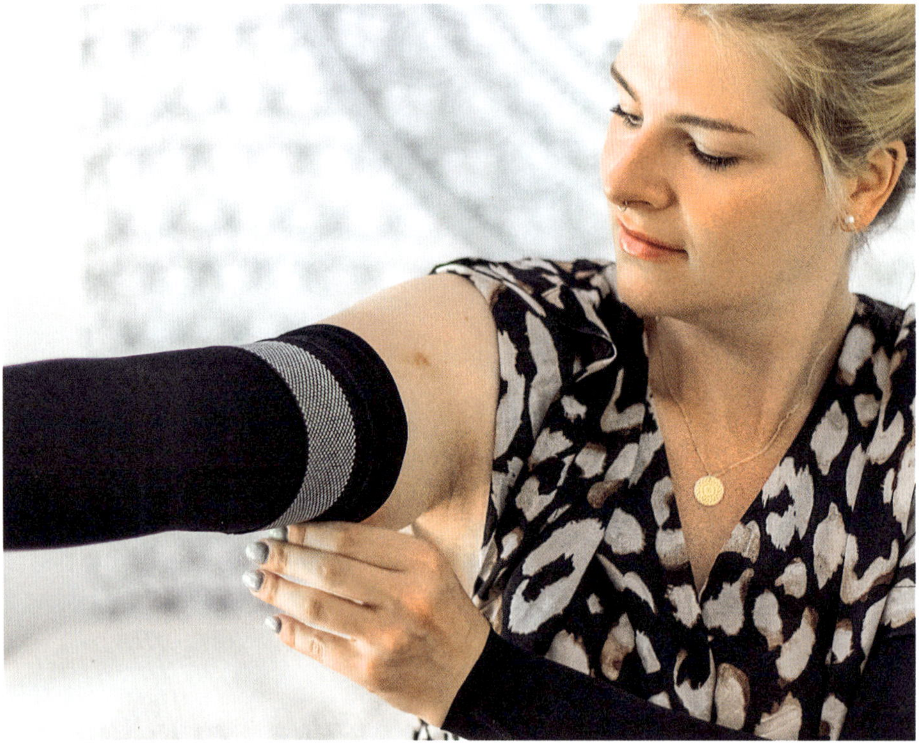

Haftbänder mit Silikonbeschichtung, wie hier z. B. Mikronoppen vom Hersteller medi, sorgen für einen sicheren Halt.

therapie, brach purer Stress bei mir aus – und das ohne familiäre Pflichten.

Wenn es dir auch so ergehen sollte, habe ich hier drei wichtige Tipps, wie du die Situation etwas entschleunigen kannst:

- Setze die Termine bestenfalls direkt morgens an, um sie gleich zu Beginn des Tages abhaken zu können. Mir saß so ein Termin sonst den ganzen Tag im Nacken und hat mich unnötig nervös gemacht, da ich nicht zu spät kommen wollte. Außerdem ergibt es Sinn, die Kompression nach der Lymphdrainage noch möglichst lang zu tragen, um den Effekt zu erhalten. Ohne den Druck von außen verfliegt er innerhalb 2–3 Stunden.
- Wähle Tage aus, an denen sonst keine weiteren festen Termine stattfinden. Eine Besonderheit pro Tag reicht völlig aus.
- Wenn es für dich angenehmer ist, könnte auch die Mittagspause eine gute Lösung sein. So musst du nicht noch früher aufstehen als sonst schon und während der Dunkelheit im Winter auf der Pritsche einschlafen – du wärst nicht die erste der das passiert, ich spreche aus Erfahrung.

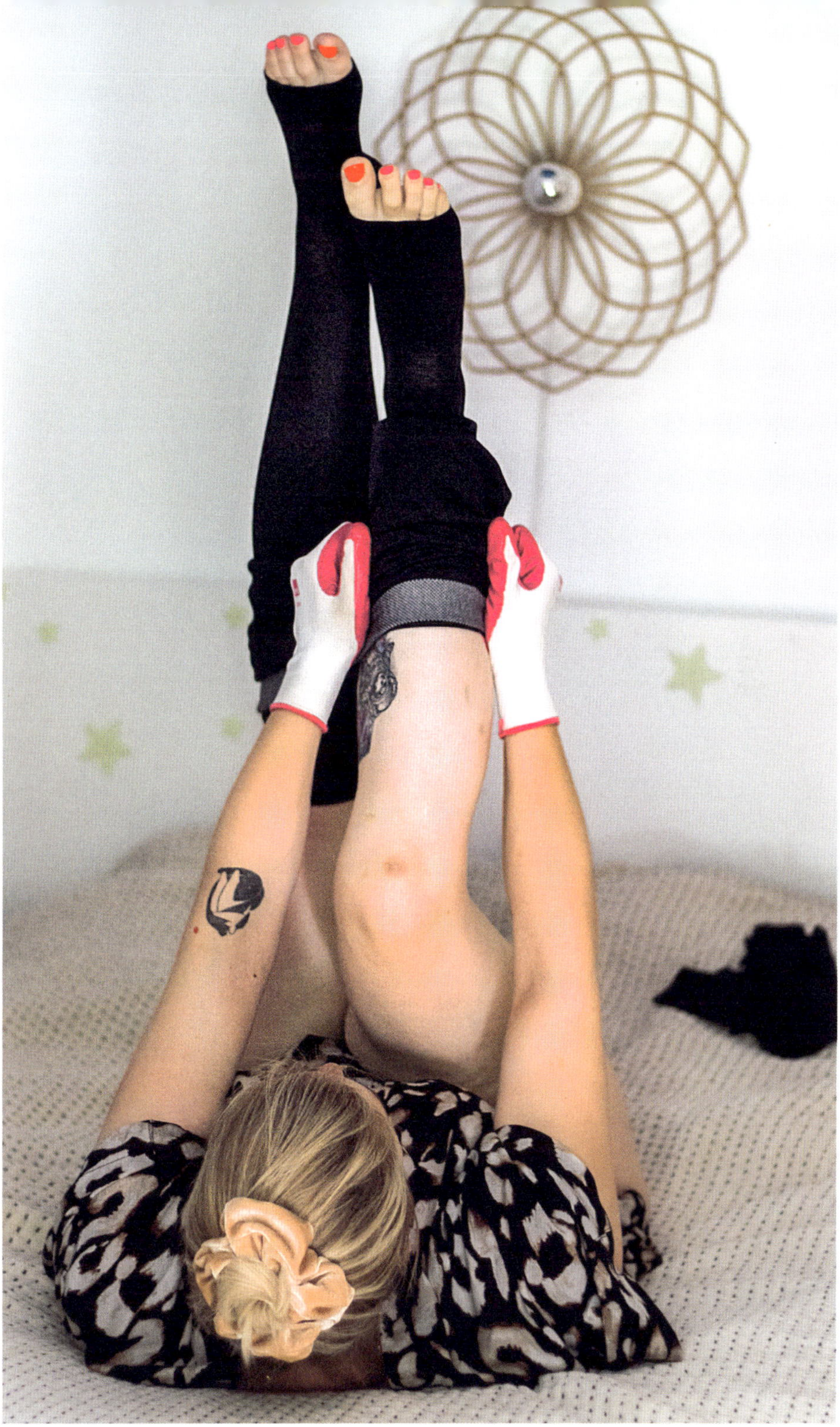

Kleiner Flachstrick-Heldin-Tipp: Ziehe Handschuhe mit einer Gummierung an, um beim Anziehen der Kompression besseren Grip zu haben.

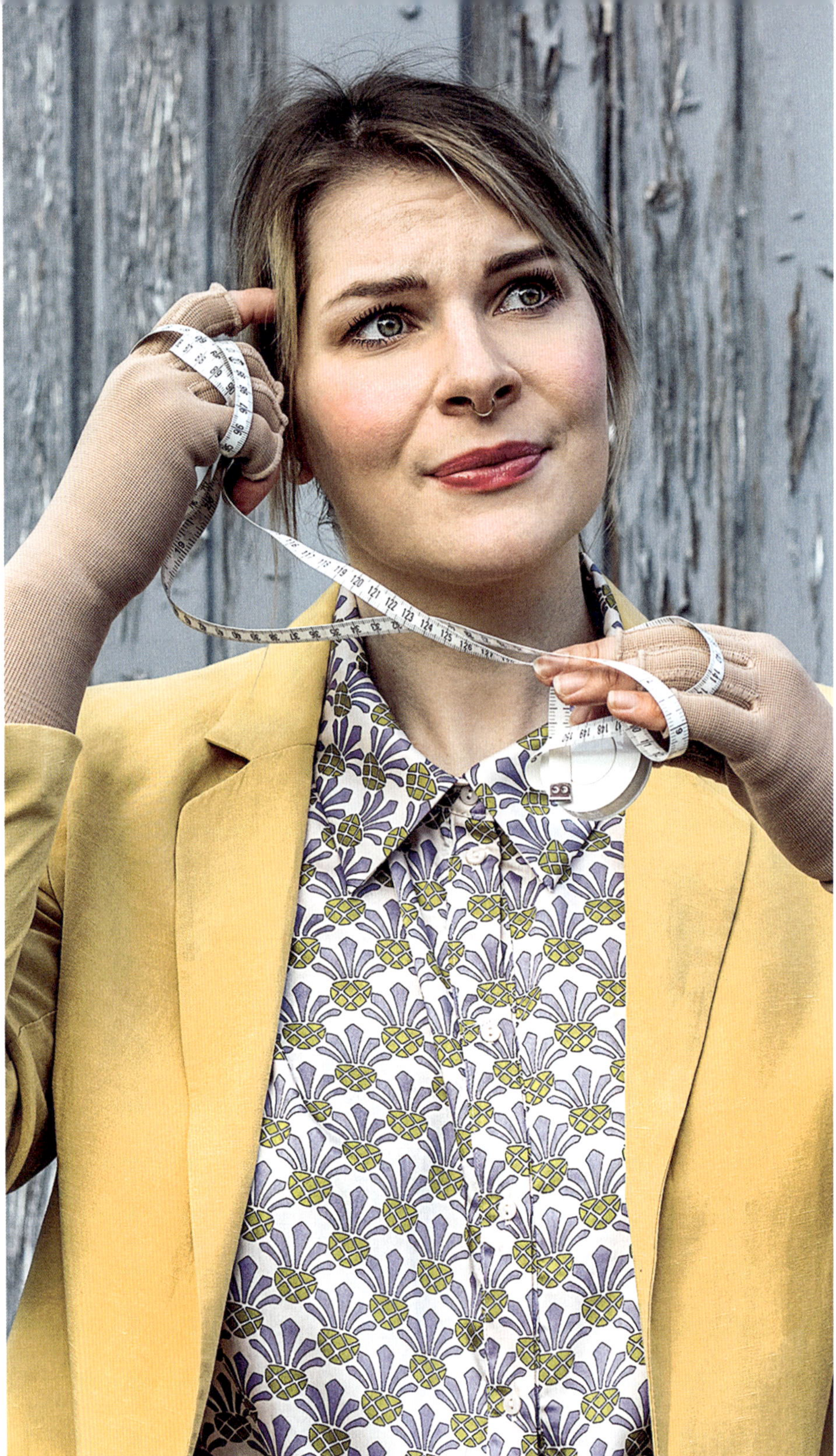

Die operative Therapie

Das Lipödem kann nicht nur konservativ, sondern auch operativ behandelt werden. Du musst dich jetzt noch nicht für oder gegen eine OP entscheiden, jedoch möchten Dr. Anna-Theresa Lipp und ich dich so gut es geht darüber aufklären.

Die operative Therapie des Lipödems wird Liposuktion genannt und ist mittlerweile zu einem festen Bestandteil der Lymphologie geworden.

Als betroffene Frauen können Dr. Anna-Theresa Lipp und ich dir von der Liposuktion ein wenig anders berichten, als es ein Arzt ohne Diagnose tun würde. Hierbei spielen Hoffnung, Eigenverantwortung und auch Ungewissheit eine große Rolle. Ob eine Liposuktion der richtige Weg für dich sein kann, werden wir dir bedauerlicherweise pauschal nicht beantworten können, doch wir helfen dir gerne dabei, einen möglichst differenzierten Blickwinkel auf dieses Thema zu erhaschen.

Kann man das Lipödem einfach wegoperieren und man ist geheilt? Ganz so einfach ist es leider nicht.

DIE OPERATION IST NUR DIE HALBE MIETE

Wie bei jeder Operation hängt der Erfolg einer Fettabsaugung nicht nur vom Können des Operierenden ab, sondern auch von deiner Vor- und Nachbereitung. Auch diese beiden Aspekte sind vielfältig und komplex, denn sowohl dein Ausgangsgewicht und deine Beweglichkeit als auch dein Alter spielen eine entscheidende Rolle für das kurz- und langfristige Ergebnis deiner Operation.

Je geringer dein Gewicht zum OP-Termin, desto besser kann ein Großteil der Lipödem-Fettzellen abgesaugt werden. Je beweglicher du bist, desto größer ist die Chance, dass du vor der Fettabsaugung überflüssiges Gewicht verlieren kannst. Je jünger du bist, desto mehr kann sich deine Haut zurückbilden und desto mehr unterscheidet sich dein Hautbild von dem einer Patientin, die schon viel länger betroffen ist. Das bedeutet nicht, dass man sich im fortgeschrittenen Alter nicht operieren lassen sollte, jedoch kann das Ergebnis einfach sehr unterschiedlich sein.

Außerdem hören dein Selbstmanagement und deine Therapie danach nicht plötzlich von heute auf morgen auf, sondern beide Faktoren sind für den Erhalt des Ergebnisses sogar noch entscheidender als vorher. Dein Ernährungsverhalten wird immer wichtiger, deine körperliche Aktivität sollte auf einem hohen Niveau bleiben und du solltest ein wachsames Auge auf die Auswirkungen der hormonellen Veränderungen haben.

LIEBE ANNA,
DU BIST DIE ULTIMATIVE EXPERTIN:
WAS GENAU IST EINE LIPOSUKTION?

Liposuktion bedeutet Fettabsaugung. Diese Methode, Fett aus dem Körper zu entfernen, gibt es schon lange. Allerdings geht man heute schonender vor als früher, ohne die umliegenden Gefäße zu verletzen – das ist also eine lymphschonende Liposuktion. Seit etwa 20 Jahren ist diese neue Methode in Deutschland bekannt. Früher wurde eher trocken, kleinflächig und nicht zirkulär abgesaugt. Das Lipödem-Fettgewebe kam dann leider meist wieder. Warum gehe ich auf die Geschichte der Liposuktion ein? Es gibt heute viele Patientinnen, die vor 20 oder 30 Jahren operiert wurden. Damals wurde das Lipödem nicht immer erkannt oder nur als Reiterhosensyndrom diagnostiziert und dementsprechend unzureichend abgesaugt, sodass es stattdessen über

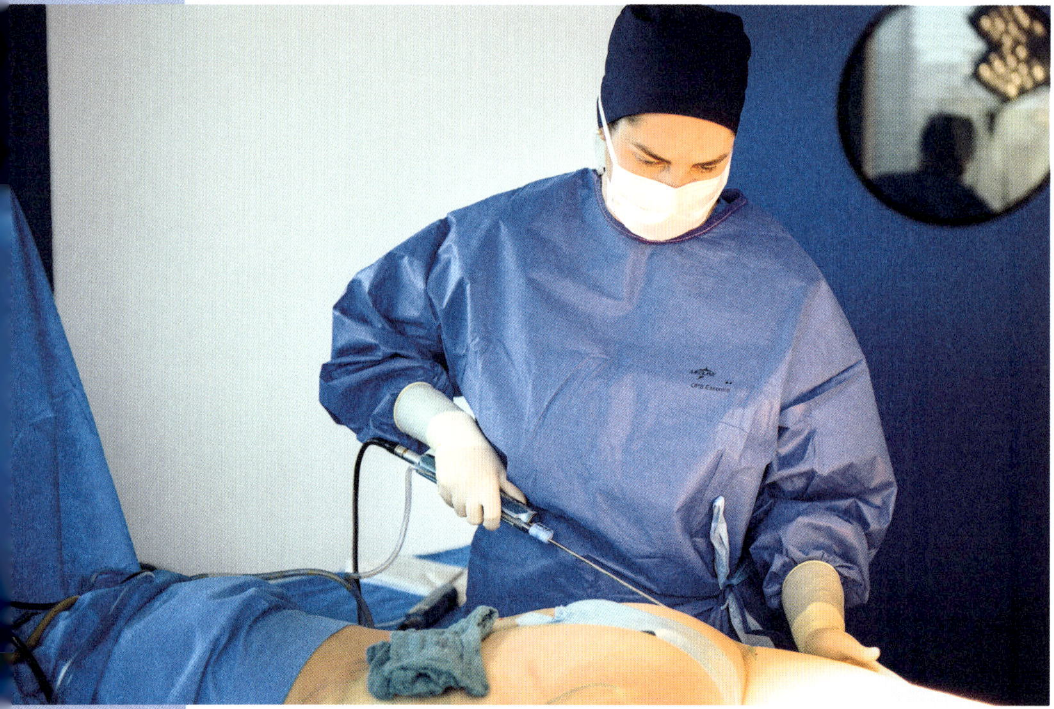

den Knien oder am Unterschenkel wachsen konnte. Es gab Chirurgen, die sich nicht getraut haben, den Unterschenkel abzusaugen, und enttäuschenderweise gibt es sie zu meinem Unverständnis immer noch. Bedauerlicherweise gibt es auch Fachbücher für plastische Chirurgie, die das Absaugen an bestimmten Stellen verbieten, weil es nicht schön aussieht oder die Haut danach herunterhängt. Die Lipödem-Chirurgen kennen sich aber in dieser Hinsicht viel besser aus und verfeinern ihre Methoden. Es gibt verschiedene Schulen und Meinungen, aber bei einem Lipödem-Chirurgen, der mehr als 200-300 Liposuktionen pro Jahr durchführt, kann man davon ausgehen, dass er weiß, was er tut.

Patientinnen, die vor vielen Jahren operiert wurden und bei denen das Lipödem wieder aufgetreten ist oder die Probleme damit haben, können nichts dafür, denn sie wurden nach alten Schemata operiert, bei denen nicht alles radikal entfernt wurde.

Es bleibt spannend, wie es in 10 oder 20 Jahren aussieht, wenn die Patientinnen der letzten 5 bis 10 Jahre ausgewertet werden können. Wir haben bereits erste vielversprechende Studien, die zeigen, dass das Lipödem nicht mehr auftritt, wenn man so operiert, wie wir es heute tun.

Bedauerlicherweise wird die operative Methode in den meisten Fällen von der Krankenkasse nicht übernommen. Kannst du erklären, wann das der Fall ist und woran die Kostenübernahme derzeit scheitert?

Die Voraussetzungen für eine Kostenübernahme der Liposuktion durch die Krankenkasse sind in der Regel nicht einfach zu erfüllen. Bei Patientinnen im Stadium III liegt häufig eine begleitende Adipositas vor, die eine eigenständige Erkrankung darstellt und einer Vorbehandlung bedarf. Ich finde es durchaus gerechtfertigt, dass ab einem BMI von 35 eher von einer Liposuktion abgeraten wird und sie deshalb oft nicht bewilligt wird. Jedoch ist der BMI nicht immer eine zuverlässige Bewertungsmethode.

Die Waist-to-Hip-Ratio ist ein Mittel, das in der Leitlinie aufgegriffen wird, um festzustellen, wo wirklich schwere Adipositas vorliegt und wo nicht. Das finde ich gut, denn man kann in einem hohen Stadium durch die Ausprägung des Lipödems ein gewisses Gewicht entwickeln, mit dem man einfach kein Normalgewicht erreichen kann.

Neben dem Gewicht sind für die Krankenkasse auch andere Kriterien wichtig. Die Patientin muss mindestens 6 Monate konservativ mit manueller Lymphdrainage und Kompressionsstrümpfen behandelt worden sein. Ebenso sollten Ernährungsberatungs- oder Bewegungsnachweise erbracht werden können, um nachzuweisen, dass alle Therapiemaßnahmen ausgeschöpft wurden. Auch das halte ich für richtig und sinnvoll. Die Fettabsaugung ist keine schnelle Lösung und es ist auch auf Dauer keine Option, sich jedes Jahr operieren zu lassen, weil etwas nachgewachsen ist. Wenn man operiert, dann sollte man das umfassend und radikal über 1 bis 3 Jahre machen und dann dieses Ergebnis auch halten können. Dafür braucht man eben gewisse Voraussetzungen und Kenntnisse.

Die Frage, warum die Stadien I und II nicht übernommen werden, liegt an der schlechten Diagnostik. Wenn wir einen Bluttest hätten, der direkt in jungen Jahren nachweisen könnte, dass ein Lipödem vorliegt, dann wäre sicherlich auch hier eine Kostenübernahme möglich. So weit sind wir leider noch nicht und es ist für den Sachbearbeiter der Krankenkasse schwer zu beurteilen, wann ein Lipödem vorliegt und wann nicht.

Wann ist ein guter Zeitpunkt, um diese Therapiemöglichkeit zu wählen?
Wenn die Patientin bereits konservativ behandelt wurde, die Schmerzen nicht dauerhaft besser werden und vonseiten des Gewichtsmanagements nichts mehr getan werden kann, ist die Liposuktion eine sehr gute Möglichkeit, die Schmerzen zu lindern, die Lebensqualität zu verbessern und die Form zu verändern. Ich empfehle immer, sie in jungen Jahren durchführen zu lassen. Dann hat man zwar meistens weniger Geld zur Verfügung, aber die Haut erholt sich noch besser. Wenn es möglich ist, sollte man das Lipödem vor dem 40. Lebensjahr operieren lassen. Ab diesem Zeitpunkt verschlechtert sich das Bindegewebe deutlich und das optische Ergebnis wird stark beeinträchtigt oder es sind sogar weitere Operationen und Hautstraffungen notwendig. Prinzipiell ist eine Liposuktion unter stationären Bedingungen so wie ich es mache in jedem Alter möglich. Vor einigen Monaten habe ich eine 75-jährige Patientin operiert, die enorme Einschränkungen im Kniebereich durch das Lipödem-Fett hatte, aber ansonsten gesund und fit war. Es ist nie zu spät, den Schritt in eine bessere schmerzfreie Zukunft zu wagen. Das letzte Wort hat aber bei uns immer der Anästhesist (also der Narkose-Arzt): Er hat während der OP immer auch die Verantwortung für den Kreislauf und den allgemeinen Gesundheitszustand der Patientin und muss vorab entscheiden, ob wir die Patientin operieren dürfen oder nicht. Bei uns gilt immer: safety first!

Realismus schützt dich vor Kummer

Ich erzähle dir das alles nicht, um dir die Hoffnung auf Besserung zu nehmen. Es ist meine Aufgabe, dir die Situation so ehrlich wie möglich zu schildern. Ich selbst habe meine Fettabsaugung hinter mir und fühle mich besser als vorher – aber ich bin nicht beschwerdefrei. Die Ärzte sind sich einig, dass zu wenig abgesaugt wurde. Nun möchte ich die Operationen in absehbarer Zeit nicht nachholen, denn die Prozedur hat mir viel abverlangt, und für eine Wiederholung ist mein Leidensdruck aktuell noch nicht stark genug.

Du hast ein wundervoll buntes Leben, es wird seine Auswirkungen auf dich durch die OP nicht aussetzen.

Trotzdem haben wir Glück, dass es die Fettabsaugung und damit die Hoffnung auf Besserung der Beschwerden gibt. Wichtig ist, die eigenen Variablen zu betrachten, abzuwägen und die Entscheidung zu treffen, die der Bauch für richtig hält. Es geht (bei privater Finanzierung) um viel Geld, noch mehr Verantwortung für dich selbst und einen ungewissen Ausgang. Die Entfernung des Lipödems kann aber auch viel Gutes bewirken, Dinge ins Rollen bringen, die vorher undenkbar waren oder sogar dein Selbstbild verbessern. Die Auswirkungen, die die OP auf dich haben kann, sind einfach nicht pauschal vorhersehbar. Das ist spannend und beunruhigend zugleich.

Triff deine Entscheidung nüchtern, ruhig und langfristig. Dann wirst du den für dich richtigen Weg einschlagen. Lass dich nicht von Vorher-Nachher-Bildern verrückt machen und finde deinen perfekten Lipödem-Chirurgen, dem du voll und ganz vertrauen kannst. Keine Sorge, eine konservative Therapie schließt eine Operation nicht aus und umgekehrt. Alles kommt zu seiner Zeit, alles in deinem Tempo.

Wenn du noch tiefer in das Thema Liposuktion eintauchen möchtest, findest du auf Seite 139 weitere Facetten davon.

Die Schwere des Eingriffes lässt sich an diesem Bild meiner Liposuktion gut erkennen.

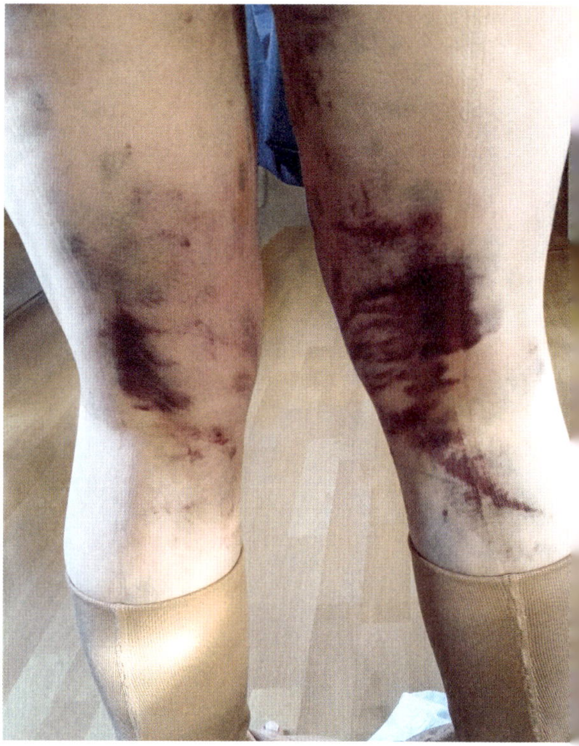

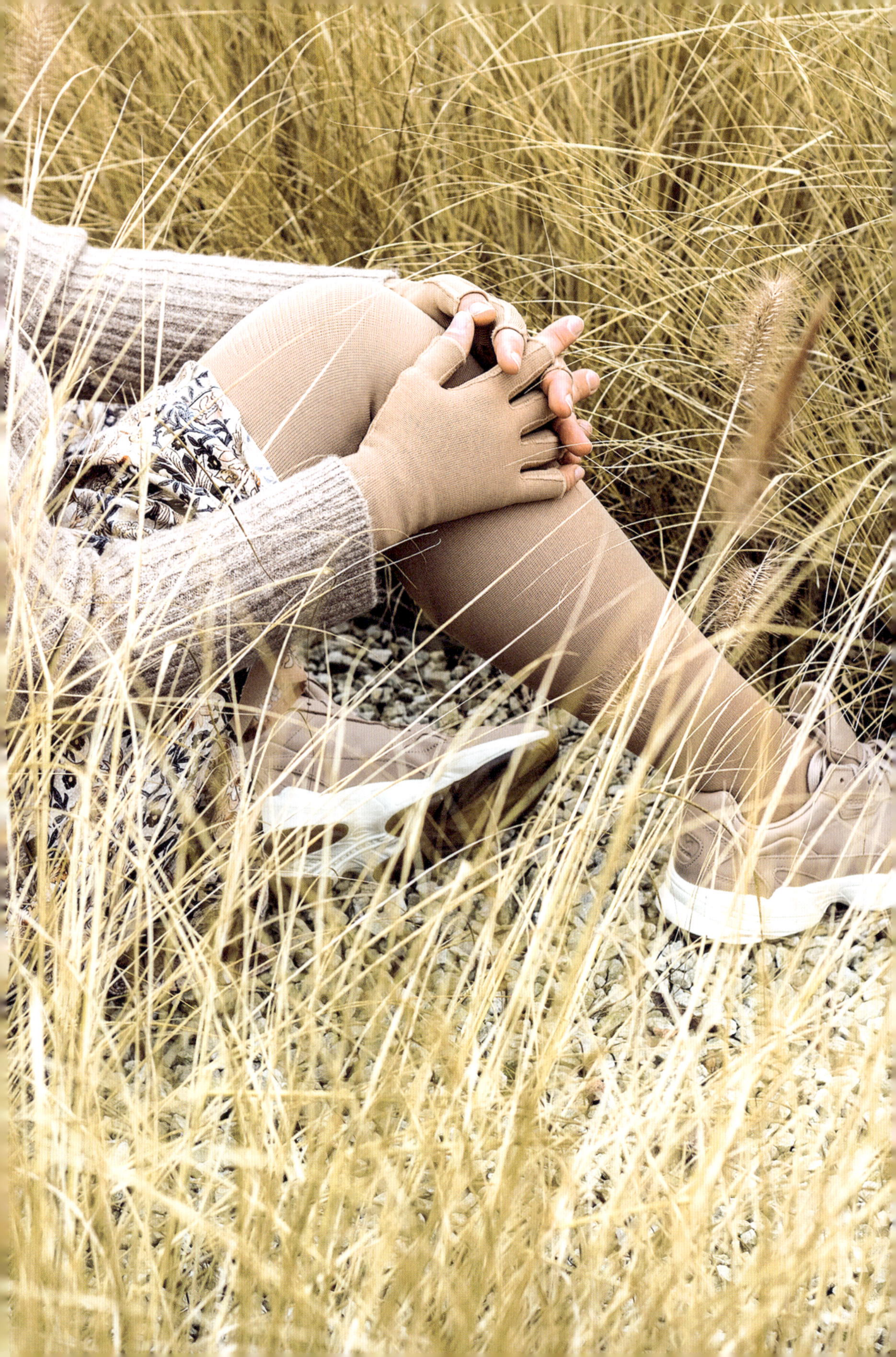

TEIL 2

DEIN FAHRPLAN

nach der Diagnose

„Die größten Menschen sind jene,
die anderen Hoffnung geben können."
JEAN JAURÈS

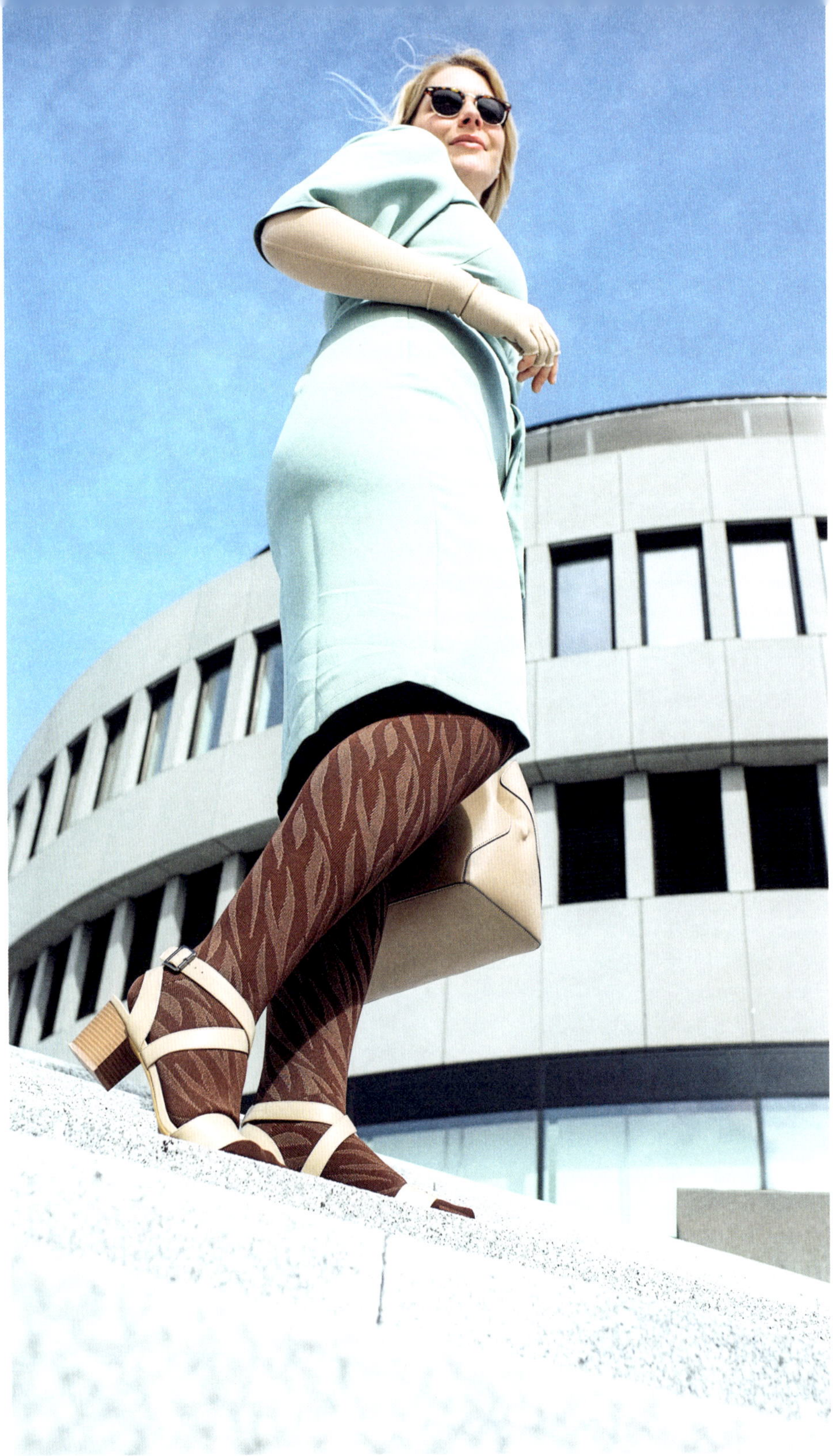

So findest du die richtigen Therapiebegleiter

Der erste Schritt in deinem Leben mit Lipödem sollte sein, die passenden Therapiebegleiter für dich zu finden. Dein Sanitätshaus, dein Lymphtherapeut und dein Facharzt können wichtige Eckpfeiler deines Selbstmanagements werden. Daher zeige ich dir, woran du gute Begleiter erkennst.

WORAN ERKENNE ICH EINEN GUTEN FACHARZT ODER EINE GUTE FACHÄRZTIN?

Das Lipödem ist ein lymphologisches Krankheitsbild und fällt in den Tätigkeitsbereich eines Lymphologen, Phlebologen, Angiologen oder Dermatologen. Nicht jeder dieser Fachärzte ist automatisch gut über diese Erkrankung informiert, denn trotz zunehmender medialer Aufmerksamkeit ist der Versorgungsstandard für deutsche Verhältnisse bis heute sehr unterschiedlich. Lass dich also nicht zu schnell entmutigen, wenn die Suche nach einem guten Spezialisten frustrierend verläuft. Die folgenden Tipps bereiten dich gut auf das Abenteuer im Behandlungszimmer vor.

Vielleicht hast du erst auf Umwegen, oft über viele Jahre hinweg, zu deiner Diagnose gefunden und bist nicht unbedingt sofort bei einem Arzt gelandet, bei dem du dich gut aufgehoben fühlst. Es ist wie im richtigen Leben: Man kann einfach nicht mit jedem. Wie du es schaffst, den perfekten Begleiter oder die perfekte Begleiterin für dich zu finden, beantwortet Anna dir auf Seite 36.

Wie kommuniziere ich richtig mit meiner Ärztin oder meinem Arzt?

Hast du auch manchmal das Gefühl, dass es für dich als Patientin schwierig ist, all deine Bedürfnisse und Ängste, Ideen und Probleme in der Behandlung anzusprechen? Das hat verschiedene Gründe. Zum einen sind Ärzte auch nur Menschen, die einen langen Arbeitstag haben, den ganzen Tag Probleme lösen und in kürzester Zeit möglichst gut auf dich eingehen müssen. Die haben auch mal schlechte Tage und ja, diese Tage können weh tun.

Meine Lieblingsanekdote in diesem Zusammenhang ist die Geschichte von dem Facharzt, der meinen Arm diagnostizieren sollte. Zwei Jahre nachdem bei mir ein Lipödem an den Beinen festgestellt worden war, begannen auch meine Arme so sehr zu schmerzen, dass ich es nicht mehr ignorieren konnte. Ich war damals gerade mal zwanzig Jahre alt und verzweifelt, weil ich um meine Lebensqualität fürchtete. Ich fragte mich: Wenn es jetzt so schnell bergab geht, wo werde ich dann in 40 Jahren stehen? Stehe ich dann überhaupt noch? Kleiner Teaser: Damals wusste ich noch nicht, wie viel Kraft im

LIEBE ANNA, WORAN, WÜRDEST DU SAGEN, ERKENNT MAN EINE GUTE FACHÄRZTIN ODER -ARZT?

Man muss immer unterscheiden, ob man einen konservativen oder einen chirurgischen Facharzt sucht. Es gibt sehr gute Lymphologen, Phlebologen und Internisten, die sich auf das Lipödem spezialisiert haben. Sie eignen sich jedoch nicht unbedingt für einen operativen Eingriff, sondern vielmehr für die Betreuung der konservativen Therapie, auch vor und nach einer Liposuktion. Oft ist es mit einer Operation allein nämlich nicht getan und weitere Therapiemaßnahmen sollten folgen.

Einen guten Spezialisten erkennt man daran, dass er sich im System sehr gut auskennt: Verordnungen, Leitlinien, Reha-Anträge, Hilfsmittelversorgung, wann ist eine Liposuktion sinnvoll? Er sollte dich ganzheitlich betrachten und den Rest deines Körpers in die Diagnose mit einbeziehen. Vielleicht liegt bei dir eine Schilddrüsenerkrankung oder eine andere Störung des Hormonhaushalts vor.

Gute Chirurgen findet man meist in großen Zentren, in denen viel operiert wird, am besten mit dem Schwerpunkt Plastische und Ästhetische Chirurgie. Wir haben 6 Jahre Studium und 6 Jahre Facharztweiterbildung mit einem breiten chirurgischen Spektrum hinter uns, wenn wir das erste Mal als Fachärztin oder -arzt eine Lipödem-OP durchführen. Von der Handchirurgie bis zur Notfallmedizin ist da alles dabei gewesen. Die Ästhetik kommt meistens ganz zum Schluss und da spezialisieren sich viele, die in diese Richtung gehen wollen – so wie ich. Daneben ist es natürlich wichtig, sich auch auf das Lipödem zu spezialisieren. Ein ästhetischer Chirurg hat nicht unbedingt die Erfahrung, auch ein Lipödem abzusaugen.

Ich würde also eher dazu raten, nicht zu einem Internisten zu gehen, sondern bestenfalls zu jemandem, der sich ganz klar auf die Behandlung des Lipödems spezialisiert hat. Wichtig ist immer, dass die Ärztin oder der Arzt viel Lipödem-Chirurgie gemacht hat und macht – denn auch hier gilt wie so oft: Nur Übung macht den Meister. Wie am Fließband sollte es aber auch nicht ablaufen – also Arzt A berät, Arzt B klärt auf, Arzt C führt die OP durch und Arzt D kommt zur Visite. Das war mir persönlich sehr wichtig, als ich meine Praxis gegründet habe vor einigen Jahren, dass es immer noch eine persönliche Bindung zu den Patientinnen gibt und die Patientin immer an erster Stelle steht – als Privatpraxis können wir uns diesen Luxus leisten.

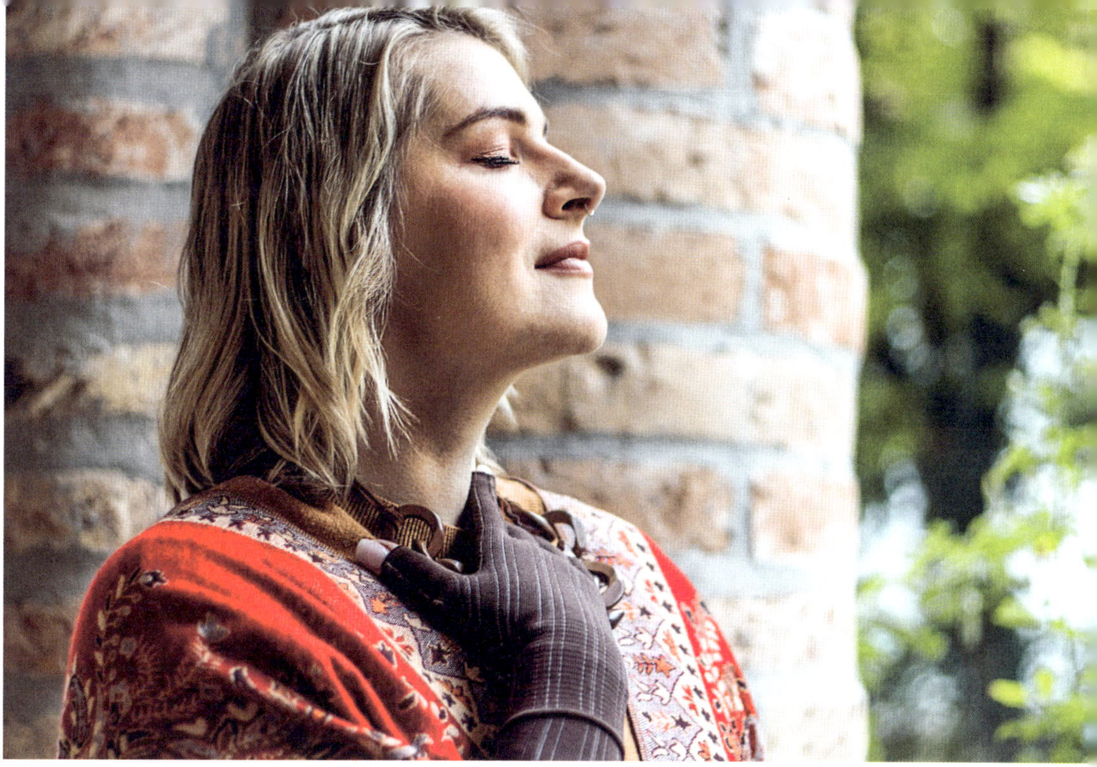

Durchatmen und ruhig bleiben hilft nicht nur im Behandlungszimmer, sondern eigentlich immer. Wenn du dabei noch tief in den Bauch atmest, hat dein Lymphsystem auch etwas davon.

Selbstmanagement steckt. Wie auch? Die Welt war damals noch eine ganz andere – wir hatten gerade erst die Smartphones entdeckt.

Und so saß ich damals im Behandlungszimmer, wusste schon, wie ich diese altbekannten Schmerzen in den Armen einordnen sollte und war den Tränen nahe, wie all die Tage davor und danach. Bei der Diagnose brachen alle Dämme.

„Sie wirken gestresst, vielleicht sollten Sie sich ein neues Hobby suchen. Indisch kochen oder so", sagte er beiläufig und ich war froh, dass meine Stimme von Tränen erstickt wurde. Am liebsten hätte ich ihn gefragt, ob er mir das aufs Rezept schreibt. Hat er nicht, komisch.

Natürlich steckte ein Funken Wahrheit in seinem Ratschlag, wie sich einige Monate später herausstellen sollte, aber an diesem katastrophalen Scheideweg meines Lebens waren es einfach die falschen Worte. Ein „Tief durchatmen, in ein paar Wochen sehen wir uns wieder, dann besprechen wir, welche weiteren therapeutischen Schritte wir jetzt versuchen können, damit es Ihnen besser geht. Hier ein paar hilfreiche Adressen im Internet.", wäre so einfach und so viel besser für mich gewesen. Umso wichtiger ist es, selbstbewusst und diplomatisch in die Gesprächssituation mit dem Arzt zu gehen und solche Momente im Keim zu ersticken.

Der Ton macht die Musik

Auch wenn es sich sehr schwierig anhört, ist es wichtig, die Sache so ruhig und diplomatisch wie möglich anzugehen. Ich weiß, dass das nicht immer einfach ist.

> *Wenn du dich in dieser Situation zu angreifbar oder verletzlich fühlst, bitte jemanden, dich zu begleiten, und besprecht im Vorfeld, was die wichtigsten Punkte auf der Agenda des Termins sind.*

Kein Fachmann, egal aus welchem Bereich, mag es, wenn er über sein eigenes Fachgebiet belehrt wird, emotional zu Maßnahmen aufgefordert wird oder Schlussfolgerungen und Diagnosen vorweggenommen werden. Betrachte dich mit all deinen Kontakten in deinem therapeutischen Netzwerk als Team. Sanifeen, Ärzte, Therapeuten – sie alle arbeiten gemeinsam an deiner Behandlung.
Wenn du das Gefühl hast, nicht optimal beraten zu werden, ist Vorsicht geboten, lass das aber auf keinen Fall unter den Tisch fallen.
Versuche, keine Vorwürfe zu machen, sondern Sätze wie diese zu formulieren:

- „Ich habe gelesen, dass .... Könnte das ein Ansatz für XY sein?“
- „Ich stelle bei mir XY fest und würde gerne wissen, ob das mit YX zusammenhängt.“
- „In der Selbsthilfegruppe/bei der Lymphdrainage kam das Thema XY auf und ich würde gerne Ihre Meinung dazu hören. Vielleicht wäre das eine gute Ergänzung für mein Selbstmanagement zu Hause. “

Schwierigkeiten bei der Versorgung oder Rezeptausschreibung überwinden

Leider sind nicht alle Ärztinnen und Ärzte auf dem gleichen Wissensstand, aber schmeiße die Flinte nicht zu früh ins Korn, wenn du das Gefühl hast, dass dein Arzt weniger gut informiert ist. Sammle wichtige Infoblätter über Musterrezepte, Leitlinien, Broschüren und Flyer und lege sie bei Bedarf deinem Arzt vor, um zum Beispiel zu belegen, dass deine Versorgung nicht auf sein Budget geht oder man versuchen könnte, eine zusätzliche Wechselversorgung aus nachvollziehbaren Gründen zu verordnen.

> *Achtung, „aus hygienischen Gründen“ ist bedauerlicherweise kein Garant für eine Bewilligung für neue Kompressionsbestrumpfung seitens der Krankenkasse. Höhere Chancen hast du, wenn eine Veränderung deiner Maße als Begründung vorliegt. Solltest du stark ab- oder zunehmen und deine Kompressionsbestrumpfung dadurch nicht mehr passen, hast du ein Anrecht auf eine neue Versorgung.*

Auch wenn du dir über dein Wissen sehr sicher bist, weil du durch dieses Buch zur absoluten Flachstrick-Heldin erblüht bist, kann ein offizielles Dokument deine Wünsche nochmals untermauern – wir sind ja schließlich Profis.

SEI GUT VORBEREITET

Stelle sicher, dass du gut vorbereitet zum Arzttermin gehst. Schreibe dir alle Punkte auf, die du ansprechen möchtest, damit alle Fragen geklärt sind und du organisiert zum Termin erscheinst. Je kooperativer du auftrittst, desto motivierter wird der Arzt sein, auf deine Impulse einzugehen und mit dir gemeinsam einen guten Behandlungsweg zu finden.

Halte auch die richtigen Argumente bereit, wenn Fragen zum Gewichtsmanagement, zur Begründung von Versorgungswünschen oder Zweifel an deinem Selbstmanagement gestellt werden.

Beispiel:

Arzt: „Sie sollten abnehmen und Sport treiben."
Du: „Ja, meine Adipositas ist eine gesonderte Diagnose, in der ich Hilfe benötige. Wie sehen hierzu die Therapiemöglichkeiten aus? Wie kann ich das Thema angehen? X und Y sind zurzeit für mich schwierig zu lösen. Welche Hilfe kann ich dazu in Anspruch nehmen? Dennoch wird die Therapie der Adipositas die Behandlung des Lipödems/Lymphödems nicht obsolet machen. Welche Ziele wollen wir uns bis zum nächsten Termin stecken?"

Was könnten weitere Argumente deines Arztes sein, die du nicht so stehen lassen wollen würdest?

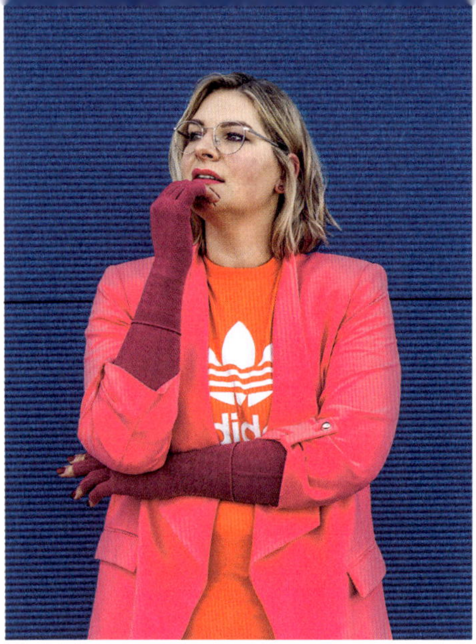
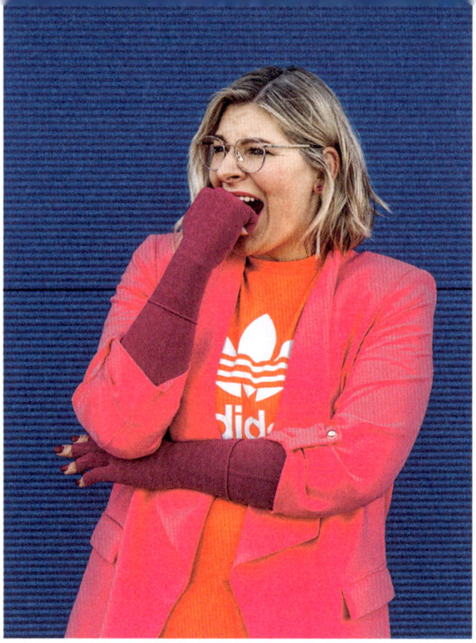

Bewahre dein Pokerface und bleibe sachlich. Innerlich darfst du dir gerne deinen Teil denken.

WORAN ERKENNE ICH DEN RICHTIGEN LYMPHTHERAPEUTEN?

Vielleicht hast du bei deiner Diagnosestellung ein Rezept für Manuelle Lymphdrainage (MLD) erhalten. Vielleicht auch nicht. Das muss nicht unbedingt schlecht sein, denn nicht für jeden ist sie langfristig notwendig. Jedoch zu Beginn deiner konservativen Therapie kann eine akute Entstauungsphase das beste Ergebnis für deine Umfänge und damit die Vermessung der Flachstrick-Kompression erzielen (mehr dazu findest du im Kapitel „Manuelle Lymphdrainage" auf Seite 22). Die MLD ist eine spezielle Massage des Lymphsystems mit dem Ziel, die im Gewebe angesammelte Lymphflüssigkeit zu mobilisieren. Sie wird von einem oder einer hoffentlich enthusiastischen Lymphtherapeuten/-in durchgeführt.

In meinem bisherigen Leben mit dem Lipödem habe ich schon viele Therapeutinnen und Therapeuten kennengelernt, und jeder davon war anders: Der eine praktizierte seit Jahrzehnten nach alter Schule und langte richtig zu, der andere war eher schüchtern und redete viel über Heilkunde. Eines haben sie alle gemeinsam: die Leidenschaft für ihren Beruf, und die sollte man unbedingt spüren.

Nicht jeder Physiotherapeut ist auch Lymphtherapeut. Diese Spezialisierung gehört nicht zur Grundausbildung und ist daher entscheidend für die Qualität der Behandlung. Ein weiteres klares Indiz für den richtigen Therapeuten ist meist ein gutes Bauchgefühl. Im Idealfall sollte dein Therapeut sowohl mit geschickten und gezielten Handgriffen als auch mit Fachwissen glänzen können. Die Checkliste im Kasten auf Seite 41 kann dich und dein Bauchgefühl bei der Suche unterstützen.

WORAN ERKENNE ICH EIN GEEIGNETES SANITÄTSHAUS?

Einen weiteren wichtigen Grundstein für deine erfolgreiche Therapie legt das Sani-

DEIN LYMPHDRAINAGE-GUIDE

So bereitest du dich auf deine erste Lymphdrainage vor:

- frisch gewaschen sein
- eine ordentliche Buchse tragen
- nicht krank erscheinen
- Rezept mitbringen
- bestenfalls ein Unterhemd tragen
- keine Hülsenfrüchte essen (nichts schmerzt mehr, als ein quer sitzender Pups bei der tiefen Bauchatmung)
- ein großes Handtuch mitbringen

Eindeutige Anzeichen für einen talentierten Lymphtherapeuten:

- Aktivieren der Lymphknoten (z. B. an Leiste und im Bauch, in der Schlüsselbeingrube, an den Venenwinkeln, die Lymphknoten bereitet man damit vor, so nach dem Motto: Obacht, da kommt gleich mehr!)
- gezielte, bewusste Handgriffe (können sanft sein, sollten sich jedoch nicht wie Streicheln anfühlen)
- verleiht dir ein leichtes Kribbeln in den behandelten Gliedmaßen
- verfügt über gutes Fachwissen
- hat Spaß daran, dich während der Behandlung aufzuklären, deine Fragen zu beantworten oder dir Wissen zu vermitteln
- kennt die Power Sprotte (falls nicht, freue ich mich natürlich über eine Empfehlung)

tätshaus, dein Fachgeschäft für medizinische Hilfsmittel. Hier wird dein täglicher Begleiter, die Flachstrickkompression, bei der Krankenkasse beantragt und nach Maß angefertigt. Diese Versorgung erfordert höchstes Fachwissen, denn es gilt nicht nur unzählige Zusätze für alle möglichen körperlichen Besonderheiten zu kennen, sondern auch die fast täglichen Neuerungen in der Branche.

Ein gutes Sanitätshaus erkennt man nicht unbedingt von außen. Aber Zertifikate, jahrelange praktische Erfahrung und auch ein guter Draht zu deiner „Sanifee" oder deinem „Sanielf", wie wir sie in der Community liebevoll nennen, sind Indizien für eine gute Partnerschaft.

Als erstes solltest du in deiner Umgebung z. B. über Google Maps nach Sanitätshäusern suchen, die du anrufen oder über ihre Firmenwebsite kennenlernen kannst. Manche sind sogar ganz auf Kompression spezialisiert oder in sozialen Netzwerken vertreten. Schau doch einfach mal online vorbei, um dir einen ersten Eindruck zu verschaffen!

Erfahrungen sind Gold wert

Wenn die Fachgebiete des Sanitätshauses durch die Beschreibung im Internet nicht sofort klar sind, frage telefonisch nach, ob es auch Kompressionsversorgungen anbietet und ob es sich auf einen Hersteller beschränkt oder mit mehreren zusammenarbeitet. Es ist nicht immer ein schlechtes Zeichen, wenn ein Sanitätshaus nur eine Marke führt. Schließlich hat es dann mit der Versorgung dieses einen Herstellers viel Erfahrung gesammelt. Allerdings kann es auch durchaus passieren, dass dieser Hersteller nicht hundertprozentig zu deinem Körper passt und dann wird's haarig – jeder Jeck ist schließlich anders. Da ist es immer praktisch, wenn man die Möglichkeit hat, auf einen anderen Hersteller auszuweichen. Später, wenn du deinen persönlichen Favoriten gefunden hast, ist das kein Problem mehr.

> *Nur einen Hersteller anzubieten ist nicht unbedingt unseriös, sondern hat meist einen wirtschaftlichen oder betrieblichen Hintergrund. Viel wichtiger sind die magischen Hände deines Versorgenden. Je regelmäßiger er versorgt, umso besser.*

Die Lymphologie ist bunt

Was mir persönlich sehr am Herzen liegt, ist die gute Beratung im Sanitätshaus. Ist die Kompressionsversorgung erst einmal vermessen, geht es an die Auswahl von Farben, Mustern, Kristallen und so vielen anderen möglichen Schmuckaccessoires. Die Branche hat sich in den letzten Jahren so vielseitig in Richtung Patientinnen und Patienten entwickelt, dass wir längst von den vermeintlich altmodischen „Gummistrümpfen" zu modischen, fröhlichen und sogar eleganten Ausführungen gekommen sind. Sollte dir dein Versorger nur wenige Standardfarben zeigen wollen und dir im schlimmsten Fall sogar erklären wollen, dass nur Beige und Schwarz zur Auswahl steht, dann stimmt das nur in den seltensten Fällen.

Im Internet holst du dir Appetit, gegessen wird im Sanitätshaus

In Zeiten von Social Media ist es wichtiger denn je, darauf hinzuweisen, dass wir uns im Netzwerk gegenseitig nur Ideen und Inspirationen für Hilfsmittel und Versorgungsarten geben können. Die letztendliche Umsetzung liegt in den Händen des Sanitätshauses und dieses hat am Ende das letzte Wort. Leider kommt es immer häufiger vor, dass Mitglieder der Community etwas im Netzwerk sehen, es für gut befinden und es unbedingt für sich als Versorgung umgesetzt sehen wollen – komme was da wolle. So einfach ist das aber nicht immer.

> *Jede Versorgung ist individuell auf den Träger abgestimmt. Nicht alles, was du in sozialen Netzwerken siehst, funktioniert bei dir genauso gut wie bei deiner Lipödem-Schwester.*

Bitte notiere dir deine Ideen und Anregungen für deinen Besuch im Sanitätshaus, aber lass deiner Sanifee den Freiraum für eine persönliche und individuelle Beratung, um zu klären, welche deiner Inspirationen für dich auch wirklich umsetzbar sind. Sei nicht traurig oder gar genervt und böse auf deine Fachkraft, denn sie möchte dich bestmöglich versorgen und Reklamationen vermeiden, die deine passende Kompressionsbestrumpfung nur unnötig verzögern. Ihr seid ein unschlagbares Team, wenn ihr erst einmal richtig aufeinander eingespielt seid.

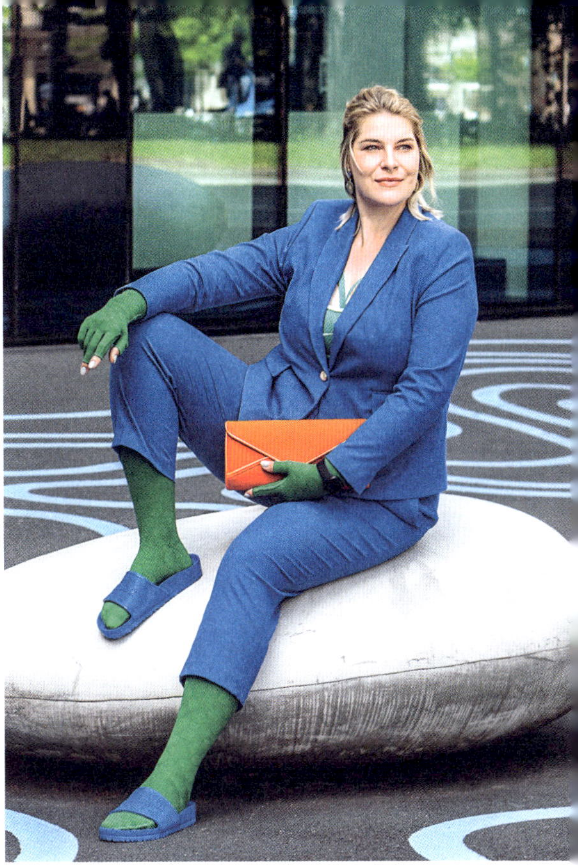

Die Welt der Kompressionsbestrumpfung ist in den letzten Jahren bunt und lebendig geworden. Lass dich inspirieren!

FINDE UNTERSTÜTZUNG IN EINER SELBSTHILFEGRUPPE

Nichts ist am Anfang tröstlicher, als sich verstanden zu fühlen. Die Situation ist neu für dich und die unzähligen Fragezeichen in deinem Kopf können schnell zur Überforderung führen. Keine Sorge, fast allen geht es am Anfang so. Ein Grund mehr, sich mit Gleichgesinnten zu treffen, zuzuhören, neugierig nachzufragen und voneinander zu lernen.

In vielen Städten haben Betroffene Selbsthilfegruppen gegründet, die du als erste Anlaufstelle nutzen kannst. Wo sich die nächste Selbsthilfegruppe in deiner Nähe trifft, kannst du online auf den Por-

DEINE NOTIZEN FÜR DEN NÄCHSTEN BESUCH IM SANITÄTSHAUS

Mache hier Notizen zu deinen Lebensumständen, die für die Beratung im Sanitätshaus wichtig sein könnten (Arbeitsumfeld, Wechseljahre, Begleiterkrankungen, fehlende Kraft in den Händen, schnarchender Ehemann…):

____

____

____

____

So bereitest du dich auf deinen Sanitätshausbesuch vor:

- bringe dein Rezept mit und vergiss nicht, dass es ab der Ausstellung nur 28 Tage gültig ist
- komme frisch gewaschen zur Vermessung und zur Abholung deiner Versorgung
- frischer Schlüpfer, der alles bedeckt (ja, du glaubst gar nicht, was ich schon für Geschichten gehört habe)
- ein Lächeln im Gesicht macht gleich einen guten Eindruck

Eindeutige Anzeichen für ein leidenschaftliches Sanitätshaus:

- versorgt regelmäßig, bestenfalls täglich Flachstrick-Kompressionen
- bietet im Idealfall mehrere Hersteller an
- auf deine Lebensumstände, berufliche oder familiäre Verhältnisse und Begleiterkrankungen ein
- bietet dir alle erhältlichen Farb- und Muster-Optionen an

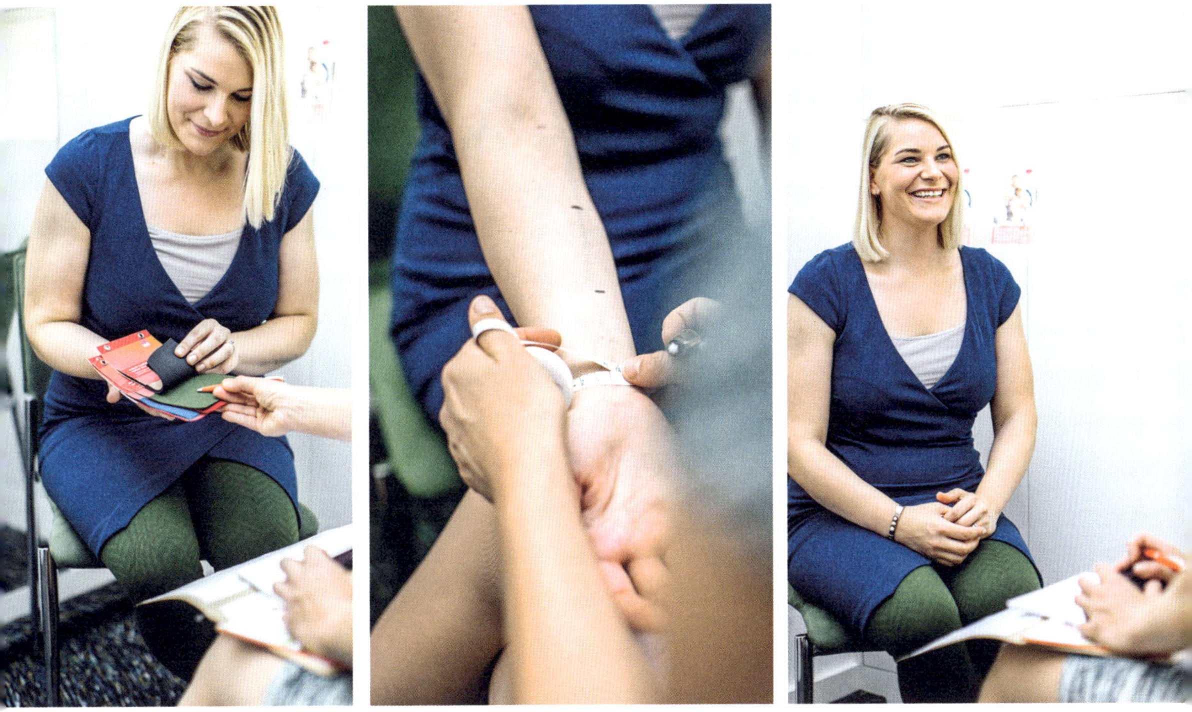

Dein Besuch im Sanitätshaus sollte gut vorbereitet sein. Notiere dir vorher Fragen, deine Anforderungen und Probleme im Alltag, die in der Vergangenheit mit der Versorgung aufgetreten sind.

talen der Hersteller und Verbände oder in den sozialen Netzwerken nachschauen. Dort findet nicht nur ein reger Austausch statt, sondern es werden auch interessante Fachleute zu Vorträgen eingeladen, Ausflüge organisiert oder über Veranstaltungen informiert.

Apropos soziale Netzwerke. Auch wenn sie manchmal ein raues Pflaster sein können, sind sie eine wichtige Alternative, wenn du vor Ort keine anderen Flachstrick-Heldinnen finden kannst. Du bist mit der Diagnose Lipödem nicht allein und das sollst du auch spüren. Ob bei Facebook, Instagram oder Tik Tok – auf allen Plattformen tummeln wir uns und finden uns anhand von Hashtags. Solltest du die Sprottenflotte oder den Rest der Community suchen, findest du viele von uns zum Beispiel unter den Hashtags #stronggirlsunited, #lipödemcommunity, #flachstrickheldin uvm.

Keine Selbsthilfegruppe in deiner Nähe? Gründe selbst eine!

Du musst kein Lipödem-Profi sein (obwohl du es nach diesem Buch schon fast bist), um einfach selbst eine Gruppe zu

JEDE SELBSTHILFEGRUPPE IST ANDERS

Die Stimmung in den Gruppen könnte oft nicht unterschiedlicher sein, denn sie hängt von den Leitenden und den Teilnehmenden ab. Im besten Fall trifft man auf eine bunte Truppe mit einer gesunden Mischung aus allen möglichen Therapiewegen, auf die sich die meisten Kämpferinnen irgendwann konzentrieren. Sei es die Entscheidung für oder gegen eine Fettabsaugung, verschiedene Ernährungsformen, Sport, ayurvedische Anwendungen, Achtsamkeitsübungen etc.

Wenn du dich in der Gruppe nicht wohlfühlst, ist das nicht schlimm, du kannst jederzeit wieder austreten und dich nach einer anderen Gruppe umsehen. Vielleicht fühlst du dich in einer anderen Gruppe wohler oder du findest Anschluss in sozialen Netzwerken.

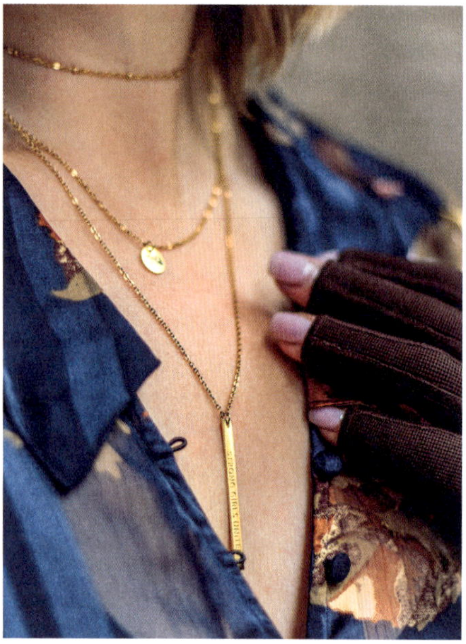

Den Hashtag #stronggirlsunited trage ich sogar um den Hals.

gründen, wenn es in deiner Gegend noch keine gibt. Du brauchst auch nicht viel mehr zu tun, als dich einfach mit anderen Flachstrick-Heldinnen zu treffen und zu sehen, ob ihr euch regelmäßiger treffen wollt – ganz unverbindlich.
Wenn du merkst, dass sich deine Gruppe wunderbar entwickelt und ihr den Weg gemeinsam weitergehen wollt, dann gibt es Wege, euch ganz offiziell anzumelden und auch Fördergelder beantragen zu können.
Neben den Selbsthilfegruppen stellen engagierte Vereine, wie zum Beispiel der Lymphselbsthilfe e. V. oder der Lipödem Hilfe Deutschland e. V. eine wichtige Instanz für Kämpferinnen dar. Nicht nur die wichtige Öffentlichkeits- und Aufklärungsarbeit steht auf ihrer Agenda, son-

WIE GRÜNDET MAN EINE SELBSTHILFEGRUPPE?

Hier findest du hilfreiche Tipps, wie du die Gründung deiner Selbsthilfegruppe am besten angehst:

Tipp Nr. 1: Finde die zuständige Stelle für Selbsthilfe
Die meisten Großstädte verfügen über ein Selbsthilfezentrum (SHZ), an welches du dich wenden kannst. Sollte dies nicht der Fall sein, frage einmal beim Landratsamt oder der örtlichen Krankenkasse nach einem zuständigen Kontakt.

Tipp Nr. 2: Finde eine Räumlichkeit für eure Treffen
Die für deine Selbsthilfegruppe zuständige Stelle kann dir bei der Suche helfen und sie ggf. sogar kostenlos zur Verfügung stellen. Super, eine Sorge weniger!

Wenn dies nicht möglich ist, frag einmal bei den großen Sanitätshäusern in deiner Region nach, ob sie einen Veranstaltungsraum stellen könnten. Frage bei der Gelegenheit doch gleich mal nach, ob sie nicht auch einen Vortrag halten möchten oder beim Netzwerken mit weiteren Fachkräften behilflich sein können.

Wenn sich gar keine passende Lokalität finden lässt, kannst du bei der Krankenkasse Fördergelder für die Raummiete beantragen und auch andere Ausgaben, wie Fachliteratur, Referenten-Honorare oder Fortbildungen, können übernommen werden.

Tipp Nr. 3: Trommle so laut du kannst
Ist erst einmal alles in die Wege geleitet, dann mache auf deine neue Selbsthilfegruppe aufmerksam. Teile die wundervollen Neuigkeiten, z. B. in den Facebook-Gruppen oder erstelle einen Instagram-Account und bitte große Accounts, wie mich, dich zu unterstützen. Schreibe Vereine und Portale an, die Selbsthilfegruppen listen und verteile Flyer mit den wichtigsten Informationen. Kostenlose Grafik-Tools, wie z. B. Canva,

Auf der nächsten Seite geht es weiter →

helfen dir bei der Erstellung von ansprechenden Layouts. Denn das Auge gründet schließlich mit.

Tipp Nr. 4: Besiegle die Gründung mit einem Gründungstreffen
Um alles amtlich zu machen, bedarf es einem Gründungstreffen mit mindestens vier von der Krankheit betroffenen Personen und bestenfalls lädst du noch einen ortsansässigen Facharzt oder eine Fachärztin dazu ein, der oder die einen medizinischen Vortrag halten kann. Frage gerne einmal bei der Zeitung oder dem Gemeindebrief nach, ob dort auf dieses Treffen hingewiesen werden kann. So kann deine Gründung nur ein voller Erfolg werden.

Schreibe mir gerne, wenn du so weit bist. Die erste Runde deiner gegründeten Selbsthilfegruppe geht auf mich!

dern sie bieten für Mitglieder auch besondere Hilfestellungen und Workshops sowie Veranstaltungen an. Sie helfen dir bei Anträgen und Widersprüchen, stehen dir mit Beratung und Betreuung zur Seite und unterstützen deine Selbsthilfegruppe.

DIE REHA BEI LIPÖDEM

Wenn die Schmerzen und die Einlagerungen durch das Lipödem zu groß werden und man das Gefühl nicht loswird, dass man dringend eine Reha braucht, ist das meist ein Zeichen dafür, dass auch die Arbeitskraft in Gefahr ist. Um diesem Prozess präventiv entgegenzuwirken und dem Krankheitsverlauf nicht tatenlos zuzusehen, kann man als chronisch Kranke theoretisch jedes Jahr eine Reha beantragen. Man muss nicht die berühmten vier Jahre zwischen zwei Aufenthalten abwarten, aber man muss sich darauf einstellen, dass der Antrag nicht immer sofort bewilligt werden könnte.

Was erwartet mich auf meiner Reha mit Lipödem?

Ziel der Rehabilitation ist die Wiederherstellung des ursprünglichen Gesundheitszustandes mit der vollen Leistungsfähigkeit des Patienten. Das bedeutet in unserem Fall Entstauung durch sehr regelmäßige MLD mit anschließender Wickelung, viel Bewegung und vor allem Aufklärung. Sie dauert etwa drei Wochen und kann bei Bedarf von der behandelnden Klinik verlängert werden.
Die Kur als Begriff wird seit der Gesundheitsreform 2000 im Bereich der medizi-

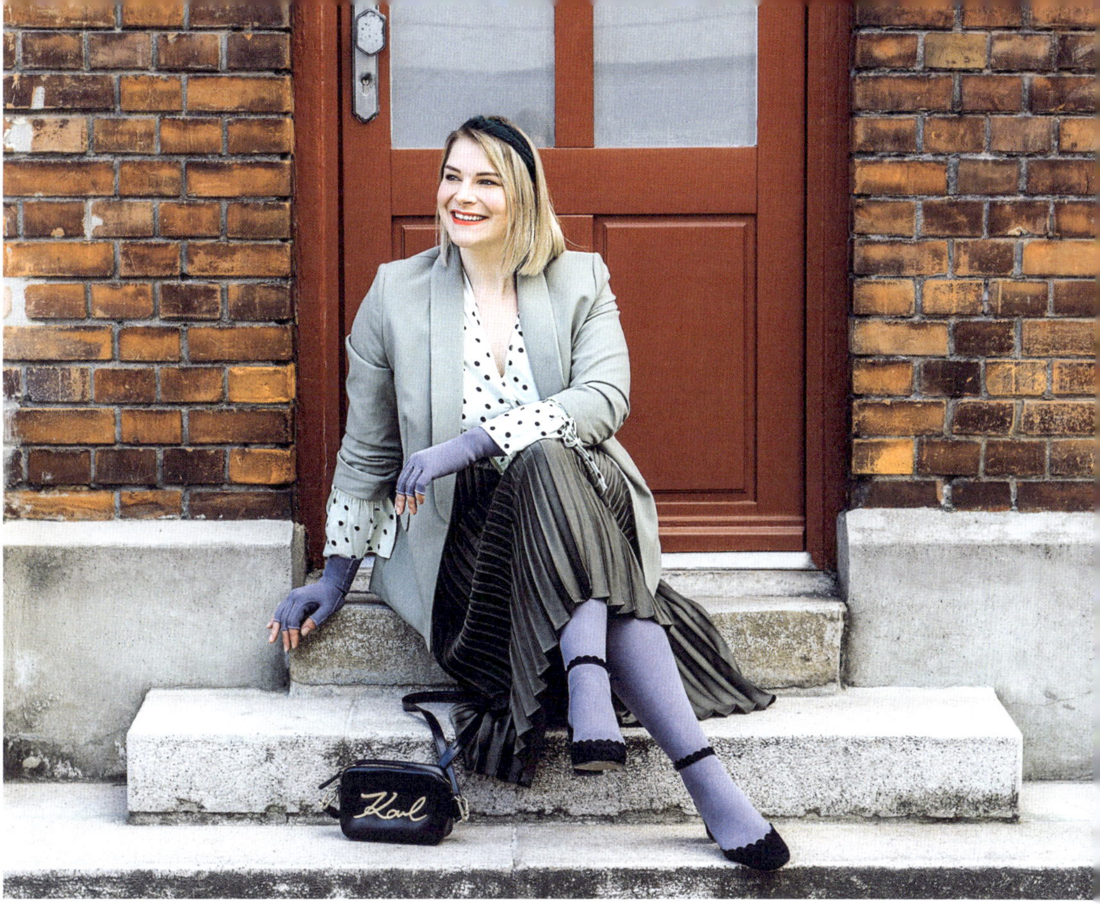

So tolle Flachstrick-Heldinnen wie dich werden in der Community gebraucht! Hab keine Angst vor neuen Herausforderungen, jede hat mal irgendwo angefangen. Ich auch!

nischen Rehabilitation nicht mehr verwendet und dient in den meisten Fällen der Erholung und Vorsorge (z. B. Mutter/Vater-Kind-Kur). Sie ist somit als medizinische Vorbeugung von Krankheiten zu verstehen, während die Rehabilitation auf die Wiederherstellung der Gesundheit bzw. die Vermeidung von Behinderung oder Pflegebedürftigkeit abzielt.

Im besten Fall wirst du in einer auf Ödeme spezialisierten Klinik aufgenommen. Dort wirst du in den ersten Tagen eingewiesen, vermessen, untersucht und dem Klinikarzt vorgestellt. Das nimmt einige Zeit in Anspruch, aber danach kannst du dich langsam in den Tagesablauf eingliedern. Es gibt einen allgemeinen Ablauf aus Sportprogrammen, MLD-Terminen, Mahlzeiten, Vorträgen, Gesprächen mit dem Fachpersonal (Psychologe, Ernährungsberater etc.) und ab und zu Abendprogrammen. Du bist also gut beschäftigt, wenn du das Beste aus deinem Aufenthalt machen willst.

Du bekommst ein kleines Heft, in dem alle Aktivitäten notiert werden, damit die Rentenversicherung nachvollziehen kann, ob du das Pflichtprogramm absolviert und deine Termine eingehalten hast. Aber auch deine zusätzlichen Sporteinheiten,

Teilnahmen und Erfolge werden dort vermerkt, was mich jedes Mal aufs Neue motiviert hat, mich noch mehr anzustrengen. Meine erste Reha mit Lipödem wurde damals auf vier Wochen verlängert, es hätten auch fünf sein können, aber ich wollte meinen bevorstehenden 25. Geburtstag gerne zu Hause verbringen. Je nachdem, wie ausgeprägt dein Lipödem ist, ist die Wahrscheinlichkeit groß, dass dein Aufenthalt verlängert wird. Denn wenn du schon einmal da bist, ist es ratsam, so viel wie möglich mitzunehmen, damit du mit dem bestmöglichen Ergebnis wieder nach Hause kommst. Das kann aber von Fall zu Fall sehr unterschiedlich sein. Ich persönlich habe die Klinik 2014 mit vier Litern Lymphflüssigkeit weniger im Gewebe verlassen.

Übrigens: Besuch in der Reha ist generell möglich, doch jede Klinik handhabt das sicherlich anders. Sobald klar ist, in welche Klinik du geschickt wirst, kannst du einfach einmal nachfragen, was möglich ist.

Der Antrag

Wie beginne ich mit der Antragstellung? Lade dir die Antragsformulare der DRV online oder bei deiner Krankenkasse herunter (Krankenkasse: Muster 60 und Muster 61; Rentenversicherung: Antragsformularsatz G100 und G110). Diese musst du ausfüllen und zusammen mit dem „Ärztlichen Befundbericht zum Antrag auf Leistungen zur Teilhabe", den dein Arzt für dich oder mit dir ausfüllt, an die Deutsche Rentenversicherung schicken. Dein Kostenträger prüft deinen Antrag und meldet sich nach Eingang deiner Unterlagen erstmals bei dir und teilt dir dein Aktenzeichen mit. Dieses gibst du bei eventuellen Rückfragen oder Widersprüchen an.

Widersprechen kannst du zum Beispiel, wenn dein Antrag abgelehnt oder dir eine falsche Klinik zugewiesen wurde. Letzteres kann passieren, wenn du noch andere Krankheiten hast und der Kostenträger dich falsch einweist.

Nach einiger Zeit bekommst du den Bewilligungsbescheid für deine Reha und die Adresse der Klinik (ca. fünf Wochen). Du kannst dann in der Klinik anrufen und schon mal Bescheid geben, ob ein gebuchter Urlaub oder ähnliches bevorsteht und mit der Klinikleitung einen ungefähren Anreisetermin vereinbaren. Beachte aber, dass es in der Regel eine Wartezeit gibt und dein Termin durchaus drei bis vier Monate in der Zukunft liegen kann. Keine Sorge, wenn wichtige Termine deinem Reha-Aufenthalt im Weg stehen, kannst du die Reha im Notfall auch verschieben lassen.

Welche Kosten kommen auf mich zu?

Die Übernachtungen und Verpflegung deines Aufenthaltes sowie die Anreisekosten übernimmt der Kostenträger. Deine Zuzahlung beträgt im Regelfall 10 € pro Tag, doch auch hier gibt es einige Sonderfälle, in denen du entweder von der Zuzahlung befreit werden oder eine Haushaltshilfe in Anspruch nehmen kannst. Erkundige dich am besten bei deinem Kostenträger.

ICH PACKE MEINEN REHA-KOFFER

Was packe ich für meine erste Reha ein? Bei dieser Frage herrscht meistens noch ein großes Fragezeichen im Kopf. Gerade in Bezug auf eine Reha mit Lipödem gibt es einiges, was es zu beachten gilt.
Hier einmal eine kleine Checkliste mit allem, was in deinen Koffer gehört:

- Hygiene-Artikel
- Nagellackentferner (hatte ich nämlich vergessen)
- Unterwäsche (denke daran, dass du jeden Tag in ihr gesehen wirst)
- Sportsachen (Hosen extra weit, da du die meiste Zeit gewickelt verbringst)
- Waschmittel (meistens gibt es eine Waschmaschine in der Klinik)
- Kompressionsbestrumpfung und Wechselversorgung
- Alte Kompression, die du an den Beinen abschneiden und über der Bandage tragen kannst
- Dinge, die deinen Raum verschönern (Lichterketten, Bilder)
- Handtücher
- Schwimmzeug
- Festes Schuhwerk (gerne auch 2 Nummern größer und weiter schnürbar)
- Wichtig: elastische Schnürsenkel, z. B. Lymph-Laces-Sportschuhe
- Socken (hochgeschlossene, da Füßlinge über den Bandagen herunterrutschen)
- Weite Hosen zum Ausgehen
- Aloe-Vera-Gel (die Wahrscheinlichkeit ist groß, dass ihr euch was aufscheuert)
- Notfall-Medikamente (auch für Erkältungen)
- Schlafsachen
- Extra Kissen
- Gesellschaftsspiele
- Unterhaltung für private Stunden (Buch, Serie, Handarbeit, Musik)
- Trinkflasche
- Frischhaltedose
- Wäschebeutel
- Regenschirm
- Bademantel
- Hausschuhe

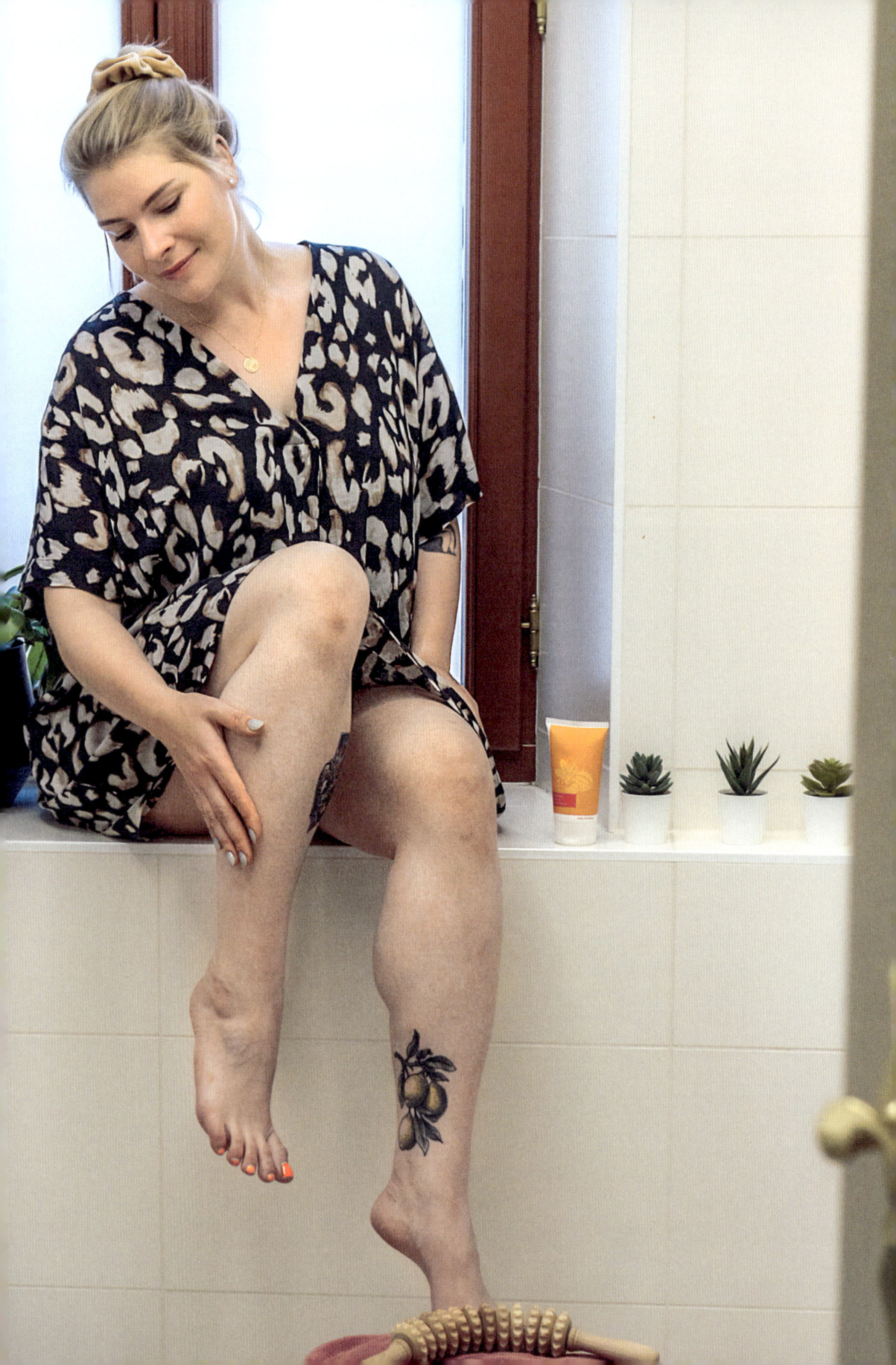

TEIL 3

SELBST-MANAGEMENT

Was gehört dazu?

„Der Weg zum Ziel beginnt an dem Tag,
an dem du die hundertprozentige Verantwortung
für dein Tun übernimmst."

DANTE ALIGHIERI

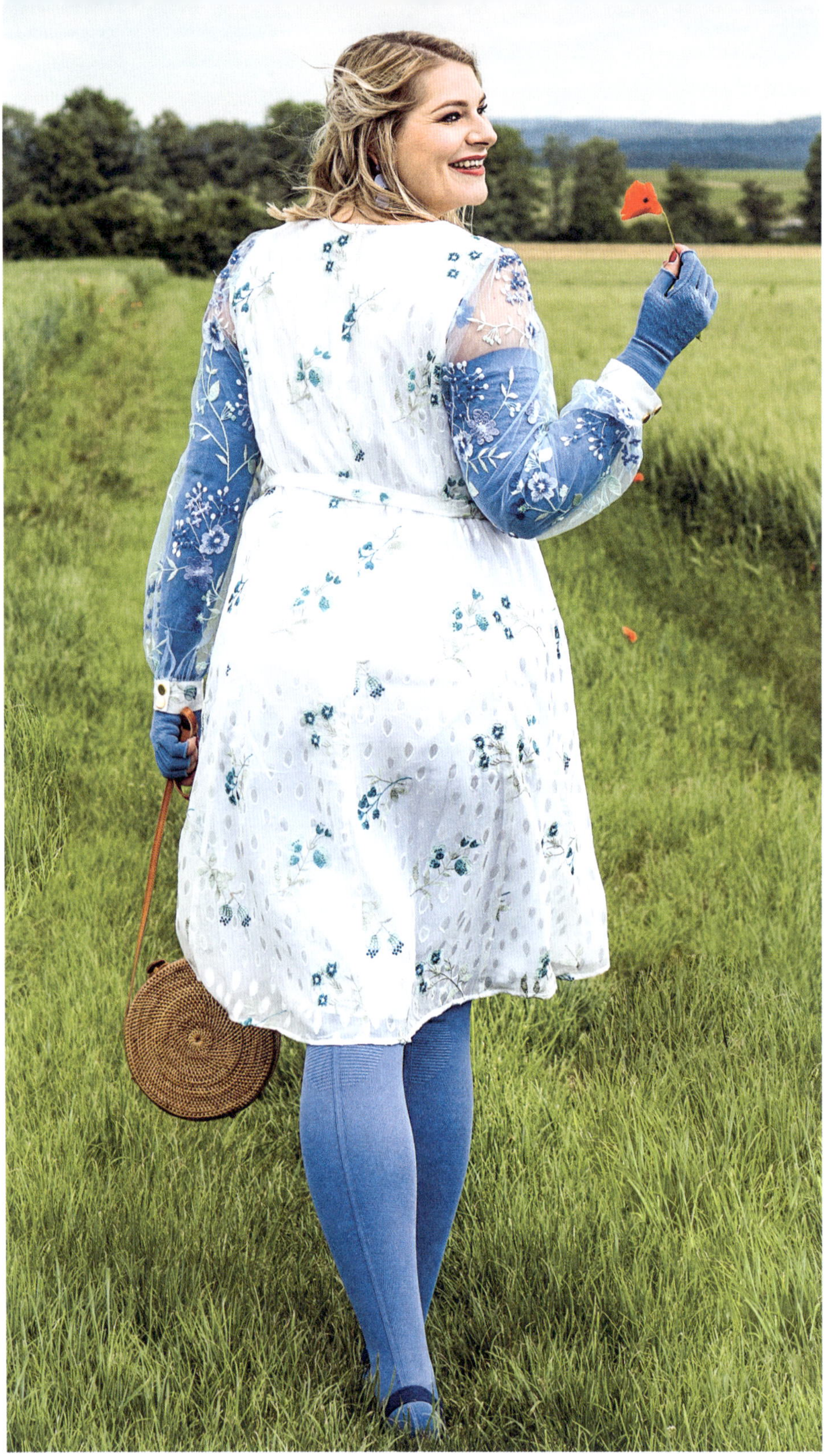

Nimm die Zügel in die Hand

Das Wort Selbstmanagement bedeutet Selbstbefähigung, Autonomie und Selbstverfügung. Auf das Leben mit Lipödem umgemünzt bedeutet das, dass wir uns selbst darin bestärken müssen, den Kopf aus dem Sand und das Glück in die Hand zu nehmen.

Fortbildung in Form von Workshops, Social-Media-Verbindungen, Veranstaltungen und Gespräche mit dem Physiotherapeuten können dich fit für ein erfolgreiches Selbstmanagement machen. Werde durch dein geballtes Wissen selbstständiger und erreiche damit ein bedeutsames Stück Macht über dein Leben zurück.

DIE SÄULEN DEINER THERAPIE UND DEINES SELBSTMANAGEMENTS

Eigentlich möchte ich dir in diesem Buch mein Wissen so einfach wie möglich vermitteln, aber ich möchte dich auch so gut wie möglich auf deine kommenden Fortbildungen vorbereiten. Deshalb kommen wir um die trockene Theorie der KPE (Komplexe Physikalische Entstauungstherapie) nicht herum. Keine Sorge, ich werde sie dir so mundgerecht wie möglich beibringen.

Unter uns Lipödem-Schwestern: Ich empfinde die Säulen der KPE als verwirrend und zu starr, da Hautpflege und Bewegung bereits Teil des Selbstmanagements sind und darüber hinaus die, meiner Meinung nach unverzichtbare, Säule der psychischen Auseinandersetzung mit sich selbst fehlt. Außerdem kann Selbstmanagement für jeden anders aussehen, denn die Lebensumstände sind so unterschiedlich, dass es fast unmöglich ist, alle über einen Kamm zu scheren.

Die Säulen der KPE sind Hautpflege, Manuelle Lymphdrainage, Kompression, Bewegung und Selbstmanagement.

Lass dir an dieser Stelle gesagt sein, dass das Wichtigste ist, dass deine Therapie für dich gut umsetzbar ist. Das wird leider nicht einfach, aber es wird sich lohnen. Denn du lernst viel mehr über dich selbst, als du vielleicht ohne die Krankheit je erfahren hättest. Lass mich dich bei der Hand nehmen und atme einmal tief durch. Du musst nicht alles sofort können, du musst nicht alles auf einmal schaffen und du darfst auch schlechte Phasen haben. Das ist dein Leben, es ist einzigartig und unersetzlich – so wie du und dein Selbstmanagement auch. Es gibt viele Frauen da draußen, die ihren Weg gefunden haben. Wenn wir es schaffen, dann schaffst du es auch! Glaube an dich, ich mach das schon.

ALLTAGSHELFER

Für ein erfolgreiches Selbstmanagement benötigst du gutes Werkzeug. Du bist eine der schönsten Baustellen, die ich kennenlernen darf. Für jeden Bereich gibt es eigenes Equipment und dieses zeige ich dir jetzt.

Hautpflege

Die Hautpflege ist eine der wichtigsten Komponenten und entscheidend für den Sitz des Kompressionsstrumpfes. Sie verhindert z. B. auch das Einwachsen von Haaren oder entzündete Poren oder Juckreiz. Unsere Haut wird durch die Kompressionsversorgung jeden Tag stärker beansprucht als früher und braucht daher viel Pflege. Sehr viel. Baby-Popo-viel. Damit deine Haut gut genährt, kräftig und gesund bleibt, hier die wichtigsten Tipps zur Hautpflege.

Tipp Nr. 1: Creme dich am Abend reichhaltig ein.

Nachts kann deine Haut nach einem langen Tag endlich einmal durchatmen. Unterstütze sie bei der Regeneration und creme dich vor dem Schlafengehen großzügig ein. Deine Nachtcreme sollte sehr reichhaltig sein, damit die kompressionsfreie Zeit optimal genutzt werden kann. Dabei spielt es keine Rolle, ob sie kompressionsverträglich ist oder nicht. Ob Bodylotion, Pflegeschaum oder ein Butterriegel – bis du deine Kompressionskleidung wieder anziehst, muss alles vollständig eingezogen sein.

Es gibt spannende Wirkstoffe, wie zum Beispiel rotes Weinlaub, Rosskastanie, Kamille, Arnika, Urea und viele mehr, die nicht nur die Hautbarriere stützen, sondern auch die Venen stärken.

Tipp Nr. 2: Schrubbel dich ordentlich ab.

Der Zustand deiner Haut kann den Sitz des Kompressionsstrumpfes stark beeinflussen. „Leise rieselt der Schnee" wollen wir mit deinen losen Hautschuppen nicht singen, denn sie lagern sich im Gestrick ab und lassen die Versorgung rutschen. Also schrubbe und bürste deinen Körper mit Massage- oder Trockenbürsten ab. Das macht nicht nur deine Haut samt-

Je besser du deine Haut pflegst, desto besser wird die Kompression an Ort und Stelle bleiben.

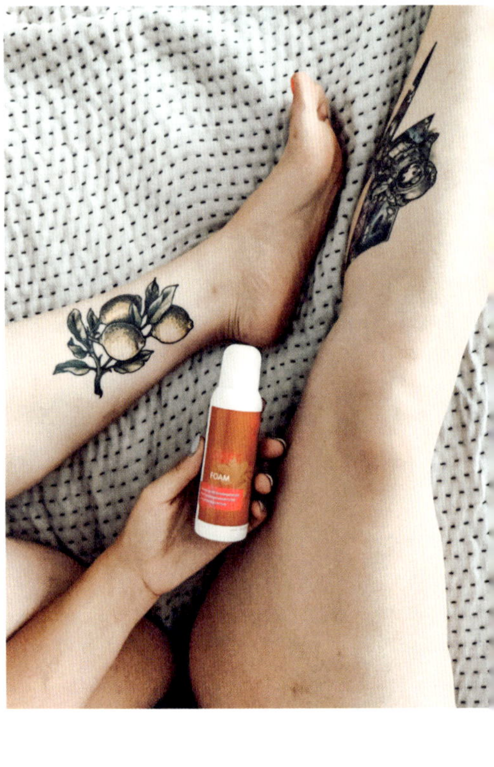

weich, sondern verhindert auch lästiges Einwachsen von Haaren.

Apropos Haarentfernung, rasiere dich bitte nur abends, damit deine Haarfollikel sich über Nacht beruhigen können. Trage hierfür ein richtig gutes Aloe-Vera-Gel auf, das beruhigt deine Haut im Nu.

Tipp Nr. 3: Verwende morgens nicht einfach irgendwelche Hautpflegeprodukte. Achte darauf, dass du vor dem Anziehen der Kompression keine Körperlotion aufträgst, da diese zu Ablagerungen im Gewebe führen kann. Verwende deshalb nur Pflegeprodukte, die speziell für Kompressionsstrümpfe entwickelt wurden. Hier gibt es zum Beispiel zusätzlich kühlende Pflege, die vor allem im Sommer bei schweren Beinen den Start in den Tag erleichtern. Manche sind sogar mit Rosskastanie oder Hamamelis angereichert, die die Gefäßwände stärken und juckreiz- und entzündungshemmend wirken. Das Anziehen der Kompressionsstrümpfe fällt dann evtl. etwas schwerer, es lohnt sich aber durch den besseren Halt umso mehr.

Tipp Nr. 4: Schluss mit dem elendigen Wundreiben. Leider habe ich bei starker Beanspruchung, zum Beispiel beim Wandern oder Joggen, das lästige Problem, dass ich mir durch die Kompression und das Schwitzen im Schritt wehtue. Ja, kein schönes, aber ehrliches Thema. Wir zwei sind ja hier völlig privat und ganz unter uns.

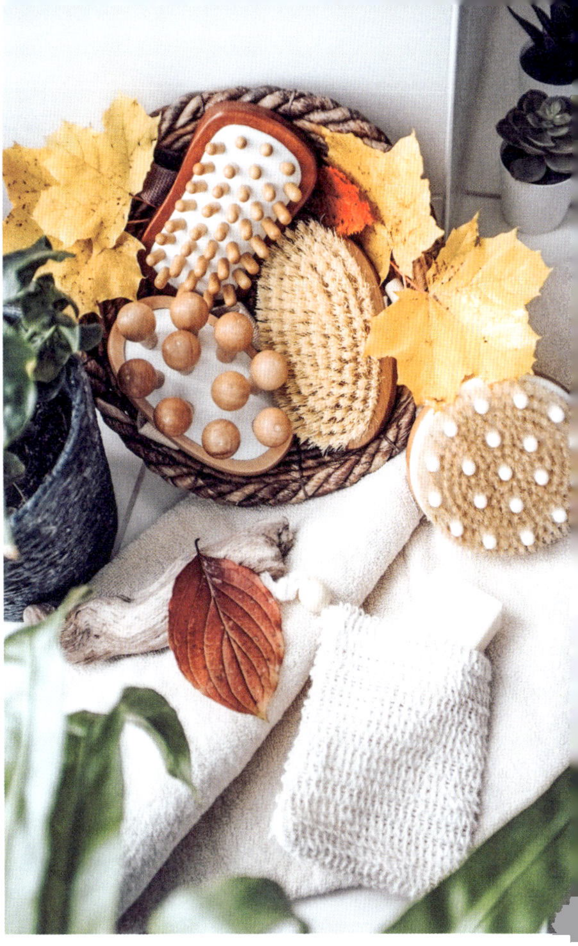

Das ist mein Schrubbel-Set, mit dem ich meine Hautpflege optimiert habe.

Wenn du auch ein Problem damit hast oder du dich an anderen Stellen drohst wundzureiben, gibt es spezielle Hautschutzgels, die man vor dem Anziehen oder der jeweiligen Aktivität aufträgt und so nicht nur kleinen Wunden, sondern auch Blasenbildung vorbeugt.

Auf dem Klo

Ein Thema, über das kaum jemand spricht, jedoch jeder mehrmals am Tag ins Auge, oder besser in die Schüssel blicken muss: der Gang auf die Toilette. Damit du auch auf dem stillen Örtchen wahre (Flachstrick-)Heldinnentaten vollbringst und

THERAPEUTISCHER ASPEKT DER HAUTPFLEGE – SCHMIEREN FÜR DIE PSYCHE

Ist dir schon einmal aufgefallen, dass du die vom Lipödem betroffenen Körperstellen seltener eincremst als den Rest deines Körpers? Ich selbst habe diese Stellen jahrelang ignoriert und vernachlässigt. Du kannst dich aber bewusst dafür entscheiden, deinem Körper wieder mit Wohlwollen zu begegnen und Schritt für Schritt Frieden mit ihm zu schließen. Nutze dazu das Eincremen als Ritual für eine bessere Verbindung zu den Körperteilen, die du im schlimmsten Fall nicht nur ignorierst, sondern ablehnst oder gar hasst.

Denke daran: Dein Körper ist nicht dein Feind, sondern ein treuer Begleiter, der dich trotz Lipödem durchs Leben trägt.

Um diese Annäherung langsam in deinem Alltag zu etablieren, notiere dir einen Termin dafür in deinem Kalender. Am besten wählst du einen Tag, an dem du mit Sicherheit eine Pflegeroutine einbauen kannst, zum Beispiel nach dem Sport und einer wohltuenden Dusche oder am Sonntag nach einem Entspannungsbad. Erinnere dich an meinen Rat, am Anfang lieber kleine als große Schritte zu machen, um dich nicht zu überfordern. Natürlich wäre es am besten, wenn du dich jeden Tag morgens und abends eincremst, aber dieses Vorhaben wäre zum Scheitern verurteilt, wenn du von 0 auf 100 beschleunigst und aus der Kurve fällst. Fang klein an, und wenn du dich auf den Kontakt mit deinen ungeliebten Körperteilen eingelassen hast, kannst du diese Routine ausbauen, zum Beispiel auf eine Morgenroutine pro Woche.

Lass uns Nägel mit Köpfen machen. Trage jetzt hier ein, wann deine erste wöchentliche Routine beginnen soll:

____

Wenn du in den sozialen Netzwerken unterwegs bist, dann verlinke mich gerne bei deinem Vorhaben und ich feuere dich fleißig an!

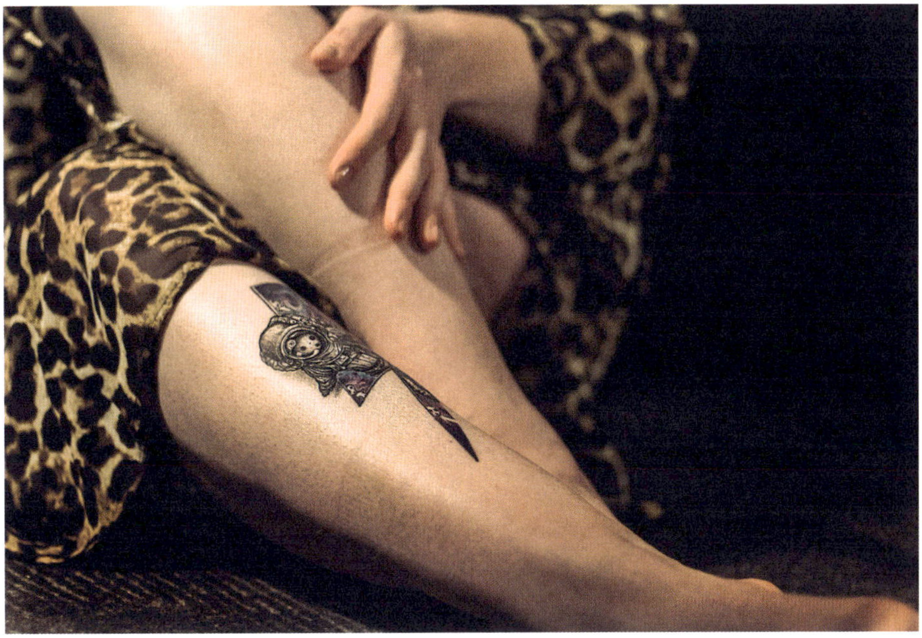

Jede Berührung, die du deinen am meisten abgelehnten Körperteilen gibst, ist ein weiterer Schritt in Richtung Selbstakzeptanz.

nicht aus der (Klo-)Rolle fällst, gebe ich dir ein paar hilfreiche Tipps mit auf den Weg. Mal schauen, wie viele Wortwitze ich hier noch einbauen kann.

Achte grundsätzlich darauf, dass du die Strumpfhose weit genug herunterziehest. Am Anfang ist alles noch etwas ungewohnt und wir wollen kein Risiko eingehen. Bei Armstrümpfen ziehst du vor dem Toilettengang einfach die Handschuhe aus und wäschst dir danach die Hände. Bei einem durchgehenden Armstrumpf kannst du Einweg- oder Waschhandschuhe benutzen.

Übe das Ganze ruhig erst einmal zu Hause in gewohnter Umgebung, bevor du deine Leistung in der Wildnis auf die Probe stellst. Bitte trinke auch nicht absichtlich weniger, damit du seltener auf die Toilette musst. Damit beeinflusst du dein Lymphsystem und viele andere Vorgänge im Körper negativ.

Tipp Nr. 1: Schäme dich nicht, wenn es mal länger dauert.

Kunst braucht Zeit, und die Bewegungen, die du beim Anziehen deiner Kompressionsstrümpfe machst, könnten mit musikalischer Untermalung auch als Ausdruckstanz durchgehen. Wenn du also das nächste Mal hüpfst, dich verdrehst und an dir ziehst, pfeife einfach ein Stück moderner Klassik dazu und schon kannst du Eintritt verlangen. Wenn deine Privatvorstel-

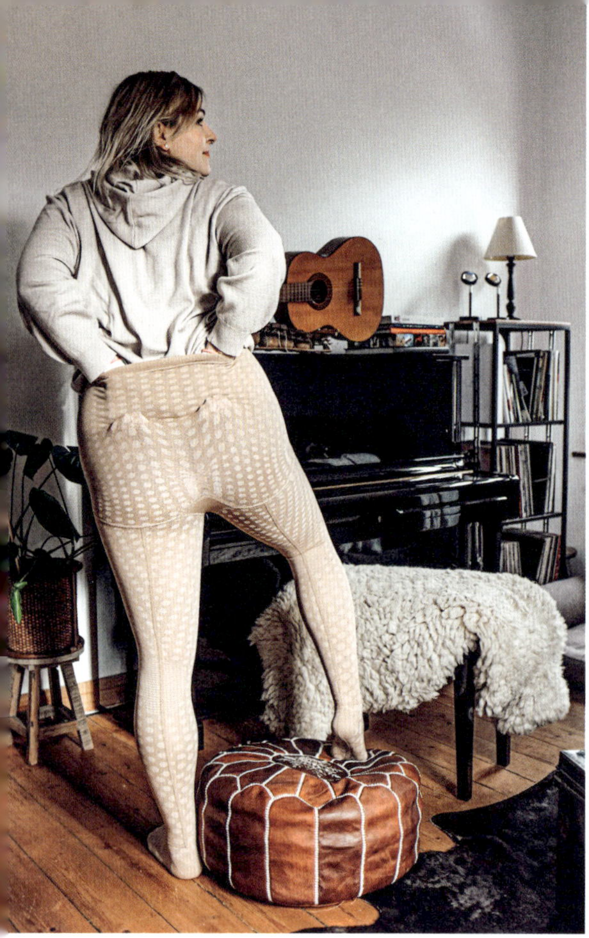

Dieser Griff am Ende des Anziehens deiner Kompression sorgt für den letzten Schliff.

lung 10 Minuten oder länger dauert, dann ist das jetzt einfach so. Mit der Zeit wirst du besser, versprochen. Wenn nicht, frage deine Sanifee, ob sie eine Idee hat, wie du dich verbessern kannst.

Tipp Nr. 2: Nutze Textilhandschuhe als Anziehhilfe.
Damit du dir beim Anziehen der Kompressionsstrümpfe nicht die Fingerkuppen aufscheuerst und einen besseren Griff hast, sind Textilhandschuhe mit Gummibeschichtung (erhältlich beim Hersteller der Kompressionsstrümpfe, bei mir im Shop oder im Baumarkt oder Gartencenter) sehr hilfreich. Wenn es dir peinlich ist, sie offensichtlich mit auf die Toilette zu nehmen, kannst du sie einfach in einem Kulturbeutel zusammen mit Hygieneartikeln (zum Beispiel Hygienetücher, Slipeinlagen, Einmalhandschuhe) und deinem Lieblingslippenstift verstauen. So kannst du auch andere Dinge mitnehmen, für die du sonst keine Zeit hast. Ein gutes Buch, Kreuzworträtsel oder die Steuererklärung – deiner Kreativität sind nur durch deinen Kulturbeutel Grenzen gesetzt.
An Orten, an denen du dich fast täglich aufhältst, wie z.B. am Arbeitsplatz, kannst du einfach ein Paar Handschuhe dauerhaft deponieren, damit du sie nicht jedes Mal neu einpacken musst.

Tipp Nr. 3: Verwende clevere Periodenhelfer.
Wieder ein Thema, über das man nicht gerne spricht. Meine klaren Favoriten für ein sicheres Gefühl während der Menstruation sind die Menstruationstasse und die Menstruationsunterwäsche. Denn beide sorgen dafür, dass man bei normaler Blutung auch auf öffentlichen Toiletten den ganzen Tag vor möglichen Wechselmanövern geschützt ist. Bei richtiger Anwendung halten sowohl die Menstruationstasse, als auch die Menstruationsslipeinlage mehrere Stunden, bis du nach Hause kommst.

Tipp Nr. 4: Greife behutsam zu.
Auch wenn du deine Strümpfe endlich angezogen hast, wartet der letzte Schliff noch auf dich. Wo könnte dein großer

Auftritt besser enden als an deinem Po? Dazu greifst du mit beiden Händen unter die Kompression und ziehst behutsam an beiden Pobacken, sodass die Kompression nun auch an der Beinrückseite optimal sitzt.

Tipp Nr. 5: Kennst du schon die Urinella?
Wer schon einmal beim Wandern, im Stau oder auf der Festivaltoilette war, weiß, wie schnell man in eine Notsituation kommen kann. Für solche Fälle habe ich immer eine Urinella dabei, denn in der Hocke oder über der Brille im Schwebezustand kann es einfach zu schnell passieren, dass etwas in die Kompressionsstrumpfhose geht. Die Urinella ist ein kleiner Trichter, mit dem man sich im Stehen wirklich sicher und präzise erleichtern kann. Es braucht etwas Übung, bis du dich traust, auch im Stehen loszulassen. Trainiere es am besten unter der Dusche, dann gewöhnst du dich schnell daran.

IPK – INTERMETTIERENDE PNEU... DINGENS

Okay, Spaß beiseite. IPK steht für „Intermittierende Pneumatische Kompressionstherapie" und ist ein sinnvoller Bestandteil deiner Therapie zu Hause. Dazu benötigst du ein sogenanntes Gleitwellenmassagegerät, das dir deine Krankenkasse auf Antrag deines Arztes leihweise zur Verfügung stellt.

Was genau bewirkt die IPK?
Ganz wichtig: Eine IPK ersetzt nicht die Manuelle Lymphdrainage. Gerade für

Für die meisten sind das pikante Themen, aber wenn nicht wir #Lipödemschwestern darüber sprechen, wer dann?

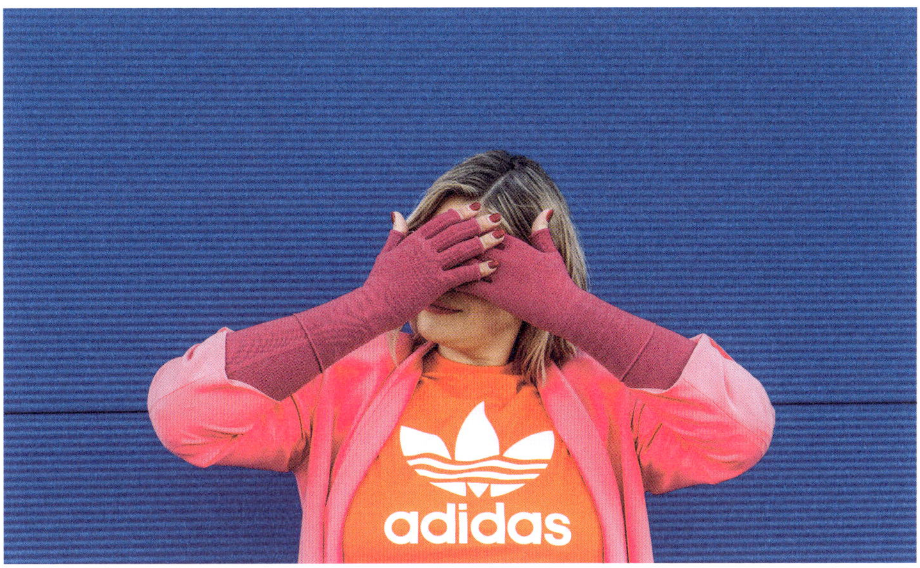

LYMPHKNOTEN AKTIVIEREN

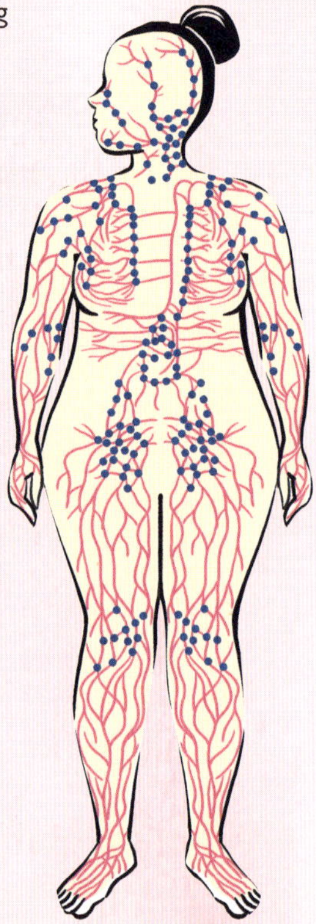

Um ganz sicherzugehen, dass du bei der Aktivierung der Lymphknoten nichts falsch machst, solltest du dir von deinem Lymphtherapeuten einmal zeigen lassen, wie du dich optimal anlymphst. Auch entsprechende Fachliteratur oder YouTube-Videos können dir dabei eine große Hilfe sein.

Damit du aber bis dahin schon einmal loslegen kannst, gehe wie folgt vor:

- Die Grundhaltung: Lege deine Finger flach auf die zu massierende Stelle und führe mit ihnen kreisende Bewegungen aus. Gehe dabei leicht in die Tiefe und übe etwas Druck aus. Es darf aber nie wehtun oder unangenehm sein.
- Beginne mit den eingezeichneten Lymphknoten am Kopf, am Schlüsselbein und in den Achselhöhlen.
- Atme dabei so tief wie möglich in den Bauch ein. Es kann sich anfühlen, als kämst du gerade vom Bowling oder als wärst du hochschwanger. Am besten wie beides gleichzeitig.
- Gehe dann weiter in die Leistengegend und aktiviere auch hier die Lymphknoten mit massierenden und kreisenden Bewegungen.
- Zuletzt sind die Knie dran – außen, innen und in den Kniekehlen.

Damit du nicht vergisst, in welcher Reihenfolge du vorgehen musst, hilft dir vielleicht die Eselsbrücke, dass du vom Herzen ausgehend alle „Schranken" deines Lymphsystems öffnest, von den nächstgelegenen bis zu den entferntesten.

Lipödem-Betroffene mit einer stark ausgeprägten Lymphödemkomponente ist es nur als zusätzliche Selbstmanagementmaßnahme im Alltag zu sehen.
Das IPK-Gerät gibt es je nach Einsatzgebiet in verschiedenen Ausführungen, als Jacke, Hose, Arm- oder Beinmanschetten, und sieht aus wie ein Raumanzug. Um das richtige Gefühl zu bekommen, schaut man am besten Science-Fiction-Serien oder hört David Bowies „Starman" in Dauerschleife.

> ***Wichtig:*** *Es ist nie zu früh und selten zu spät, einen Antrag zu stellen. Leider ist das mit den Krankenkassen immer so eine Sache, denn die Entscheidungen der Sachbearbeiter sind sehr unterschiedlich und nicht jeder Antrag führt direkt zu einer Bewilligung. Bei Ablehnung kannst du Widerspruch einlegen und Bilder, Atteste, Begründung des Nutzens etc. einreichen (gerne auch mit dem Facharzt besprechen).*
> ***Noch wichtiger:*** dein Anspruch auf Lymphdrainage verkürzt sich durch dein IPK-Gerät nicht.

Man setzt sich ohne Kompression in das Gerät und lässt sich stoßweise das Gewebe massieren und den Lymphfluss anregen. Nicht nur Ödempatientinnen und -patienten wenden diese Methode zur Kompressionstherapie an, auch Sportlerinnen und Sportler nutzen diese Methode zur Regeneration.

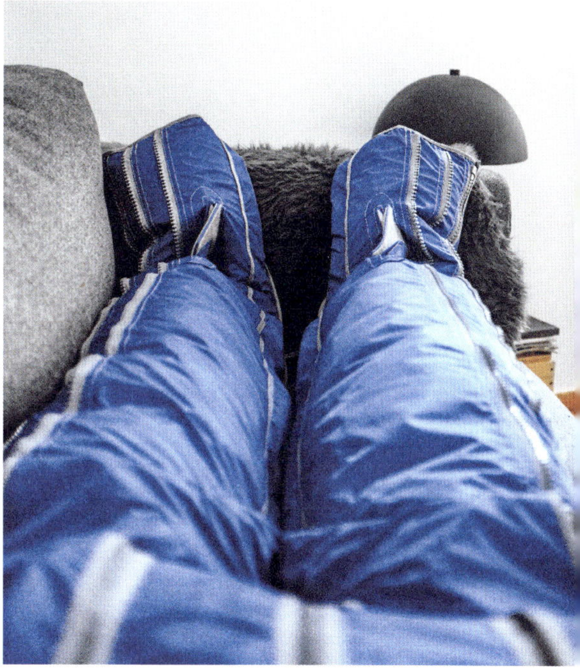

Ein Gleitwellenmassagegerät sieht aus wie ein Raumanzug. Nach der Sitzung wirst du dich leichter fühlen - nimm das, Schwerkraft!

Worauf muss ich bei der IPK achten?
Vor jeder Anwendung musst du deine Lymphknoten aktivieren. Die Skizze auf Seite 62 zeigt dir, wie das geht. Wichtig ist auch, dass du das Gerät nicht auf „volle Kraft" stellst. Eine Empfehlung zur Druckintensität und -dauer wird in der Regel in der Gebrauchsanweisung oder von der Verkaufsfirma gegeben. Zu beachten ist, dass für die Anwendung am Unterkörper immer eine Hosenmanschette und nicht nur einzelne Beinmanschetten benötigt werden. Letztere führen die Kompression nur bis zur Leiste und können dort zu Stauungen führen.

Nicht nur für die Anwendung des IPK-Gerätes, sondern auch für die Lymphdrainage gilt, dass man es nicht machen sollte, wenn man krank ist. Die Massage kann die Symptome oder Infektionen nur verschlimmern und bei der MLD gefährdet man natürlich nicht nur den Lymphtherapeuten, sondern auch seine Patienten.

Selbstmassage

Was das IPK-Gerät und der Lymphtherapeut 1–2 Mal pro Woche tun, kannst du noch regelmäßiger selbst in die Hand nehmen. Vor dem Fernseher, im Flugzeug oder der Fleischwarentheke – wo immer du Zeit und Muße findest, halte dein Gewebe beweglich. Es gibt verschiedene Hilfsmittel, die dir dabei helfen können:

- Massagepistolen mit mehreren Stufen
- Massageroller in verschiedenen Ausführungen, je Körperteil
- Schröpftassen
- Akupressurringe
- Trockenbürste
- deine eigenen Hände

Solange du deine Lymphknoten vorher aktivierst, wie beim Gleitwellenmassagegerät, kannst du mit der Selbstmassage nichts falsch machen. Grundsätzlich dient sie dazu, dein Gewebe geschmeidig zu halten, Knötchenbildung und Fibrosen (Eiweißablagerungen) entgegenzuwirken und alle darin befindlichen Flüssigkeiten zu mobilisieren und abzutransportieren.

Tapen

Kinesiologische Tapes sind bekannt für ihre Anwendung bei Sportverletzungen und in der Physiotherapie im Allgemeinen. Sie können nicht nur Gelenke, Faszien, Bänder und Muskeln unterstützen und stabilisieren, sondern werden auch im Selbstmanagement bei Lipödemen eingesetzt.

Die (in meinem Fall farbigen) Tapes werden auf die Haut geklebt, üben Zug auf das Bindegewebe aus und regen bei Bewegung den Lymphfluss an. Ergebnisse kleinerer Studien und Erfahrungen aus der Community zeigen, dass Lymphtapes eine deutliche Verbesserung von Schmerzen, Spannungs- und Schweregefühl bewirken können.

Praktisch ist, dass man die Tapes anlegen und bis zu einer Woche auf der Haut belassen kann. Stylische Farben und Designs bringen außerdem einen Hauch von Glamour in den Alltag und lassen dich nicht gleich krank aussehen, sondern einfach nur super-schlau!

Achtung: *Kinesiologie-Tapes sollten nur auf intakter Haut angewendet werden. Zudem sollten Allergien gegen den Kleber ausgeschlossen sein.*

Für die Anbringung der Bänder gibt es verschiedene Möglichkeiten. In jedem Fall solltest du darauf achten, dass die Basis des Bandes im Abflussbereich liegt. Tipps zur Anwendung findest du in entsprechenden Büchern oder bei der Netzrecherche.

Selbst bandagieren

Zwar gibt es in einigen Praxen die Möglichkeit, eine zweiwöchige akute Ent-

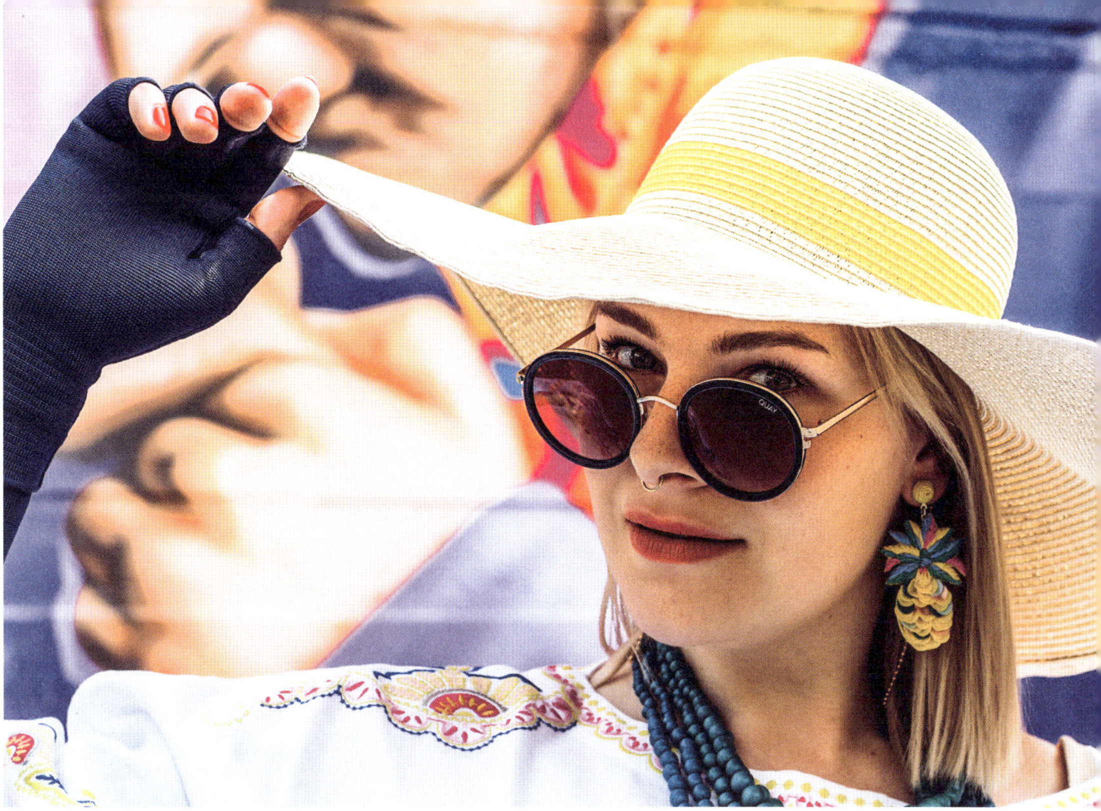

Wenn schon schwitzen, dann wenigstens im richtigen Look, oder?

stauungsphase mit täglicher MLD und anschließender Bandagierung zu durchlaufen, doch wird dies meistens nur zu Beginn der Therapie oder im Rahmen einer stationären Rehabilitation umgesetzt. Sich selbst zu bandagieren erfordert etwas Übung, ist aber von unbeschreiblichem Mehrwert. Gerade wenn du zusätzlich ein starkes Lymphödem hast, kann regelmäßiges Bandagieren erstaunliche Ergebnisse erzielen und verhindern, dass dein Gewebe durch die Fibrose weiter verhärtet und sich dein Zustand verschlechtert.

Auch hier kann dir ein passionierter Lymphtherapeut, die Fachliteratur für Endverbraucher oder das Internet zeigen, wie du professionell zum wandelnden Michelin-Männchen wirst.

TIPPS FÜR DAS SELBSTMANAGEMENT IN WARMEN UND KALTEN MONATEN

Ja, die liebe Kompression stellt dich bei extremen Wetterlagen vor besondere Herausforderungen, aber auch diese wirst du mit diesen Tipps gut überwinden. Das Wichtigste vorab: Mache dich im Vorfeld nicht allzu sehr verrückt. Alle Menschen schwitzen im Sommer und die meisten frieren im Winter. Du bist also jederzeit in bester Gesellschaft. Doch mit diesen Flachstrick-Heldinnen-Tricks hast du allen etwas voraus.

Für heiße Tage

Schwitzt du beim Anziehen der Kompression? Schäm dich nicht, es bleibt unter uns, und ich schwitze, gelinde gesagt,

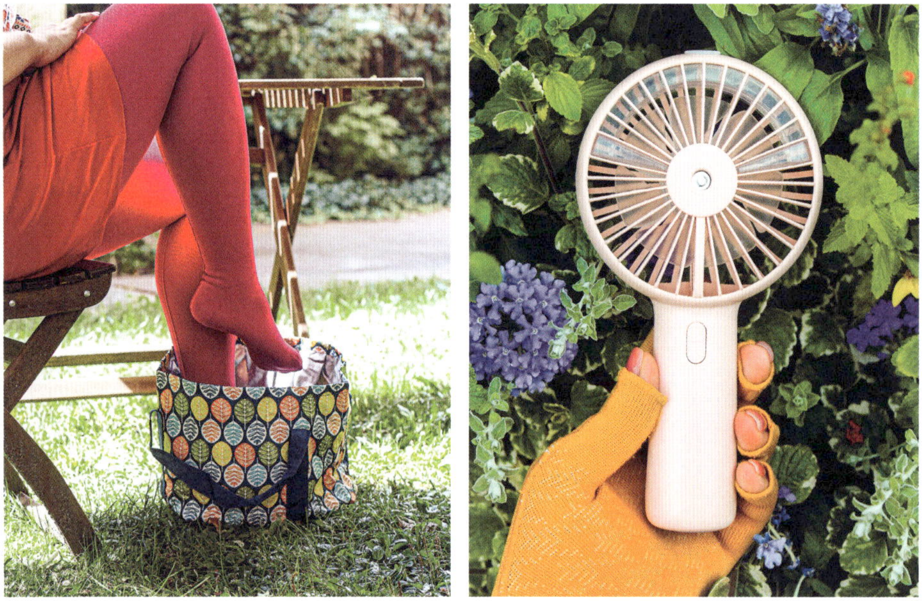

Kleine Helfer können das Leben leichter machen: zum Beispiel ein faltbarer Eimer für ein erfrischendes Fußbad oder ein Taschenventilator mit Wassernebelfunktion.

allein beim Anblick der festen Strumpfhose an einem lauen Sommermorgen. Aber es hilft nichts, da müssen wir durch. Moment – natürlich hilft etwas! Ob nach dem Schwimmen oder morgens beim Anziehen der Kompressionsstrümpfe – Babypuder ist dein neuer Freund! Nur ganz wenig auf die Beine geben und schon geht das Anziehen der Kompressionsstrümpfe viel leichter. Vorsicht: Nicht zu viel, sonst rutscht alles nach drei Schritten wieder runter.

Gerade im Sommer kann es schnell passieren, dass sich kleine juckende Bläschen im Bereich des Haftbandes bilden. Vielleicht kommt der Gedanke an eine Silikonallergie auf, doch meist kann Entwarnung gegeben werden. Die Ursache liegt oft darin, dass man natürlich schwitzt und die Anti-Rutsch-Noppen des Haftbandes nicht genügend Luft zum Atmen lassen. Dadurch reagieren die gefangenen Bakterien mit deiner Haut und verursachen diese Reizung. Keine Sorge, Hilfe ist unterwegs! Das Mindeste, was du jetzt tun kannst, ist, den Kleberand immer wieder von Verunreinigungen zu befreien. Das geht vor allem, indem du beim Waschen darauf achtest, dass die Innenseite der Strümpfe immer nach außen zeigt. Wenn du auf Reisen bist oder über Nacht bleibst, nimm ein geeignetes Waschmittel mit, um deine Kompressionsstrümpfe im Waschbecken wieder frisch zu machen – auch wenn es nur der Silikonrand ist. Die Hersteller bieten entsprechende Handwaschmittel an.

> *Im Alltag kannst du Hautirritationen vorbeugen, indem du die Silikonbeschichtung nach jedem Toilettengang mit einem feuchten Tuch abwischst und die Haut abends mit Aloe-Vera-Gel einreibst. Das hilft wirklich, Flachstrick-Heldinnen-Ehrenwort!*

Es gibt Mikrofasertücher, die, wenn sie angefeuchtet und hin und her gewedelt werden, einen kühlenden Effekt auf die betroffenen Stellen haben können. Im Sommer sollte man die kühlende Nässe auf der Kompression oder auch im Nacken so gut wie möglich ausnutzen.

Auch kleine Sprühflaschen mit Wasser, kalte Fußbäder und Ventilatoren sind willkommene Begleiter an heißen Tagen oder im Urlaub. Das Gute an der Kompression ist, dass man sich bei einem Lichtschutzfaktor von 80 keine Sorgen um einen Sonnenbrand unter dem Gestrick machen muss.

Kennst du die blauen Gelmatten, auf denen sich unsere Haustiere an heißen Tagen ausruhen können? Was für meinen Dante gut ist, kann doch auch für uns gut sein, oder? Wenn du das nächste Mal dringend eine Abkühlung für deine Beine brauchst, denk an dieses hilfreiche Gadget. Lege die Matte einfach dorthin, wo du deine Beine hinlegen möchtest, und genieße die sanfte Abkühlung.

Frostbeulen im Winter

Wenn man im Sommer in Kompressionsstrümpfen so ins Schwitzen kommt, denkt man doch, dass es im Winter mollig warm ist, oder? Leider nein, man friert sich buchstäblich den Popi ab! Kalte Füße lassen sich mit Thermosohlen und dicken Socken noch gut bekämpfen, an Beinen und Armen wird es schon etwas komplizierter. Gängige Thermounterwäsche aus Wolle kann durch die starke Beanspruchung der Kompressionsgestricke sehr schnell verschleißen. Hier ist es besser, auf strapazierfähigere Materialien zu achten, die nicht zu empfindlich auf starke Reibung reagieren. Im Sportbereich gibt es gute Lösungen.

Wenn das Lipödem auch an den Armen auftritt und man Kompressionshandschuhe tragen muss (warum das der Fall sein kann, steht auf Seite 22), kann die Suche nach einem passenden Paar Handschuhe frustrierend sein. Natürlich kannst du bis zu einem gewissen Grad einfach zu größeren Handschuhgrößen greifen. Aber deine haptischen Möglichkeiten werden sich mit den üblichen Handschuhen dezimieren. Mein großer Tipp, sind die „Hybrid“-Modelle aus Fingerhandschuhen und Fäustlingen. Mit denen kann ich trotz Kompressionshandschuhen bei Bedarf gut zupacken und habe ansonsten in den Fäustlingen warme Finger.

Für ganz kalte Wintertage habe ich elektrische Handwärmer wie den „Hans-Werner“ aus meinem Sortiment, der auf Knopfdruck meine Jackentasche wärmt. In den anderen Jahreszeiten dient er als Powerbank.

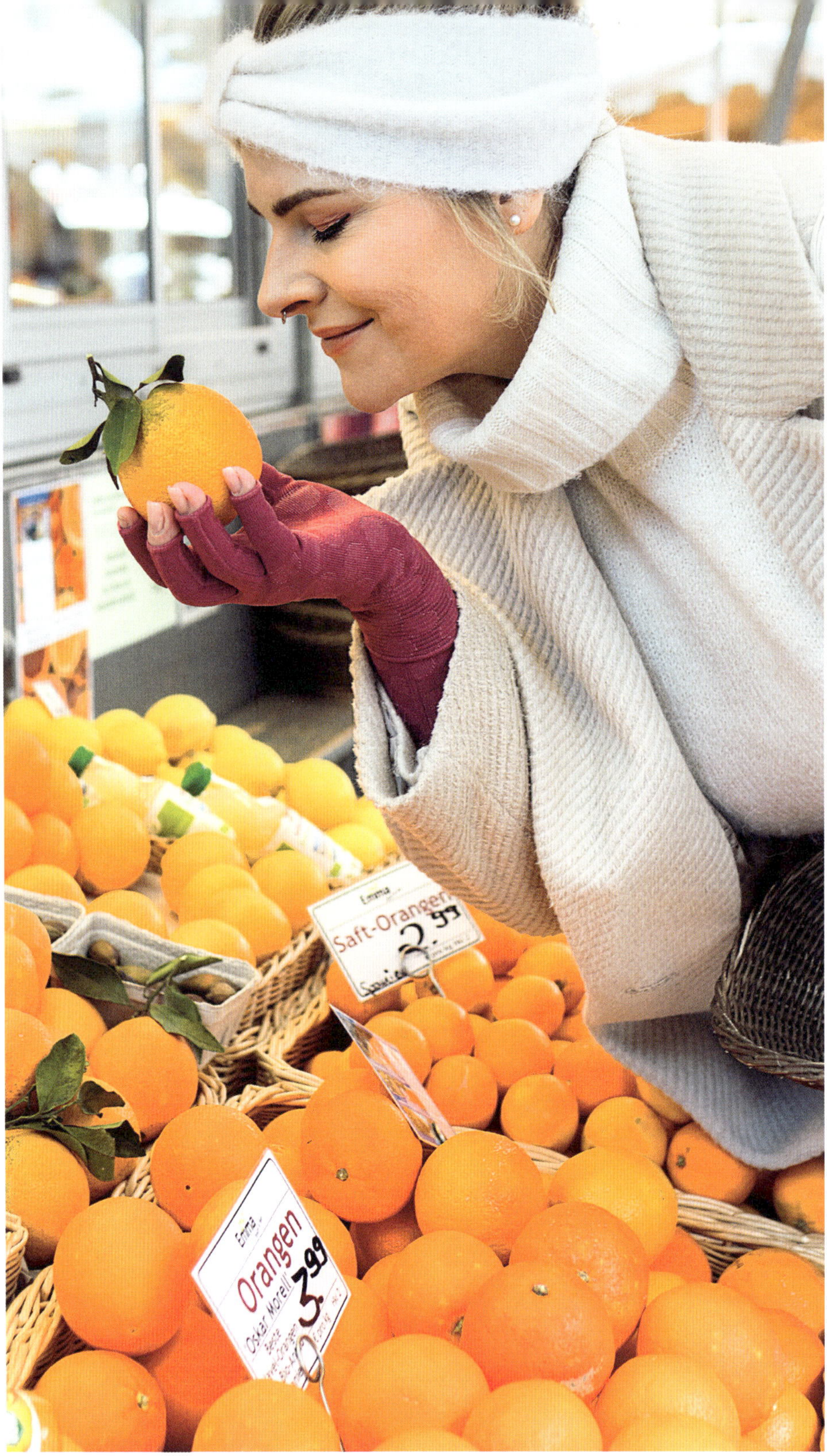
Emma
Saft-Orangen
2.99
Emma
Orangen
3.99
"Oskar Morell"

Lass deine Ernährung mehr Freund als Feind sein

So individuell wie du bist, so individuell ist auch dein Verhältnis zum Essen. Mein Bild findest du zum Beispiel fast schon übertrieben groß im Duden unter dem Wort Genussmensch. Fast Food oder industriell verarbeitete Süßigkeiten sind so gar nicht mein Ding.

Ich ernähre mich wohl eher ungewöhnlich hochwertig, aber leider zu reichhaltig für mein Bewegungspensum. Meine schädliche Vorliebe für Bier und Wein habe ich in der Zwischenzeit wenigstens endlich an den Nagel hängen können.

Ich bin also schon mein Leben lang übergewichtig, passe aber nicht unbedingt in das Schema, das die Gesellschaft gerne von „dicken" Menschen zeichnet. Klar, der eine mag am liebsten Weißbrot, der andere könnte kiloweise Obst essen, das eben auch kiloweise Fruchtzucker enthält. Ganz zu schweigen von Essstörungen, die nichts mit Wissenslücken in der Ernährungslehre zu tun haben, sondern ernsthafte psychosomatische Erkrankungen darstellen. Aber auch medikamentös induzierte Gewichtszunahmen führen manchmal zur gefürchteten Suche nach der Nadel im Heuhaufen oder zu lange unentdeckten oder unerkannten Organbefunden.

Ich möchte dir mit diesem Beispiel zeigen, dass es unrealistisch ist, deine individuelle Lösung für eine optimale Ernährungsweise, passend zu deiner momentanen Lebenssituation, spontan aus dem Hut zaubern zu können. Ich wünschte, es wäre so einfach, aber leider hat meine Kristallkugel hier schlechten Empfang.

Wenn du den Verdacht hast, an einer Essstörung zu leiden oder andere Ursachen für dein Übergewicht vermutest, ersuche bitte ärztlichen Rat. Ich weiß, dass das ein Spießrutenlauf sein kann, genau wie bei der Diagnose Lipödem, aber es ist auch wichtig, dass du die richtige Behandlung für dich findest.

Dennoch möchte ich dir Mut machen, dich auf den Weg zu deinem eigenen Konzept zu machen, denn es wird sich lohnen und vor allem den Druck von deinen Schultern nehmen, in irgendein vorgefertigtes Konzept passen zu müssen.

Stell dir vor, deine Ernährung ist eine Pilgerreise und es ist, wie jeder sagt: Der Weg ist das Ziel.

Am besten räumen wir gleich mit ein paar falschen Vorstellungen und schlechten Erfahrungen auf. Wir befreien dich sozusagen von einem Wanderrucksack vol-

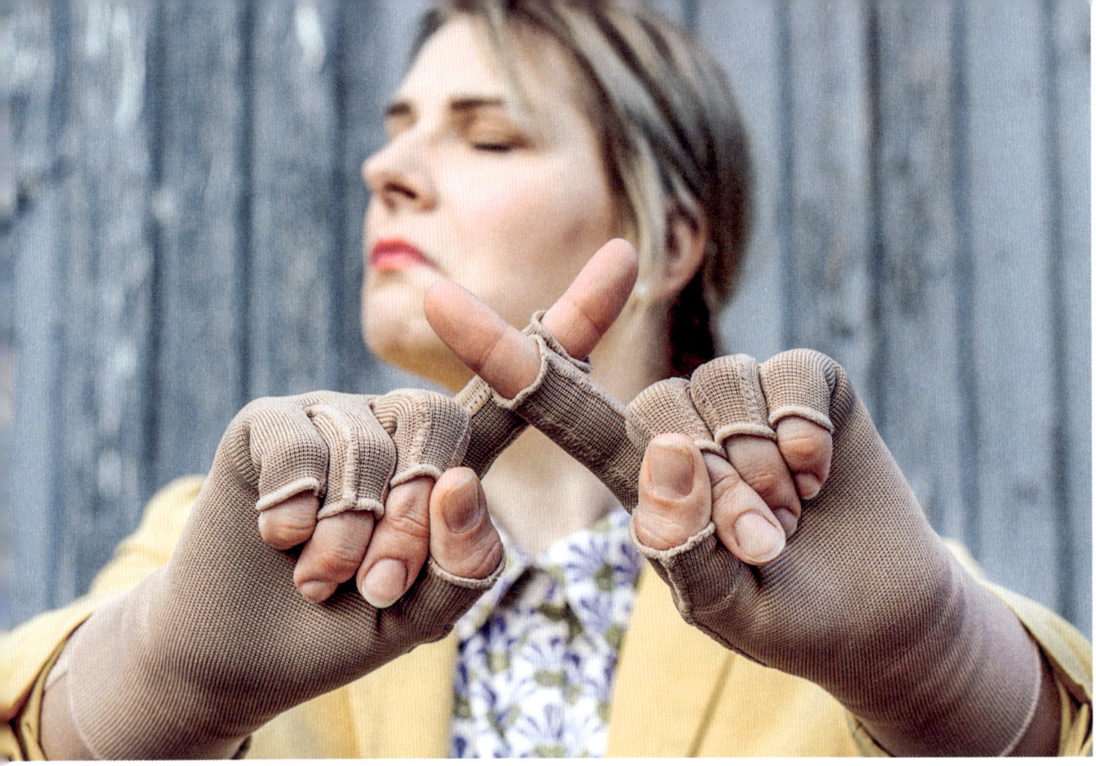

Verbote sind selten eine gute Idee. Wie wäre es mit Entscheidungen für dich und deine Gesundheit?

ler Ballast, der dich nur unnötig bremst, wenn du neugierig neue Wege entdeckst.

DAS LIED VOM SCHEITERN

Wenn es so einfach wäre, sich immer perfekt zu ernähren, gäbe es keine so große Industrie rund um dieses Thema. Auch Menschen ohne Lipödem fällt es schwer, Gewohnheiten zu ändern, die richtige Ernährungsweise zu entdecken und diese dann im Alltag umzusetzen, ohne wieder in alte Muster zu verfallen.

Dieses Scheitern kennen du und ich aus unzähligen Versuchen, etwas zu ändern, nur zu gut. Scheitern ist quasi mein Hobby und selbst wenn man glaubt, die Nuss endlich geknackt zu haben, kommt das Leben mit seinen Schicksalsschlägen dazwischen und wirft einen wieder auf den Boden der Tatsachen zurück.

Es gibt vier Regeln, die mir helfen, das möglichst zu vermeiden:

- **Es ist kein Verzicht, wenn es schmeckt.**
  Je besser deine Umstellung mundet, desto leichter fällt sie dir.
- **Jeden Tag eine Entscheidung.**
  Ernährung ist eine Entscheidung und die triffst du jeden Tag. Hast du mal einen schlechten Tag? Dann geht es morgen wieder weiter!
- **Vor-Kochi-Kochi**
  Je besser du vorkochst und einfrierst, desto leichter fällt dir das Durchhalten und noch dazu spart es bares Geld.
- **Dein Leben bestimmt dein Essen**
  Neue Lebensumstände können auch bewirken, dass deine bisherige Ernährungsart auf einmal nicht mehr zu dir passt. Wenn du nach einem Scheitern

den Wiedereinstieg auch beim zehnten Anlauf nicht mehr finden kannst, renne nicht weiter gegen eine Wand. Vielleicht brauchst du jetzt einfach etwas Neues?

SAG CIAO ZU DIESEN FALSCHEN GLAUBENSSÄTZEN

Jetzt wissen wir beide, dass eine bewusste Ernährung für jeden schwierig sein kann. Dennoch gibt es einige Mythen über die Ernährung bei Lipödem, die wir gemeinsam ausräumen sollten.

Glaubenssatz Nr. 1: Ernährung und Sport helfen nicht bei Lipödem.
Richtig an dieser Aussage ist, dass das vom Lipödem betroffene Fett durch diese Maßnahmen nicht wie gesunde Fettzellen abgebaut werden kann. Was aber latent mitschwingt, ist die Vorstellung, dass Bewegung und Ernährung keinen Einfluss auf das Lipödem haben. Das ist schlichtweg falsch. Es gibt Effekte, die man durch die bewusste Zufuhr von Mikro- und Makronährstoffen gezielt beeinflussen kann. Auch Sport, vor allem in komprimierter Form, hat einen deutlichen Mehrwert für das Gewebe und auch für die Psyche.

Glaubenssatz Nr. 2: Ich habe einen zu langsamen Stoffwechsel.
Erkennst du dich wieder oder hast du das in deinem Umfeld schon öfter gehört?

- „Ich esse so gut wie nichts und nehme trotzdem nicht ab! Mein langsamer Stoffwechsel ist schuld."
- „Ich habe mir meinen Stoffwechsel kaputt gemacht. Er läuft nur noch auf Sparflamme."

Der Stoffwechsel und alle damit verbundenen Stellschrauben sind ein hochkomplexes Thema und es ist wichtig für dich zu verstehen, dass er nicht einfach so zerstört werden kann. Du bist das Ergebnis einer unvorstellbar langen Evolutionskette, und dein Körper kann vor allem eines: überleben.
Folgende Faktoren können dazu führen, dass du das Gefühl hast, dein Stoffwechsel sei dein Feind:

- dein Kalorienverbrauch verändert sich immer wieder, je nach Tagesform und Aktivität
- selbst, wenn man nach gutem Wissen und Gewissen Kalorien trackt, kann es deutliche Abweichungen geben, die entscheidend für Zu- oder Abnahme sind
- dein Stresspegel beeinflusst deinen Hormonhaushalt, dein Hormonhaushalt beeinflusst Wassereinlagerungen und die werden auf der Waage sichtbar
- du verlierst ohne Sport zwar Muskeln, aber kein Fett und dein Muskelanteil im Körper ist ausschlaggebend für deinen Energieverbrauch

Ich kann dich also beruhigen, so schnell wirst du nichts kaputt machen. Es gibt aber Krankheiten, die den Stoffwechsel wirklich hormonell verlangsamen, zum Beispiel Schilddrüsenerkrankungen. Lass das bitte von deinem Hausarzt abklären.

Glaubenssatz Nr. 3: Es gibt den einen Weg für alle.
Unverträglichkeiten, Vorlieben, Alter, Geschlecht, körperliche Belastung, Arbeitsplatz und Arbeitszeiten, Familienleben –

das alles sind Faktoren, die unsere Essgewohnheiten beeinflussen. Was für mich funktioniert, muss für dich nicht automatisch genauso gut funktionieren. Erinnere dich also daran, dass du auf dem Weg zu deiner persönlichen Lösung bist. Beachte, dass du nicht auf der Suche nach einer Diät bist, sondern nach einer Ernährungsweise. Das heißt, du bist nicht auf der Suche nach einem One-Night-Stand, sondern nach der großen Liebe! Das bringt mich zum nächsten Mythos.

Glaubenssatz Nr. 4: Man darf keine Diäten machen!

Ja, das stimmt fast, aber eben nur fast. Denn so einfach, wie man es gerne darstellt, ist es nicht. Ich habe mich schon immer an diesem Satz gestört, und jetzt nehme ich euch mit auf eine spannende Exkursion, um das endlich auch für mich zu klären.

Als übergewichtiger Mensch hat man in vielen Fällen sein ganzes Leben lang mit seinem Körper zu kämpfen und wenn Ernährungsberater ernsthaft glauben, dass die hundertste Empfehlung für eine ausgewogene Ernährung das Leben und die Essgewohnheiten spontan mit dem berühmten Klick verändert, dann müsste sich dieses gesellschaftliche Problem eigentlich schon längst in Luft aufgelöst haben.

Übergewicht lässt sich nicht immer mit weniger Brötchen, weniger Limonade und

Deine Ernährung sollte für dich persönlich Sinn machen und dir guttun.

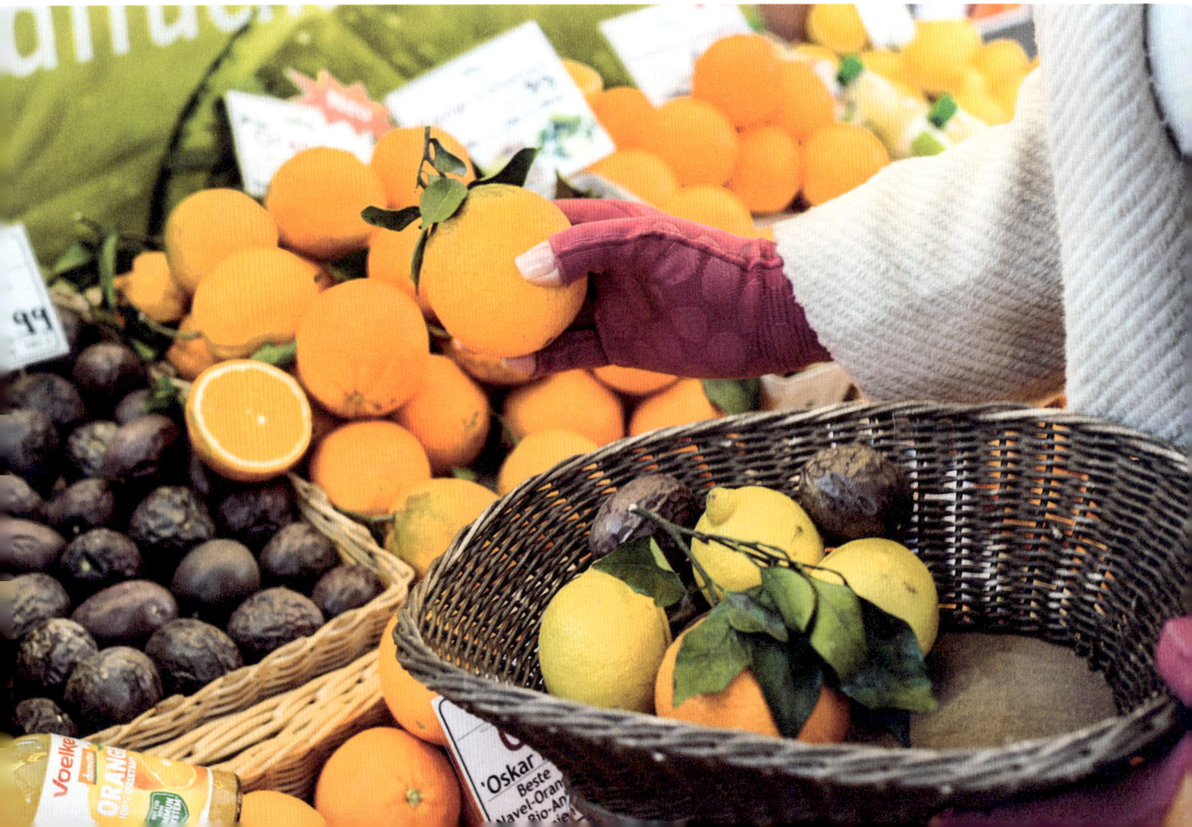

„lass die Schokolade weg“ bekämpfen, sondern das eigene Essverhalten hat oft viel tiefer liegende Probleme und Herausforderungen. Die Psyche, das Umfeld, die Kindheit – das lässt sich nicht mal eben mit guten Ratschlägen lösen.

Ich weiß genau, wie es sich anfühlt, immer wieder gegen diese Last anzukämpfen. Jeder Rückschlag tut weh, sich wieder aufzurappeln kostet Kraft, wieder aufzustehen enorme Willenskraft.

Beim Wort „Diät“ denken wir immer sofort an die schrecklichsten Crash-Diäten. Vollmundige Verheißungen, die das Blaue vom Himmel versprechen und die man tunlichst meiden sollte. Dabei gibt es das Wort schon seit der Antike und es bedeutete ursprünglich „Lebensführung“ – das absolute Gegenteil der kruden Ideen der Käseblätter. Im deutschsprachigen Raum wird Diät eher als Begriff für eine kurzfristige Veränderung oder Kur verstanden, und das muss nicht immer schlecht sein. Eine Diät kann durchaus Sinn machen, wenn man z.B. dem Magen-Darm-Trakt oder der Haut etwas Gutes tun möchte und mit einer vorübergehend veränderten Auswahl an Lebensmitteln etwas Entlastung schafft. Aber eben nur vorübergehend, denn meist ist dieser Zustand zu extrem oder würde den Körper eventuell auf Dauer aus dem Gleichgewicht bringen. Außerdem steht hier nicht das Gewicht im Vordergrund, sondern eine Art Schonung.

Diäten werden sofort mit dem gefürchteten Jo-Jo-Effekt verteufelt, dabei bedeutet dieser nur, dass man das, was man durch die Diät erreicht hat, durch alte Gewohnheiten wieder zunichtemacht. Dass man danach sogar noch schlechter dasteht als vorher, lässt sich durch den vorherigen Entzug und Verzicht erklären. Man will dann umso mehr wieder genießen, weil man ja so eisern war, und schwupps, ist das schöne Ergebnis dahin.

Die Diät ist also nicht unbedingt das Problem, sondern das, was man damit erreichen will. Das Lipödem ist nicht die einzige chronische Erkrankung, die durch eine Ernährungsumstellung beeinflusst werden kann. Denk nur an Diabetes, Laktoseintoleranz, Übergewicht und Magersucht, Bluthochdruck, Gicht – jede Krankheit oder Einschränkung hat ihre eigenen Baustellen.

Wusstest du, dass Diätetik eine echte Wissenschaft ist? Und für uns eine umso wichtigere, denn sie beschäftigt sich mit Ernährungstherapien bei ernährungsabhängigen Erkrankungen, um krankheitsbedingte Symptome zu behandeln und die Lebensqualität zu verbessern.

Und um den richtigen Weg zu finden, wie man seinen Zustand mit Hilfe der Ernährung verbessern kann, bedarf es der fachkundigen Beratung durch qualifizierte Diätassistenten, Oecotrophologen oder Ernährungswissenschaftler. Fitnesstrainer und Personal Trainer bieten diese Beratung oft an, dürfen aber keine Beratung bei Krankheiten durchführen. Achtung: Leider ist der Begriff „Ernährungsberater" nicht geschützt und ohne entsprechende Zertifikate dürfen auch diese Berufsgruppen keine Kranken behandeln, sondern nur Gesunde beraten.

Egal, ob du deinen Plan mit einer Fachperson ausgearbeitet hast oder ob du es erst einmal alleine probieren möchtest, kleine Testballons, sprich Diäten, sind nicht partout schlecht. Sie sollten eben nicht nur zwei Wochen, sondern im besten Fall mindestens einen bis zwei Monate zum Antesten dauern und vor allem das Kriterium erfüllen, dass sie auch danach noch umsetzbar sind. Man bedenke, wie lange es dauert, sich auf ein neues Konzept einzustellen. Allein dafür braucht man eine Woche. Eine weitere, um den Ausnahmezustand langsam in eine Routine übergehen zu lassen. Dann kommt die nächste Woche, in der du erste Erfolge spürst und auch tiefer gehende Effekte registrieren kannst. In der vierten Woche hast du es geschafft und es fällt dir nur noch halb so schwer. Oder du merkst einfach, dass es trotz dieser Etappen wirklich nichts für dich ist und du bist froh, dass das Experiment jetzt vorbei ist. Dann kannst du zumindest einen Haken hinter diese Ernährungsform machen und sagen „nee, danke".

Denke daran, dass es bei dieser Herangehensweise darum geht, langfristig deine persönlich optimale Ernährungstherapie zu finden. Eine, die dich gesundheitlich unterstützt, mit der du dich wohlfühlst und die du gerne lebst, weil sie dich nicht bremst, sondern beflügelt.

Glaubenssatz Nr. 5: Es muss auch einfacher gehen.

Es wird immer einfacher sein, sich im Fluss treiben zu lassen, als bewusst zu schwimmen. Es tut mir leid, dass ich dir das nicht ganz abnehmen kann. Wahr an diesem Glaubenssatz ist aber, dass es umso leichter wird, je länger du es praktizierst. Vielleicht hilft es dir auch, negative Gedanken positiv umzuformulieren: Statt „Ich kann auf X und Y nicht verzichten" sagst du dir lieber „Ich verzichte nicht, sondern genieße eine Alternative".

Aller Anfang ist schwer.

Man braucht also leider gerade am Anfang eine Tonne Disziplin und Willenskraft. Die hat man nicht immer sofort parat, aber mir persönlich hilft es, eine gewisse Zeit lang Trotz zu sammeln und dann auf die nächste Motivationswelle aufzuspringen und den nächsten Versuch zu starten. Dieser Trotz kann wie Treibstoff für deinen Motor sein und dich auch durch schwierigere Situationen tragen. Dabei gilt: Steh immer einmal mehr auf, als du hinfällst – da haben wir wieder das Scheitern als Hobby.

Hast du das Gefühl, bei anderen sieht das alles viel einfacher aus? Glaub mir, das ist nur die Spitze des Eisbergs und lass dich davon nicht verrückt machen.

Eine erfolgreiche Veränderung im Leben kann aus den folgenden drei Faktoren bestehen:

1. **Kontrolle:** Zeichne deine Aktivitäten und dein Essverhalten ganz genau auf.
2. **Routine:** Steigere dich langsam in der Umsetzung, doch tappe nicht in die Falle der Ausnahmen. Ausnahmen sind Rudeltiere. Fängst du einmal mit ihnen an, ist die Hemmschwelle gesenkt, es nicht doch noch mal zu machen.
3. **Langfristigkeit:** Dies ist ein Marathon und kein Sprint, Zielzeitraum: ein Leben lang.

DIE RICHTIGE ERNÄHRUNG BEI LIPÖDEM

Ich falle gleich mit der Tür ins Haus. Die eine richtige, wissenschaftlich belegte Diät bei Lipödem gibt es nicht.

Na toll, also weiter im Dunkeln tappen? Keine Sorge, es gibt ein paar Ansätze, die für dich interessant sein könnten, denn schließlich hat Mutter Natur die Medizin und die Ernährung erfunden. Wie praktisch!

FINDE DEINE PERSÖNLICHE LIPÖDEM-ERNÄHRUNG

Ernährung bei Lipödem ist die, die für dich keine Folter ist. Deine eigene Ernährungsart zu finden, ist wie die richtigen Laufschuhe zu entdecken. Und wir laufen ja nicht alle im gleichen Schuhwerk den Pilgerweg entlang.

Dabei gibt es die unterschiedlichsten Ansätze:

- Basische Ernährung, um die Übersäuerung auszugleichen
- Low Carb oder ketogene Ernährung, um Kohlenhydrate zu vermeiden, die Wassereinlagerungen fördern
- Vegane Ernährung ohne Milchprodukte und Fleisch, um Entzündungen und Wassereinlagerungen vorzubeugen
- Zuckerfreie Lebensmittel, denn Zucker fördert Entzündungsprozesse und lässt dein Insulin ins Unermessliche steigen
- Mediterrane Kost, die von frischem Gemüse und Fisch geprägt ist, um an die wertvollen Omega-3-Fettsäuren zu gelangen
- Antientzündliche Ernährung, ohne die Vermeidung von Kohlenhydraten, dafür mit dem Schwerpunkt auf entzündungshemmende Wirkstoffe

LIEBE ANNA, DU BIST EINE LIPÖDEM-ERNÄHRUNGSEXPERTIN. WELCHEN EINFLUSS KANN DIE ERNÄHRUNG AUF LIPÖDEM-SCHMERZEN HABEN?

Die Ernährung hat einen sehr großen Einfluss auf das Lipödem, da sie die Inflammation, also die Entzündungsprozesse in den betroffenen Fettzellen, auslöst. Entzündungsfördernd sind z. B. stark verarbeitete Lebensmittel, Fertiggerichte und tierische Fette. Man muss nicht vegan oder vegetarisch leben, aber eine gezielte entzündungshemmende Ernährung mit einer ausgewogenen Kalorienzufuhr wäre die beste Wahl. Es geht nicht darum, vermeintlichen Schönheitsidealen nachzujagen, sondern das Gewicht bestmöglich zu halten oder bei bestehendem Übergewicht schonend zu reduzieren und vor allem gesund zu essen. Es ist leider eine traurige Tatsache, dass Diabetes und Adipositas Volkskrankheiten sind, und als Lipödem-Ärztin ist es auch meine Aufgabe, darüber aufzuklären und bestmöglich vorzubeugen.

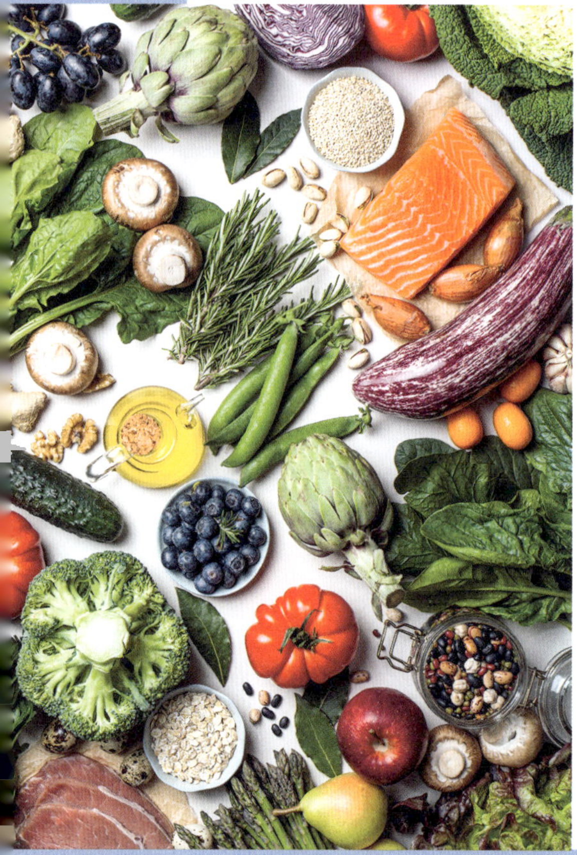

Ich empfehle, frische, regionale und saisonale Lebensmittel zu essen. Das ist gar nicht so einfach, wie man auf den ersten Blick denkt. Nimm dir ein Tagebuch und schreibe alles auf, was du eine Woche lang isst. Da steckt oft viel mehr Chemie drin als man denkt, und auch emotionales Essen ist bei vielen ein großes Thema, das man nicht ignorieren sollte. Es geht hier nicht um Versagen, sondern um deine Gesundheit und die optimale Prävention auch für dein Lipödem.

Leider ist die Zahl der aussagekräftigen Studien zu diesen Ansätzen gering. Was sich daraus aber als Trend ableiten lässt, ist eine Verbesserung der Lebensqualität, auch wenn sich die Beschwerden nicht in gleichem Maße verbessert haben.

Den einen geht es ohne Fleisch besser, den anderen nicht. Der eine braucht Kohlenhydrate, um durch den Tag zu kommen, der andere kann gut darauf verzichten. Am besten informierst du dich über die verschiedenen Ernährungsmöglichkeiten und steckst dann deine Pilgerziele ab. Vielleicht ist es ja Liebe auf den ersten Blick!

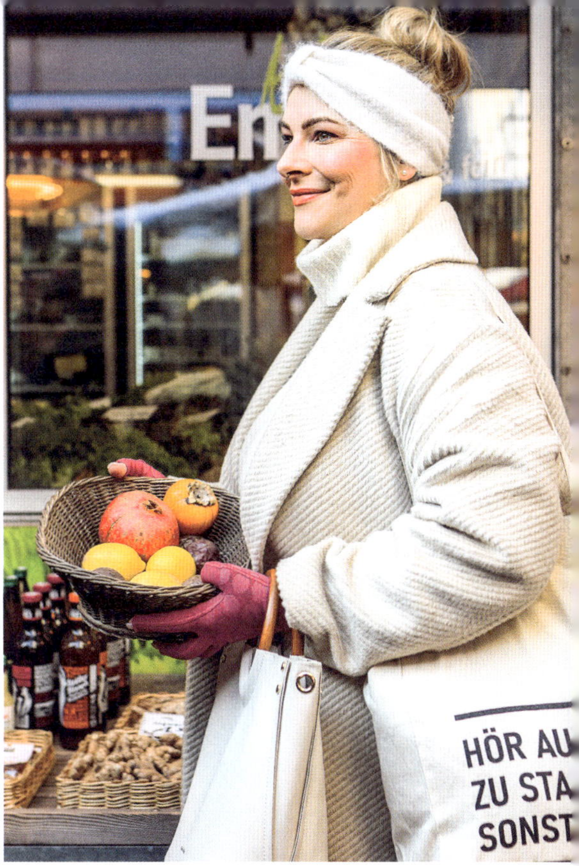

Einen potenziellen Fehler in der Ernährung findet man meistens erst durch ein Ernährungsprotokoll.

Warum nehme ich so schwer mit Lipödem ab?

Egal, wen du fragst, die meisten werden sagen, dass es ihnen so geht wie dir und mir. Abnehmen bei Lipödem ist besonders schwierig und fühlt sich unendlich zäh an. Man zweifelt an seiner Disziplin, an seinem Stoffwechsel und verflucht die verdammten Gene, die es einem so schwer machen. Kopf hoch, du bist nicht allein mit diesem Gefühl und es gibt Hoffnung für dich.

Ich selbst habe schon vor der Diagnose mit dem Abnehmen begonnen, denn ich hatte mein Rekordgewicht von knapp 130 kg bei 1,81 m Körpergröße erreicht und zog dann die Reißleine. Mein Bestgewicht lag bei 91 kg und ich konnte es erstaunlich lange halten. Woran lag das? Routine und Kontrolle.

Ein häufiges Problem ist, dass man nach dem Abnehmen denkt, man sei geheilt, man wisse jetzt alles und schüttelt das Traumgewicht locker aus dem Handgelenk. Aber so einfach ist es nicht. Der Jo-Jo-Effekt unterstreicht das noch, denn er ist nichts anderes als das Loslassen der Kontrolle und das zu späte Bremsen.

Ich glaube, dass es chronisch kranken Menschen schwerer fällt abzunehmen, weil es neben der Therapie noch zusätzliche Disziplin erfordert, und das ist eine schwere Bürde. Ich kann es nicht schönreden, es ist zermürbend, neben Terminen, Schmerzen, dem täglichen Tragen von Hilfsmitteln, Mobbing in der Familie oder Partnerschaft, gestörtem Selbstbild und geringem Selbstvertrauen auch noch die Ernährung zu managen. Doch was ist

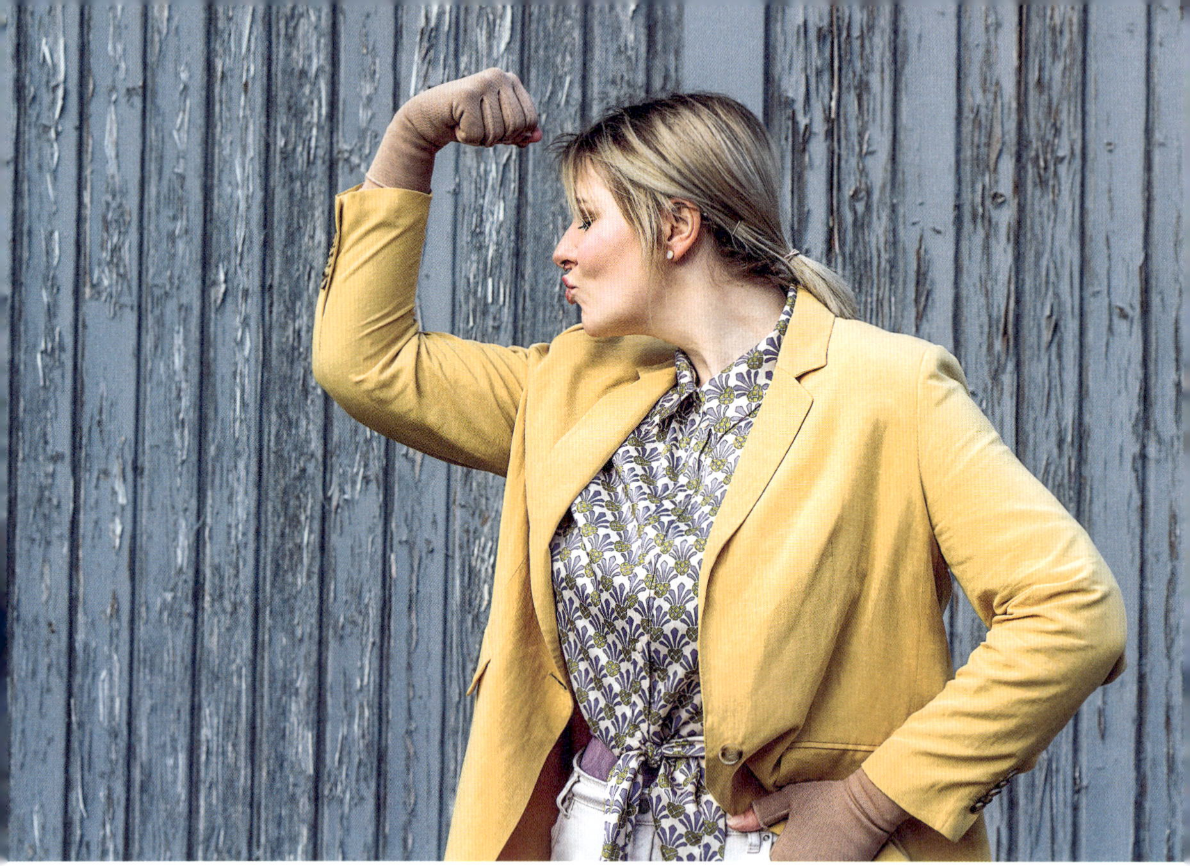

Mut muss nicht immer laut sein. Mut ist auch, jeden Tag aufs Neue aufzustehen und sich zu sagen: Heute versuche ich es noch einmal.

die Alternative? Aufgeben und loslassen? Würdest du das deinem Kind oder einer Freundin empfehlen? Sicherlich würdest du sie ermutigen, nicht aufzugeben und einen Weg zu finden, die Situation so gut wie möglich zu meistern. Wenn nicht 100 %, dann eben nur 80 %. Hauptsache, man gibt nicht auf.

Mein Appell an dich als Lipödem-Schwester: Gib dich nicht auf, das Leben ist ein einzigartiges Geschenk und dein Körper ist unersetzlich.

Und doch will ich nicht so tun, als gäbe es diese schwachen Phasen nicht. Auch ich bin nicht frei davon, obwohl ich meinen Weg gefunden habe. Ich weiß, welche Ernährung für mich die beste ist. Ich weiß, wie es geht, und ich habe es schon ein Dutzend Mal gemacht.

Aber irgendwann ist man es so unbeschreiblich leid, gegen das Übergewicht anzukämpfen. Man ist bei weitem nicht faul, aber man weiß einfach nicht, woher man die Disziplin nehmen soll, wenn man sie schon für alles andere aufwendet. Aber ich weiß, dass ich es schaffen kann, denn ich habe schon alles geschafft. Seit ich denken kann, bin ich zu schwer und manchmal wünsche ich mir, dass ich dieses Problem für einen Moment in meinem Leben los wäre. Wenn du dich auch manchmal so fühlst, lass dich aus der Ferne umarmen. Egal, wie schwer du im Moment bist, wie niedergeschlagen und geplagt durch das Lipödem oder die Adipositas, du bist ein wertvoller Mensch, der alle Liebe der Welt verdient. Eines Tages wird dein zukünftiges Ich auf diesen Moment zurückblicken und sagen: „Schau, wie sich das Blatt gewendet hat."

Und wie ernährst du dich, Caroline?

Um abzunehmen, habe ich zum ersten Mal angefangen, meine Ernährung mit einer App zu verfolgen. Ich ermittelte meinen täglichen Kalorienbedarf und hatte die Kontrolle über die Nährwerte der Lebensmittel, die ich zu mir nahm. Da ich keine erkennbaren psychischen Probleme mit meinem Essverhalten verband, reichte mir das für den Anfang. Solltest du unter Essanfällen, emotionalem Essen oder anderen Auffälligkeiten leiden, suche bitte ärztliche oder therapeutische Hilfe.

Du kannst nicht erwarten, dass dein Körper nach einer Abnehmreise wie von selbst auf einmal so bleibt, wenn du nicht weiterhin achtsam bist.

Nachdem ich durch einfaches Kalorien-Tracking und viel Sport abgenommen hatte, ging es zunächst einige Jahre gut. Erst während Corona und einer einschneidenden Veränderung in meinem Privatleben habe ich diese harte Arbeit zunichte gemacht. Während der Corona-Zeit herrschte für mich ein Ausnahmezustand, der meine Routine durchbrach. Geliefertes Essen, bayrische Bierspezialitäten und zu viele Restaurantbesuche, die während der Schließung aller Einrichtungen das einzige Highlight des Nachtlebens darstellten, sorgten bei mir für eine Gewichtszunahme von über 10 kg. Ich war todunglücklich und wollte diese Entwicklung nicht weiter zulassen.

Es war Schicksal, so denke ich heute, dass genau zu diesem Zeitpunkt ein ketogener Ernährungsplan für Lipödem-Betroffene per App veröffentlicht wurde. Ich stürzte mich darauf und folgte fortan mit meinem Partner diesem Plan. Die Kilos purzelten und mit ihnen die Schmerzen, die sich zuvor durch die falsche Lebensweise verschlimmert hatten.

Das Besondere an dieser Ernährungsform ist, dass eine stark reduzierte Kohlenhydratzufuhr angestrebt wird, die den Körper in die Ketose bringt. Vereinfacht gesagt, holt sich der Körper seine Energie aus dem Fett und nicht aus dem Zucker, den man zu sich nimmt.

Diesen Weg einzuschlagen ist definitiv eine harte Umstellung, denn du wirst dich wundern, wo überall Zucker in Form von Kohlenhydraten und Fruchtzucker drinsteckt. Es ist aber auch eine Glaubensfrage, denn wenn du dich entscheidest, vegan, laktosefrei oder vegetarisch zu leben, bist du auch bereit, einige Dinge aus deinem Plan zu streichen. Während meiner strikten ketogenen Zeit ist mir eines bewusst geworden:

Essen ist eine Religion. Du musst an deine Ernährung glauben können und diesen Glauben in Mark und Bein spüren. Sie muss für dich einen Sinn ergeben und es

MEINE ERNÄHRUNGS-TIPPS FÜR UNTERWEGS

Es kommt der Tag, an dem du zum Essen bei Freunden eingeladen bist, an dem du in dein Lieblingsrestaurant gehst oder an dem du eine längere Reise antrittst. Du denkst, du tappst dann sicher in eine fiese Falle? Kein Problem, ich habe ein paar Tipps, wie du auch auswärts nicht von deiner Ernährungstherapie abweichen musst.

Tipp Nr. 1: Mehr Gemüse statt Kohlenhydrate

Nimm ein Gericht von der Karte, das aus mehreren Komponenten besteht, und bitte den Kellner, das wegzulassen, was nicht in deinen Plan passt. Bei mir war es zum Beispiel immer die Kohlenhydratbeilage, die ich durch Gemüse oder Salat ersetzen ließ. Der beste Nebeneffekt war, dass ich die leckersten Gerichte essen konnte und schnell merkte, dass ich die Kohlenhydrate gar nicht vermisst hätte. Und wenn man wirklich mal Lust auf Schupfnudeln hat, gibt es auch ein Keto-Rezept, das man einfach zu Hause

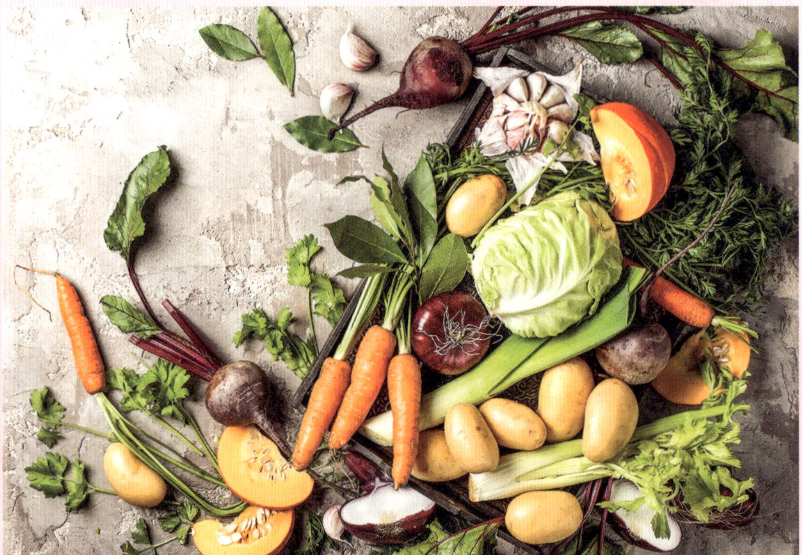

nachkochen kann. Selbst im Sushi-Restaurant bin ich einfach auf Suppe, Wokgemüse und Sashimi ausgewichen. Sushi mit Reis kannst du zu Hause auch ganz einfach mit Blumenkohlreis als Ersatz zubereiten. Ein Gedicht!

Tipp Nr. 2: Immer gesunde Snacks parat haben
Natürlich wirst du für lange Fahrten oder Termine auch einmal Snacks benötigen, die sich leicht mitnehmen lassen. Auch wenn ich dir offiziell von stark verarbeiteten Produkten abraten möchte, gibt es kleine Lebensretter, von denen ich bei Bedarf etwas bei mir trage:

- Zuckerarme Müsliriegel oder -Shakes
- Fat Bombs, kann man kaufen oder ganz einfach selbst zubereiten
- kleingeschnittenes Gemüse, wie zum Beispiel Gurke, Sellerie, knackig-gedämpfter Brokkoli oder grüne Paprika
- Essen im Glas
- Nüsse
- Beeren (Blaubeeren, Himbeeren, Brombeeren, Johannisbeeren, Braunbären, ach nee...)

Tipp Nr. 3: Suche das Rezept für den Kochabend mit deinen Freunden gemeinsam aus
Es ist überhaupt keine Schande, seine Freunde über seine neuen Essgewohnheiten zu informieren. Ich selbst habe lange Zeit gedacht, dass ich den Leuten damit zur Last falle, aber das wäre ich ja auch nicht, wenn ich eine Allergie oder Unverträglichkeit hätte. Also Schluss mit diesen sinnlosen Hirngespinsten! Wenn du also das nächste Mal zum Essen eingeladen bist und ankündigst, dass du bestimmte Lebensmittel nicht verträgst, dann gib doch gleich einen Tipp, womit man dir eine Freude machen kann und biete deine Hilfe bei der Auswahl des Gerichts an. Es ist immer wieder erstaunlich, wie viele Leute denken, dass sie mit ihren neuen Gewohnheiten ein Fass aufmachen, dabei wird es doch allen schmecken. Schließlich ist beim Kochen viel Liebe und Freundschaft in den Topf gekommen.

dir dadurch leicht machen, nach ihren Regeln zu leben. Sie macht dich zufrieden und glücklich. Deshalb kannst du sie auch langfristig umsetzen.

Wenn du dich für die ketogene Ernährung entscheidest, empfehle ich dir eine App, die dir dabei hilft, alle Nährstoffe im Auge zu behalten, um keinen Mangel zu erleiden. Viele Apps bieten auch Rezepte und sogar Ernährungspläne an, die auf dich und deine Bedürfnisse abgestimmt sind, wie zum Beispiel Foodpunk.

Für mich persönlich war neben dem Gewichtsverlust und der Schmerzlinderung ein weiterer Effekt lebensverändernd. Ich war ein Zuckerholiker, denn mein rastloses Tigern durch die Küche glich einem Süchtigen auf der Suche nach dem nächsten Kick. Klar, Zucker treibt den Insulinspiegel in die Höhe, und wenn er durch Einfachzucker zu stark stieg und wieder fiel, brauchte ich dringend Nachschub. Die ketogene Ernährung machte damit Schluss – der Verzicht auf Kohlenhydrate stabilisierte meinen Insulinspiegel und damit den Heißhunger. Ich war buchstäblich ein Sklave meines Appetits und wurde von der Sklaverei des Insulins befreit.

Die ketogene Ernährung hat aber auch ihre Tücken, das habe ich auch am eigenen Leib erfahren. Das viele Fleisch, der hohe Zeitaufwand beim Kochen und die fettreiche Ernährung passten irgendwann nicht mehr in meinen Alltag. Nach einem Tag, an dem ich mir unbedingt etwas gönnen wollte, habe ich monatelang versucht, wieder auf den alten Kurs zu kommen. Wenn man einmal aus dem Rhythmus gekommen ist, kann es sehr schwer sein, wieder zurückzufinden. Irgendwann kam der Punkt, an dem ich nicht mehr blind gegen die Wand rennen wollte. Ich hörte in mich hinein und fragte mich, was genau mein Problem war. Einerseits fehlte mir die Kraft und die Zeit, mich so ins Kochen zu stürzen, andererseits wurde ich des Fleisches mehr und mehr überdrüssig. Es musste einfach etwas Neues her, für das ich mich wieder begeistern konnte.

Heute ernähre ich mich pescetarisch (ich esse also kein Fleisch, aber ab und zu Fisch) und merke schon jetzt, wie gut es mir tut, meinem Bauchgefühl zu folgen, statt davon auszugehen, dass die gleiche Ernährung für immer die richtige für mich ist. Ich ernähre mich immer noch zuckerfrei, aber mit moderaten Kohlenhydraten und fühle mich wie ein neuer Mensch.

Ich glaube daran, dass man aus jeder Ernährungsphase wichtige Erkenntnisse für seinen weiteren Lebensweg gewinnt und nach und nach mehr über sich selbst, über gesunde Ernährung und die Wirkungsweise von Lebensmitteln lernt. So fühlt es sich nicht mehr wie ein Scheitern an, sondern wie ein neugieriges Lernen. Das klingt doch gleich viel besser, oder?

Die ketogene Ernährung sollte gut geführt werden (z. B. von Fachleuten, einem Arzt oder minimum einer App), um nicht zu einseitig zu sein.

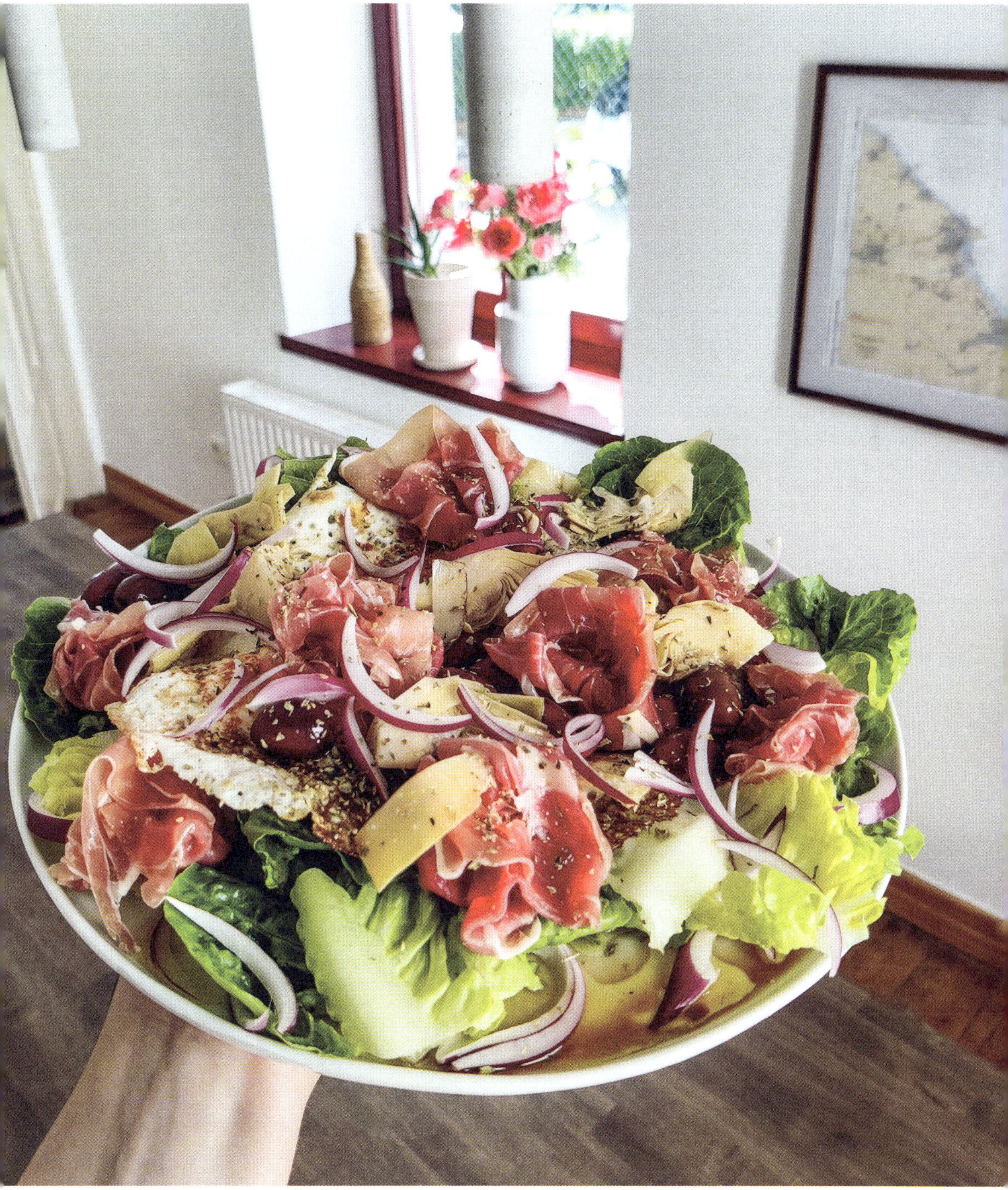

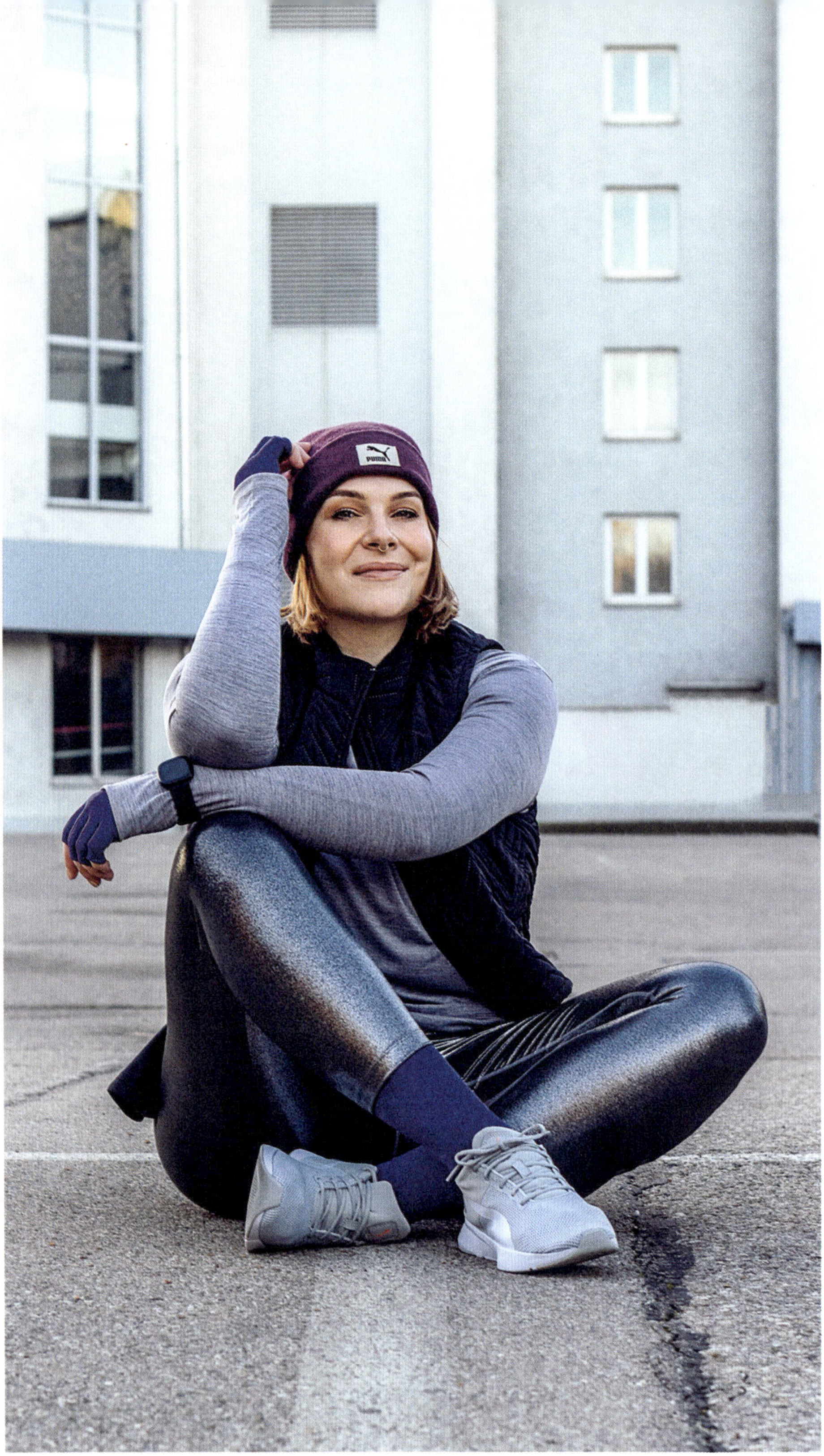
PUMA

Sport mit Lipödem – Was bringt er wirklich?

Unter uns beiden Lipödem-Schwestern: Nicht jeder ist eine Sportskanone, die Sport treibt. Deshalb möchte ich dir gleich zu Beginn sagen, dass du dich durch dieses Thema nicht noch mehr stressen lassen solltest, als du es wahrscheinlich ohnehin schon tust.

Du musst nicht sportlich sein, du sollst Spaß an dem haben, was du tust. Oder besser gesagt, es soll dir Spaß machen. Den Pilgerweg, den ich dir im Kapitel Ernährung gezeigt habe, gibt es auch in Sachen Bewegung und aktives Leben. Das Ziel ist, dass du dich besser fühlst. Sport zeigt sich während des Trainings nicht von seiner schönsten Seite, aber das Gefühl danach kann dir helfen, dich besser zu fühlen.

Gut, Muskelkater ist auch kein Spaß, aber ich hoffe, du verstehst, warum ich dir trotzdem die Augen dafür öffnen und dir die Angst davor nehmen möchte. Ich verstehe dich, wenn du Versagensängste hast oder Flashbacks an den Sportunterricht, in dem du vielleicht als Letzte gewählt wurdest. Das war zumindest immer meine Hemmung, aber dann habe ich mich daran erinnert, wie gerne ich als Kind alles Mögliche ausprobiert habe und mir Bewegung noch Spaß gemacht hat. Schließe für einen Moment die Augen und denke auch an deine Kindheit zurück. Was hast du damals am liebsten gemacht? Sport ist eine Möglichkeit, deinen Körper zu wecken. Lass uns gemeinsam den besten Weg finden, wie du das auch mit einem Lipödem tun kannst.

DU TUST ES FÜR DICH, NICHT FÜR DAS LIPÖDEM

Wie war das doch gleich: „Diät und Sport helfen nicht gegen Lipödem"? Wir erinnern uns, an den Lipödem-Fettzellen selbst können wir nichts ändern, aber es gibt viele andere positive Effekte auf deinen Körper, sobald du dich bewegst. Ein Effekt ist natürlich das Abnehmen bei intensivem Sport. Aber auch die Aktivierung deines Lymphflusses kann zu einer Verbesserung deiner Beschwerden führen. Deine Kompressionsbestrumpfung hilft dir dabei sehr, denn sie mobilisiert deine Lymphe am effektivsten, wenn du dich bewegst. Auch deine Psyche profitiert von Bewegung und Sport: Schon ein 30-minütiger Waldspaziergang setzt Glücksgefühle frei, die du in deinem Leben mit Lipödem gut gebrauchen kannst. Du musst dich nicht gleich für die Olympischen Spiele anmelden, aber es ist viel mehr möglich, als du vielleicht denkst – sogar mit einem Lipödem im Stadium 3! In der Community gibt es viele Beispiele

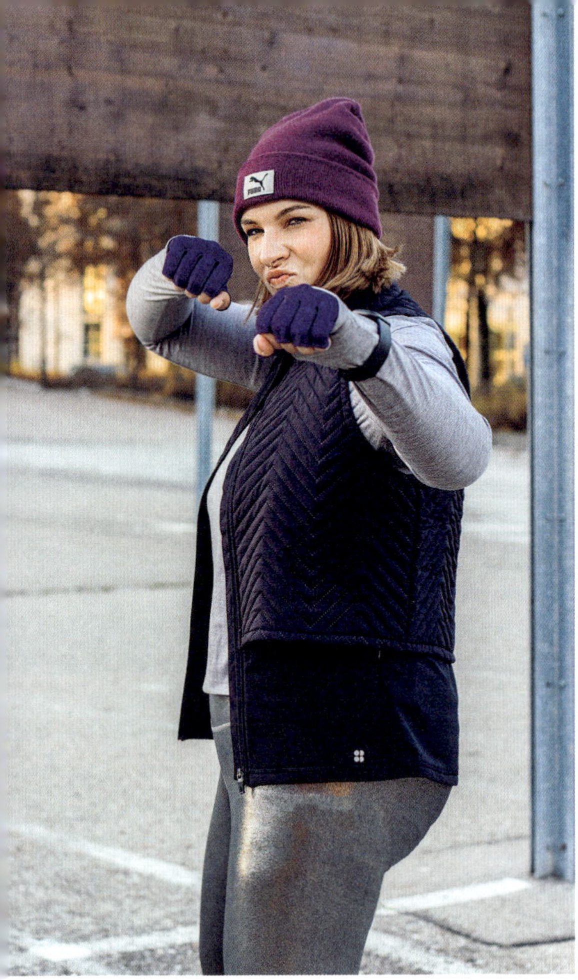

Du wirst staunen, welche Kämpferin in dir steckt.

von fantastischen Flachstrick-Heldinnen, die sich vom Rollstuhl zurück ins Leben gekämpft haben. Je nach Grad der Erkrankung ist das alles andere als einfach. Aber diese Frauen haben nicht aufgegeben und das hat sie dahin gebracht, wo sie heute sind.

WELCHEN SPORT DARFST DU MIT LIPÖDEM MACHEN?

Ich bin jetzt seit 2010 in der Lipödem-Community und kann mit Fug und Recht behaupten, dass ich jede Sportart von Flachstrick-Heldinnen ausgeübt gesehen habe. Von Pole Dance über Triathlon bis hin zu Bodybuilding und Reiten – dein Lipödem mag dich hier und da einschränken, aber ein Verbot würde ich nicht davon abhängig machen. Viel wichtiger ist deine Ausgangssituation, denn je nach Zustand deines Körpers, Mehrgewicht, Alter, Begleiterkrankungen und Fitness variiert natürlich die Liste der Empfehlungen und Ausführungen. Wo für den einen Trampolinspringen kein Problem ist, kann es für den anderen sinnvoller sein, nur auf dem Trampolin zu schwingen und ruckartige Bewegungen zu vermeiden. Nicht jeder ist eine Wasserratte oder hat Spaß am Joggen – grundsätzlich gilt: Dein Körper und deine Situation geben den Takt vor. Sport lebt von der Herausforderung.

Diese Sporttermine sind Teil deiner Therapie, dich selbst wieder fernab der Schmerzen wahrzunehmen und auch neue Aufgaben anzunehmen, an denen Körper und Seele wachsen können.

Wie bei der Ernährung gilt es auch hier, neugierig zu bleiben und immer wieder neue Sportarten auszuprobieren. So vermeidest du nicht nur Langeweile, sondern kannst auch je nach Gefühl oder Zyklus entscheiden, worauf du diesmal Lust hast. Vielleicht hast du schon einmal festgestellt, dass du nicht jeden Tag gleich leistungsfähig bist. Das ist ganz normal, denn vor allem der weibliche Energiehaushalt schwankt je nach Zyklusphase sehr stark.

In meiner sportlichsten Phase hatte ich mir vorgenommen, jeden Tag 30 Minuten zu trainieren. Das habe ich bei weitem nicht geschafft, aber auch 13 oder 17 Minuten haben mich schon stolz darauf gemacht, überhaupt etwas gemacht zu haben. Auch die kleinsten Einheiten können dein Selbstvertrauen stärken und dir einerseits zeigen, was du eigentlich alles kannst, andererseits spürst du immer wieder kleine Erfolge – auf der Trainingsuhr, in den Sehnen, vielleicht wirst du belastbarer oder du spürst längst vergessene Muskelgruppen wieder.

Es muss nicht immer die volle Power sein, es kann auch deine Achtsamkeit und Beweglichkeit fördern. Lymphstimulierende Yogastunden kann man zum Beispiel auch digital oder auf einem Stuhl absolvieren, wenn man bewegungsunfähig ist. Viel wichtiger als der sportliche Ehrgeiz ist der Weg zurück zur Arbeit an und mit sich selbst.

Um es kurz zu machen: Grundsätzlich kannst du jeden Sport betreiben, der dir Spaß macht und dich nicht überfordert. Sport muss aber nicht gleich Hochleistung bedeuten, sondern kann auch einfach Bewegung sein, die du in deinen Alltag integrierst. Je nach Stadium und

Für intensiven Sport benötigst du streng genommen nicht viel Equipment. Ich habe Eigengewicht-Training immer sehr genossen.

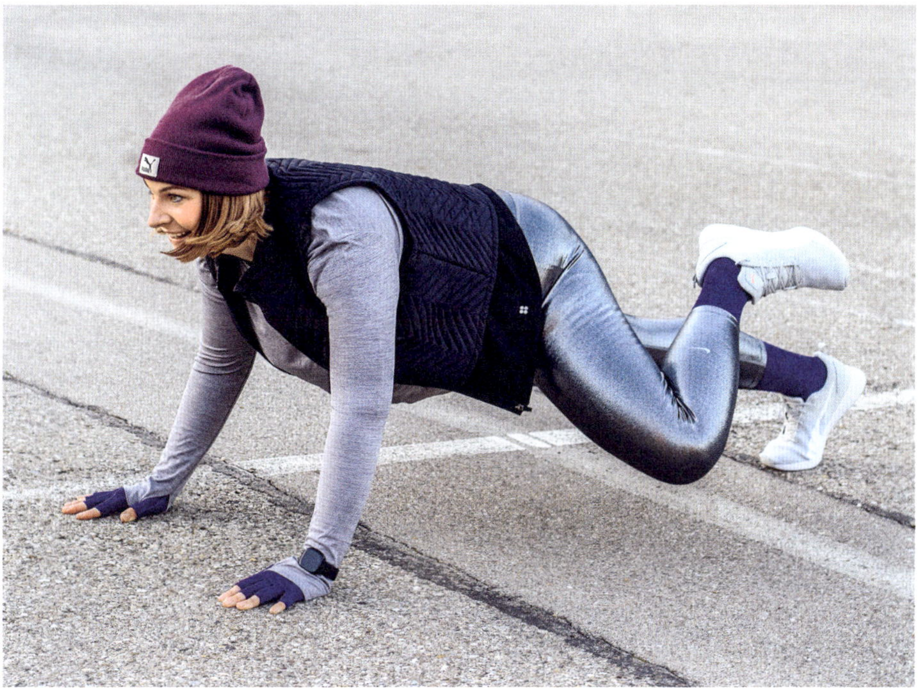

FINDE DEINE LIEBLINGSSPORTART

Aller Anfang ist schwer und das Wichtigste, was du zuallererst benötigst, ist ein Startpunkt. Hierbei solltest du dir folgende Fragen einmal bewusst stellen:

- Sportelst du lieber zusammen mit anderen oder doch allein zu Hause?

- Hast du Zeit für regelmäßige Termine oder musst du unabhängig bleiben können?

- Trainierst du gern draußen, im Wasser oder lieber drinnen?

- Wie hast du dich als Kind gern bewegt?

Wenn du diese Fragen für dich beantworten konntest, fällt dir die Wahl aus folgender Liste vielleicht schon einfacher. Markiere dir am besten gleich die Sportart heraus, die dich am meisten kitzelt:

- ○ Wassersport, wie z. B. Wassergymnastik, Aqua-Jogging, Aqua-Zumba, Aqua-Cycling
- ○ Walken und Joggen: setzt bei mir mit lauter Musik auf den Ohren besonders viel Energie frei oder sorgt für einen freien Kopf, weil man dabei nicht viel nachdenken muss
- ○ Krafttraining: dafür braucht man sogar gar kein Equipment, denn dein Eigengewicht reicht schon dafür
- ○ (Lymph-)Yoga, Thai Chi und Pilates: perfekt für ruhigere Einheiten, schonende Bewegungsabläufe und Stressbewältigung

Trampolinspringen: achte hierbei auf Gummiseilringe statt Metallfedern, so ist es besonders gelenkschonend und maximal effektiv, da bei kleinsten Bewegungen bereits ein Großteil deiner Muskeln beansprucht wird

Rehasport: gerade für eingeschränkte Lipödem-Kämpferinnen ein guter Einstieg

Entstauungsgymnastik: mit gezielten Übungen lässt sich das gesamte Lymphsystem aktivieren

Fahrradfahren: fließende Bewegungen, frische Luft und Vitamin D - viele Flachstrick-Heldinnen haben ihre Liebe zum Rad nach der Diagnose entdeckt

Hula-Hoop: der Reifen aus der Kindheit hat ein großes Comeback gefeiert und bietet spielerische Bewegungseinheiten - Vorsicht: zu Beginn hoher Frustrationsfaktor, wenn man aus der Übung ist

Tanzworkouts, Zumba: wenn du Freude am Tanzen hast, könnte das genau das Richtige für dich sein

körperlichen Einschränkungen kann das ganz unterschiedlich sein. Vergleiche dich also nicht mit anderen Betroffenen, sondern folge deinem Gefühl.

Das Wichtigste ist jedoch, dass du nicht ohne deine Flachstrick-Kompression oder zumindest einen adäquaten Ersatz trainierst. Damit vermeidest du zum einen starke Erschütterungen deines Gewebes, die zu einer Verschlimmerung deiner Symptome beitragen können, zum anderen schlägst du zwei Fliegen mit einer Klappe, indem du durch das Tragen der Kompressionsstrümpfe dein Lymphsystem stimulierst.

SO SCHAFFST DU DIR EINEN SPORTLICHEREN ALLTAG

Um den Schritt zu einem aktiveren Leben zu finden, braucht es manchmal ein paar kleine Tricks. Nach einigen Jahren sportlicher Betätigung kam ich eines Tages von meiner ersten Reha zurück, wo ich zum ersten Mal in meinem Leben vier Wochen lang nur für mich selbst da war. In der Lymphklinik fuhr ich jeden Abend eine Stunde auf dem Ergometer und entwickelte eine richtige Routine. Als ich wieder zu Hause war, wollte ich nicht mehr aufhören und habe einfach angefangen zu joggen. Um bei der Stange zu bleiben und

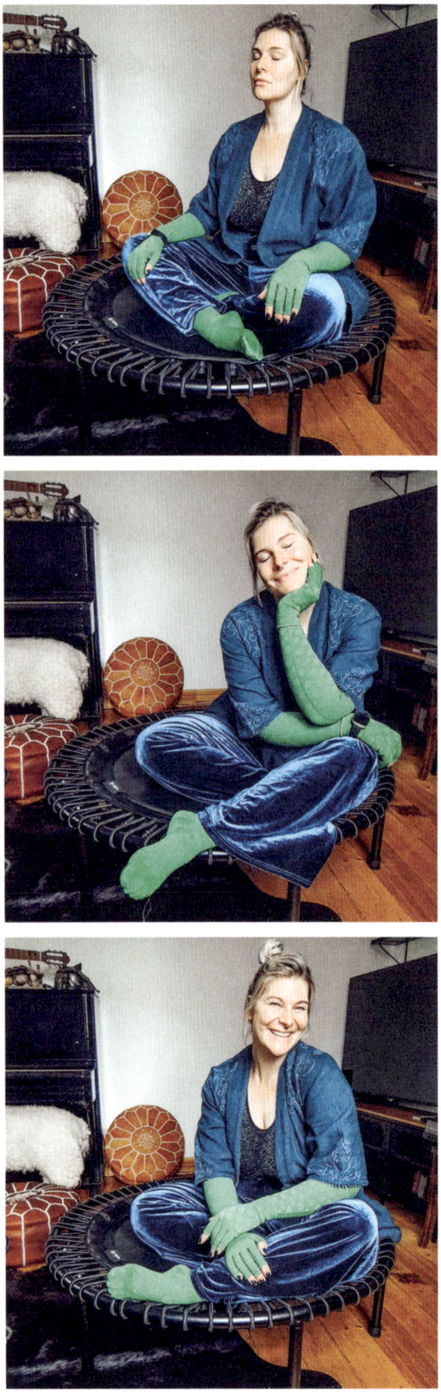

meine Fortschritte besser verfolgen zu können, habe ich mir meine erste Fitnessuhr zugelegt – eine Anschaffung, die ich dir nur wärmstens empfehlen kann. Denn sie zeichnet nicht nur deine Sporteinheiten auf, sondern zählt auch deine Schritte. Setze dir einfach ein Ziel, das du jeden Tag erreichen möchtest (üblich sind zum Beispiel 10.000 Schritte, aber das hängt natürlich von deiner körperlichen Verfassung ab) und schon hast du einen ganz anderen Zugang zu deinem Alltag. Vielleicht motiviert dich die Anzeige, spontan einen Weg zu gehen, den du sonst gemieden hättest, oder du drehst eine Extrarunde, um die Schritte zu erreichen.

Meine Fitnessuhr hat mich damals besonders motiviert, weil ich damit einen Trainingsplan mit individuellen Zielen erstellen konnte. Ich habe mir einfach vorgenommen, für einen Halbmarathon zu trainieren, und das Programm hat die vorgeschlagenen Trainingseinheiten in meinen Kalender eingetragen. Plötzlich hatte ich feste Termine für meinen Sport, die ich auch einhalten wollte. Schließlich waren es Verabredungen mit mir selbst, und wenn ich mich verabredete, wollte ich auch zur Verabredung erscheinen. Probiere es aus und trage feste Termine in deinen Kalender ein, die du auch verbindlich einhältst!

Damit das klappt, solltest du herausfinden, ob du die Trainingseinheiten gleich

Versuche so gut es geht, deinen Sport in deiner Kompressionsversorgung zu absolvieren.

morgens absolvieren kannst. Nach einem anstrengenden Tag hat man abends oft keine Kraft mehr und lässt den Termin eher ausfallen als morgens. Außerdem ist es verrückt, wie frisch man in den Tag startet, wenn der Körper schon auf Hochtouren läuft.

Wenn deine Sporteinheit abends stattfindet, nimm deine gepackte Sporttasche mit zur Arbeit und mach keinen Umweg nach Hause und schon gar nicht aufs Sofa. Die Couch ist eine Falle und macht es dir doppelt schwer, dich nach einer kurzen Pause wieder aufzuraffen. Geh lieber direkt von der Arbeit zum Sport und entspanne dich danach frisch geduscht mit dem, was dir guttut.

Du hast dich mit einer Freundin verabredet, aber sie kann überraschenderweise nicht? Dann trainiere einfach alleine und halte für diesen Fall einen Plan B bereit, falls es sich um eine Mannschafts- oder Partnersportart wie Badminton oder ähnliches handelt.

Ich hätte niemals gedacht, dass ich einmal beim Frankfurt Marathon mitlaufen würde. Sag niemals nie!

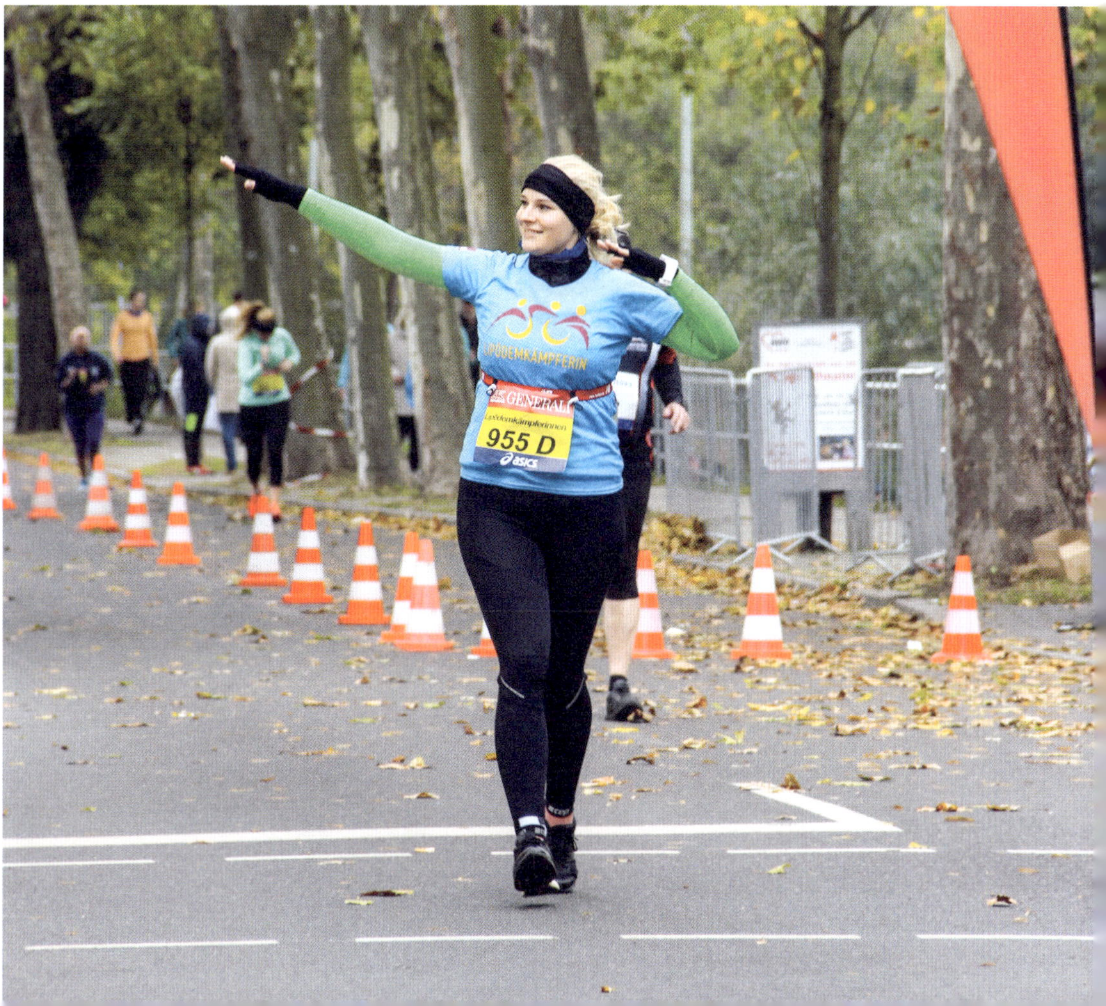

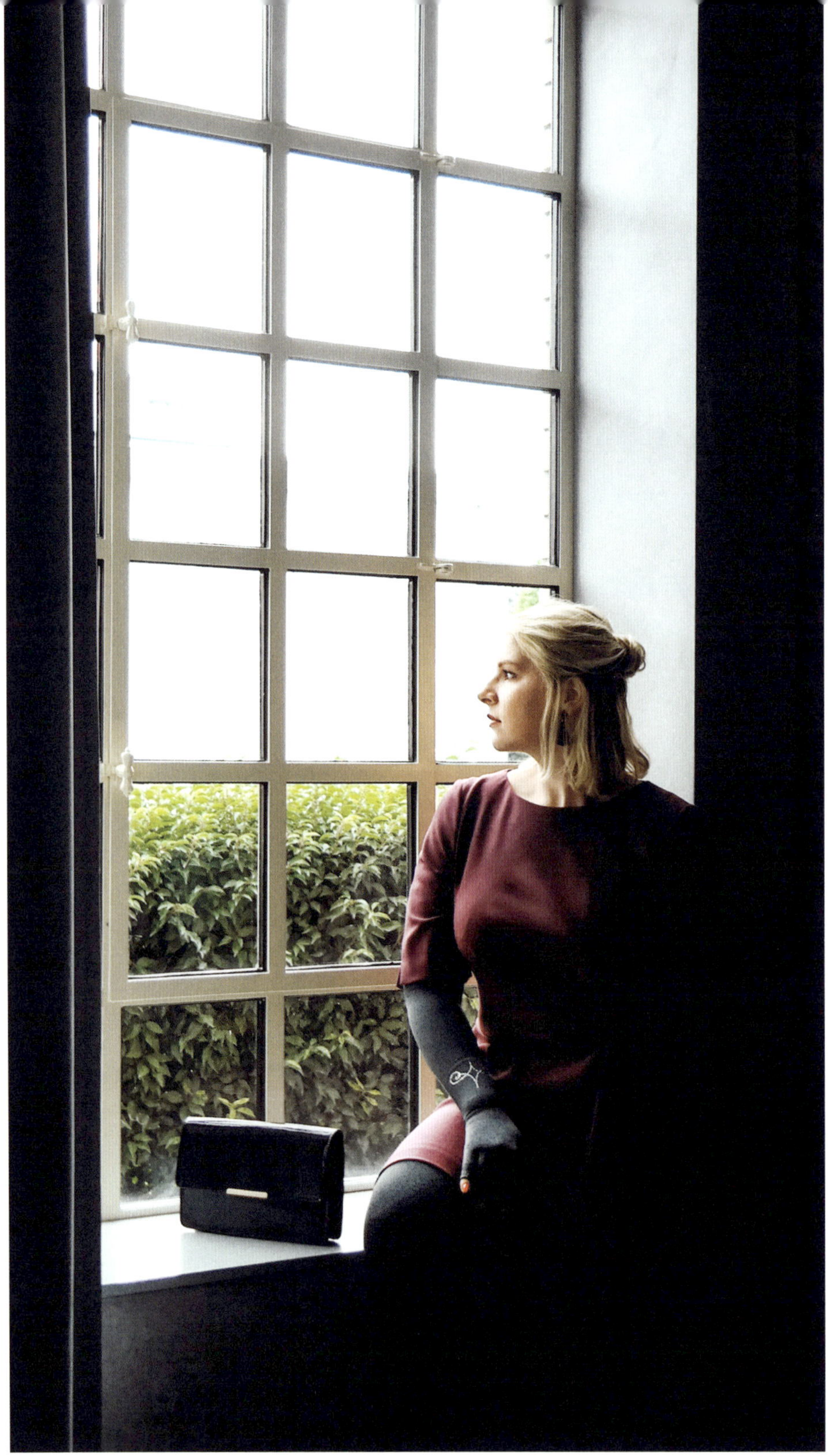

Schmerzmanagement – Was kann deine Lipödem-Schmerzen lindern?

Chronische Schmerzen haben meistens nicht nur biologische, sondern auch psychische und soziale Ursachen. Sie sind etwas ganz Individuelles, denn diese drei Faktoren sind eng miteinander verknüpft und wirken sich bei einer Dysbalance unterschiedlich auf das Schmerzempfinden aus.

Jede Flachstrick-Heldin hat eine andere Ausgangslage und damit ein anderes Schmerzempfinden, eine andere Belastungsgrenze. Was für mich auf der Schmerzskala von 1 bis 10 eine 3 ist, kann für dich eine 7 sein.

Auf der biologischen Ebene liegt beim Lipödem eine genetische Ursache zugrunde. Die Schmerzursache ist zwar noch nicht vollständig geklärt, jedoch liegt eine akute Erkrankung vor. Die daraus resultierenden Schmerzen sorgen für eine psychische Beeinträchtigung und fördern erschwerte Umstände, unter denen du sie ertragen musst. Verzweiflung, Frustration, Hilflosigkeit – kein guter Nährboden für eine starke Resilienz.

Der soziale Faktor kann das Vermeiden von Situationen sein, in denen du dich besonders verletzlich fühlen würdest. Seien es vermeintliche Blicke beim Schwimmen oder Essengehen, Besuche bei der Familie, die mit schlauen Sprüchen nur so um sich werfen, dass du doch einfach nur mehr Sport machen müsstest, oder in der Stadt mit Freunden bummeln und feststellen, dass du keine Kleidung findest, in der du dich wohlfühlst. Schmerz kann dich isolieren und dazu führen, dass du dich unverstanden fühlst. Er frisst dich auf und verfälscht dein Wesen immer mehr, je länger dieser Zustand anhält [2]. Es ist also denkbar schwer, pauschale Schmerzkiller aufzulisten, die für alle gelten. Ich versuche jedoch, alle meine Erfahrungen und die der Community, sowie die der Fachliteratur für dich kurz herunterzubrechen.

Schmerzen sind bei aller Grausamkeit dennoch ein faszinierendes Thema. Die multimodale Schmerztherapie, das bedeutet, dass der Schmerz von allen relevanten Seiten behandelt wird, sehe ich langfristig als sinnvollste Herangehensweise [2]. Ich erinnere mich hierbei gerne an meinen Zustand vor und nach der Psychotherapie, welche mich nachhaltig für mein Leben lang prägte. Hätte ich diese psychische Stärke nicht erhalten, ein starkes soziales Umfeld gepflegt und meine Freundschaft mit der konservativen Therapie gemacht, wäre ich nicht die starke Sprotte geworden, die ich heute bin. Lass uns aus dir mindestens ein genauso starkes Mitglied der Sprottenflotte machen!

LIEBE ANNA, KANN MAN SCHMERZMITTEL GEGEN LIPÖDEM-SCHMERZEN EINNEHMEN?

Die Einnahme von Schmerzmitteln gegen das Lipödem ist nicht ratsam. Die üblichen Medikamente, die bei anderen Schmerzen eingenommen werden, sind leider nicht in der Lage, die durch das Lipödem verursachten Schmerzen zu lindern. Auch Entwässerungstabletten sind bei diesem Krankheitsbild nahezu wirkungslos.

Kann medizinisches Cannabis bei Lipödem verschrieben werden?
Ich habe Patientinnen, die beschreiben, dass ihnen das CBD-Öl gut hilft, und ich glaube, dass die Schmerzlinderung durch die Förderung der Entspannung erreicht werden kann. Schon Queen Victoria hat vor 150 Jahren Cannabis gegen ihre Menstruationsbeschwerden geraucht. Beim Lipödem gibt es dazu keine Studien, aber eine Akupressur-Matte, die bestimmte Punkte auslöst und so in eine tiefe Entspannung versetzt, hat die gleiche Wirkung und kann auch sehr gut helfen.

Ob mit psychischer Begleitung, gezielter Ernährung, Medikamenten, Massagen oder Hilfsmitteln – betrachte dein Schmerzmanagement als bunte Spielwiese (ich weiß, das ist nicht leicht) und probiere dich mit Offenherzigkeit durch sämtliche Möglichkeiten, die sich für dich ergeben. Finde Methoden, die dir langfristig Entlastung bieten und an schweren Tagen Hoffnung spenden.

Halte mich jetzt nicht für verrückt, aber unterschätze hierbei auch nicht die Magie des Glaubens und des Placebos. Wirklich wahr, es gibt spannende Beobachtungen zur Wirkung von Maßnahmen, die die Medizin nicht so recht erklären kann, die je-

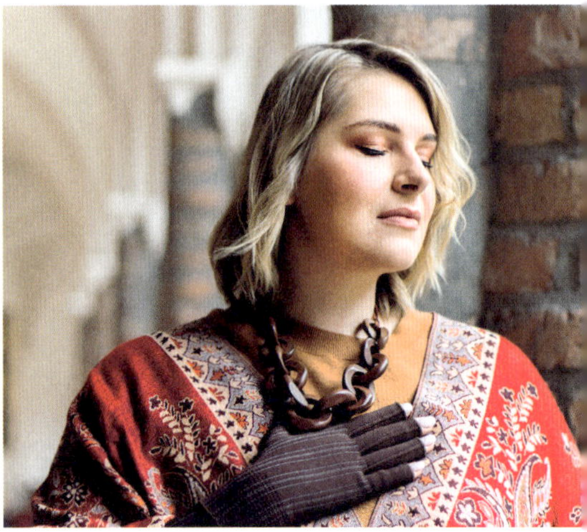

Je besser du den Stress im Alltag abbaust, desto besser bewältigst du schwierige Schmerzmomente.

doch schlichtweg spürbare Erfolge beim Patienten erzielten [3].

DRUCK ALS SCHMERZLINDERNDER HELFER

Zur vorbeugenden, täglichen Schmerzlinderung ist das Tragen der Flachstrick-Kompression für mich am effektivsten. Durch den Druck von außen werden meine Schmerzen deutlich gelindert. Aber auch durch Bewegung im Wasser kann ich richtig harte Schmerztage in gute Tage verwandeln. Ob Aqua-Jogging, -Walking oder -Zumba – auch wenn es im Becken von außen vielleicht komisch aussieht, sind die Bewegungen schonend, aber effektiv. Der Wasserdruck tut sein Übriges und so werden alle Zellen im Gewebe ordentlich durchgeschüttelt und mobilisiert.

Wenn du ein IPK-Gerät von der Krankenkasse bewilligt bekommen hast (was das ist, erfährst du auf Seite 96), dann kann dir eine Sitzung darin auch sehr guttun.

UNTERSTÜTZUNG AUS DER NATUR

Nicht zu vernachlässigen sind pflanzliche Wirkstoffe, die – richtig eingesetzt – auch in schmerzhaften Tagen kleine Wunder wirken können:

- Arnika wirkt u.a. entzündungs- und schmerzhemmend, durchblutungsfördernd und antiödematös. Du kannst es als Gel, Salbe oder Tinktur äußerlich auftragen.
- Brennnessel lässt sich sowohl als Tee, als auch als Kapseln einnehmen und wirkt schmerzstillend, entzündungshemmend und harntreibend. Achtung, bitte nicht damit übertreiben, sonst trocknest du aus.
- Ingwer wirkt antientzündlich, schmerzstillend und entkrampfend. Ich trinke ihn am liebsten als Tee oder roh gebissen aus der Knolle. Das ist eher was für harte Flachstrick-Heldinnen, dafür geht im Verzehrprozess am wenigsten verloren.
- Hagebutte in Pulverform wirkt entzündungshemmend und schmerzstillend, sogar auch leicht entwässernd. [4]

Generell sollte man bei Fertigpräparaten immer skeptisch sein und die Kompetenz des Herstellers genau prüfen. Ich selbst habe mich nach reiflicher Überlegung für die Produktlinie Dr. Lipp entschieden und bin bisher nicht enttäuscht worden. Auch hier sollte man, wie bei der Ernährung, einen Testzeitraum von ca. 2 Monaten einplanen. Danach kann man das Präparat einmal absetzen und in sich hineinspüren, ob man eine Verschlechterung feststellen kann. Es gibt Wirkstoffe, die eher vorbeugend als aktiv wirken und deren Wirkung nicht nur durch Intuition, sondern auch durch Studien belegt ist.

CIAO STRESS

Verschiedene Hilfsmittel wie Akupressur-Matten, Gewichtsdecken oder Achtsamkeitsübungen können den Schmerz zwar nicht direkt beeinflussen, aber eine tiefe Entspannung bewirken, die dich belastbarer macht. Diese Belastbarkeit kann dir helfen, die Symptome besser zu ertragen und Verspannungen im Körper zu lösen.

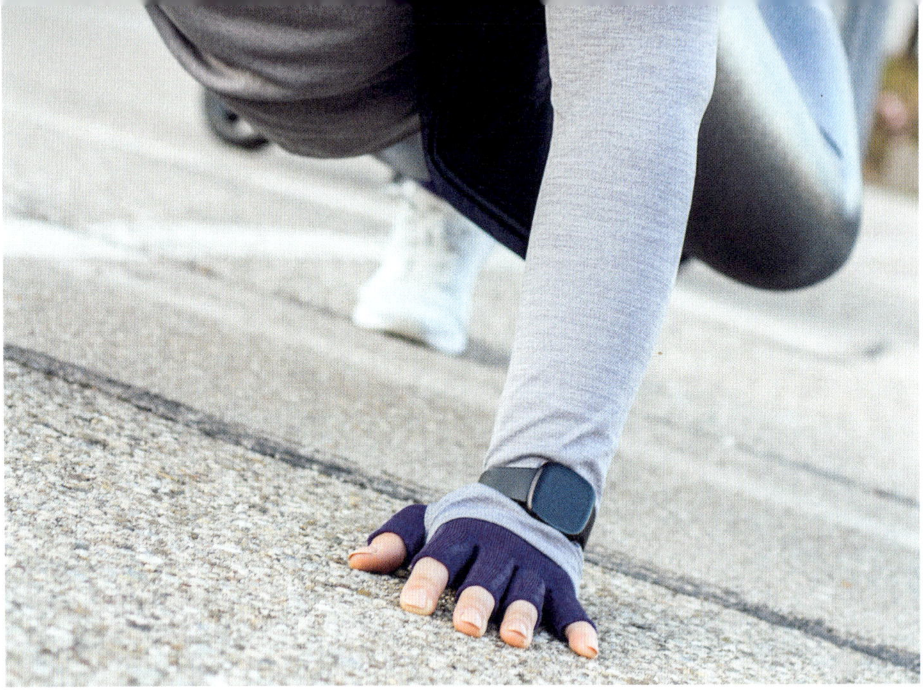

Baue kleine Bewegungseinheiten in den Alltag ein, z. B. beim Gassi gehen, wenn das Teewasser kocht oder du dich vor der Steuererklärung drücken willst.

WUNDERWAFFE BEWEGUNG

Je nach Ursache der Schmerzen kann ein wenig Bewegung viel bewirken. Nicht nur, um überschüssige Lymphflüssigkeit abzutransportieren, sondern auch, um deine Aufmerksamkeit von den Schmerzen abzulenken. Das ist eine schwierige, aber sinnvolle Aufgabe, denn zum einen hast du die Ablenkung von den Schmerzen dringend nötig, zum anderen hast du nicht wirklich Lust dazu, Sport zu machen.

In diesem Fall ist dein Unterbewusstsein ein mächtiger Freund. Es gibt gute Bücher darüber, wie du es trainieren kannst, damit es deine Entscheidungen, Gedanken und Gefühle beeinflusst – zum Guten oder zum Schlechten.

Und welche Bewegung tut dir jetzt gut? Kurz gesagt: Alles, was deinen Lymphfluss anregt und dir Spaß macht. Sei es ein Youtube-Workout, eine Hula-Hoop-Einheit mit deiner Lieblingsmusik auf den Ohren oder ein ausgedehnter Spaziergang mit einem spannenden Hörbuch.

> *Stell dir ganz fest vor, wie du dich nach diesen Bewegungsübungen viel besser fühlen wirst – sei absolut davon überzeugt. Du siehst dich lachend und glücklich, endlich die Schmerzen besiegt zu haben. Und danach schreibst du mir auf Instagram, wie gut diese Übung funktioniert hat und ich sage dir dann, wie stolz ich auf dich bin.*

Such dir etwas aus, das gute Laune garantiert und die grauen Gedanken aus deinem Kopf fegt. Auch wenn du dich danach

HORMONE: WECHSELJAHRE, VERHÜTUNG UND SCHWANGERSCHAFT

Die weiblichen Sexualhormone sollen einen entscheidenden Einfluss auf das Lipödem haben. Jede starke Veränderung im Hormonhaushalt, sei es eine Schwangerschaft, das Absetzen oder der Beginn der Verhütung mit der Pille, aber auch die Wechseljahre, können eine Verschlechterung der Symptome, sogenannte „Schübe", auslösen. Hier ist es wichtig, mit dem Frauenarzt offen über die Befürchtungen bezüglich der Auswirkungen auf das Lipödem zu sprechen. Lass dich über hormonfreie oder alternative Verhütungsmethoden beraten.

Während der Schwangerschaft hast du pro Trimester Anspruch auf eine neue Kompressionsversorgung mit Schwangerschaftsbauchteil, denn wenn der Bauch fleißig wächst, darf die Bestrumpfung den Weg nicht versperren. Es ist jedoch sehr wichtig, dass du sie trägst, da du in dieser Zeit sehr anfällig für Ödeme bist.

Ein weiteres wichtiges Thema, das selten angesprochen wird, ist die Angst vor dem Kinderwunsch. Das Lipödem ist vermutlich eine genetisch bedingte Erkrankung und kann nicht nur von Frauen, sondern auch von Männern vererbt werden. Wenn du dich für Nachwuchs entscheidest und Angst hast, das Lipödem zu vererben, denke immer daran, dass dein Kind eine Flachstrick-Heldin zur Mutter hat und du eventuelle Veränderungen frühzeitig erkennen und darauf reagieren kannst.

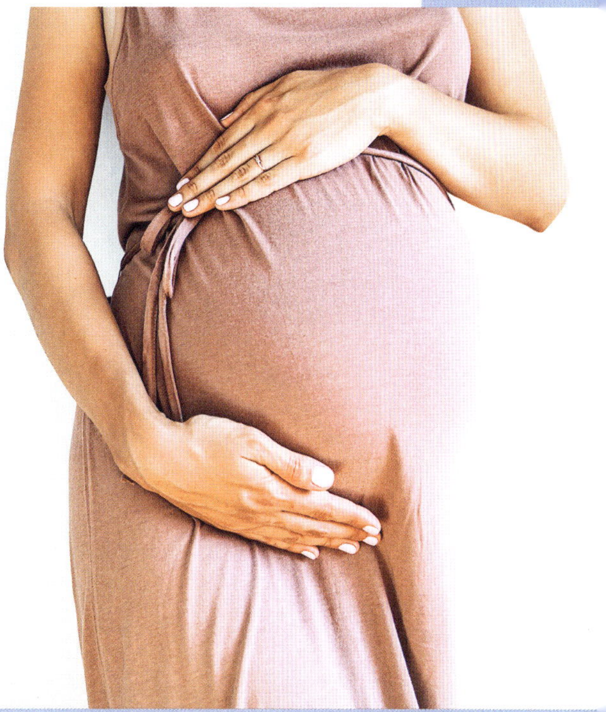

LIEBE ANNA, WELCHE ERKENNTNISSE GIBT ES IN DER LIPÖDEM-FORSCHUNG ZUM THEMA HORMONE?

Diese Frage kann ich kurz beantworten: leider überhaupt keine, zumindest keine eindeutigen. Österreichische Forschungsgruppen haben zwar Hormonuntersuchungen durchgeführt und bei der Untersuchung der Östrogen-Unterrezeptoren von Lipödem-Patientinnen keine Veränderungen im Vergleich zu gesunden Frauen feststellen können (7). Das bedeutet, dass die Hormone und nicht die Rezeptoren der einzige vermutete Faktor sind, der das Lipödem erklären kann. Während starker hormoneller Veränderungen des Körpers wie Pubertät, Schwangerschaft und Menopause wird eine Verschlechterung beobachtet, aber bewiesen ist diese Hypothese noch nicht.

Eine italienische Forschungsgruppe hat 2020 beobachtet, dass sich in den Fettzellen von Lipödem eine Progesteron-Anreicherung findet, was wiederum gegen die viel diskutierte Östrogendominanz sprechen würde (8). Wenn Östrogene oder Gestagene die entscheidende Rolle spielen, wäre die Lösung in Form einer Pille fast zu einfach. Möglicherweise sind nicht die Sexualhormone, sondern andere Hormone, zum Beispiel Stresshormone oder Schilddrüsenhormone die Auslöser. Das muss weiter erforscht werden. Knapp 44 % aller Lipödem-Patientinnen (9) haben eine gestörte Schilddrüsenfunktion. Die Zeiten des hormonellen Umschwungs sind möglicherweise auch Zeiten des sozialen Umschwungs und der Veränderung des Cortisol-Haushalts. Ich glaube persönlich, dass es viel komplexer ist, als wir denken.

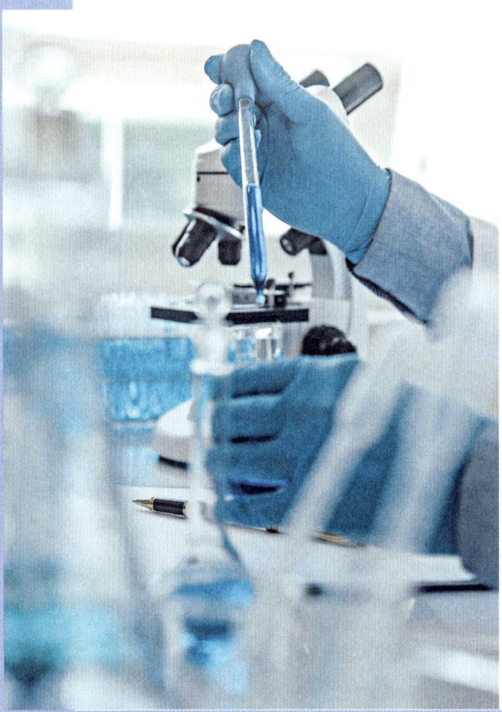

nicht besser fühlst, wirst du mit dem Tag zufriedener sein, als wenn du keine Maßnahmen ergriffen hättest. Du hast dein Bestes gegeben, etwas für dich getan und auch ausprobiert, worauf der Schmerz reagiert und worauf nicht. Das sind wichtige Erkenntnisse, die dir beim nächsten Mal helfen können.

ALKOHOL VERMEIDEN

Das Gläschen Wein, das Feierabendbier oder die Flasche Sekt zum Mädelsabend – Alkohol spielt in unserer Gesellschaft eine spürbare Rolle, obwohl er ein reines Zellgift ist. Ich selbst trinke ihn sehr gerne, aber schon am nächsten Tag rächt er sich tief im Gewebe in Form von starken Schmerzen. Hast du das auch schon erlebt? Dann tut es mir sehr leid, dass ich dich um deinen Genuss bringen muss. Leider ist die flüssige gute Laune nicht nur für deinen Körper jedes Mal eine kleine Dosis Gift, sondern auch für deine Lipödemschmerzen. Aber warum ist das so?

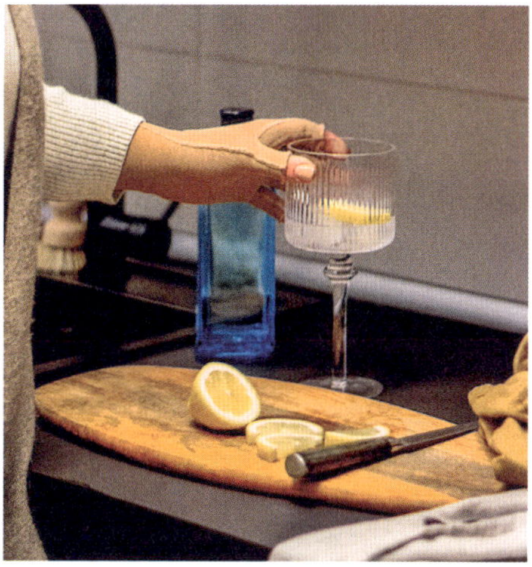

Alkohol ist leider wirklich keine gute Entscheidung und zum Glück gibt es immer bessere Alternativen.

LIEBE ANNA, KÖNNEN DIE LIPÖDEMSCHMERZEN DURCH ALKOHOL VERSTÄRKT WERDEN?

Meiner Erfahrung nach, ja. Ich selbst trinke fast keinen Alkohol mehr und wenn, dann nur wenige Schlucke zum Anstoßen bei besonderen Anlässen. Die Wirkung spüre ich leider schon am nächsten Tag in Form von Schwellungen. Viele Patientinnen reagieren ähnlich mit einer Schwellungsneigung, die wiederum zu vermehrten Schmerzen führt.
Der Verzicht auf Alkohol hat natürlich den guten Nebeneffekt, dass man gesünder und länger lebt und auch für seine Leber die beste Entscheidung trifft. Auch ohne eine entsprechende Studie vorlegen zu können, rate ich dringend davon ab, als Lipödempatientin Alkohol zu trinken.

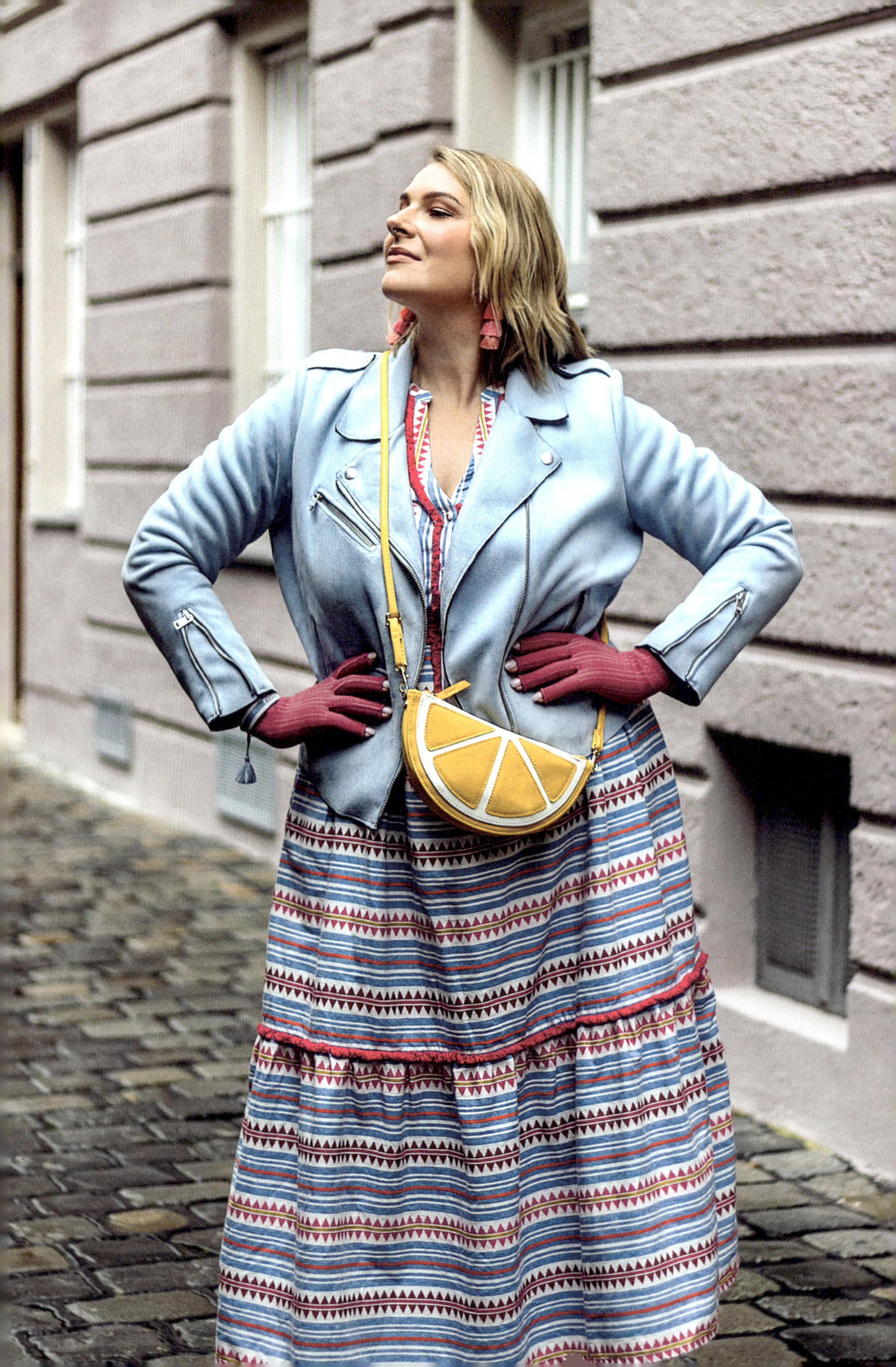

TEIL 4

DU BIST MEHR, ALS DEIN LIPÖDEM

... viel mehr

„Man kann die eigenen Grenzen nur feststellen,
indem man sie gelegentlich überschreitet.
Das gilt für jene, die man sich selbst setzt,
ebenso wie für jene, die einem andere setzen."

JOSEF BROUKAL

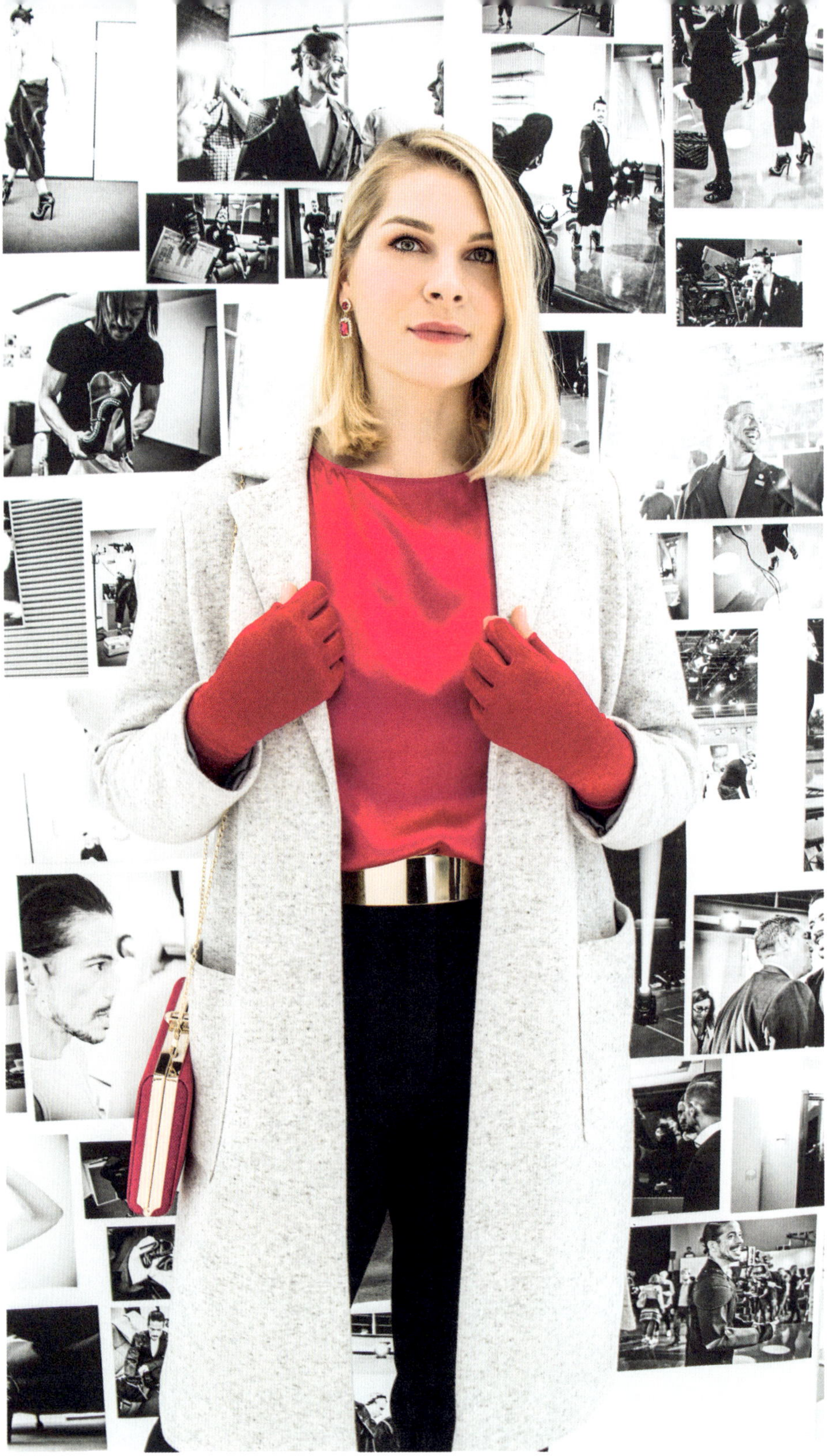

Finde neues Selbstbewusstsein

Du wurdest mit einem unerschütterlichen Selbstbewusstsein geboren und hast dich mutig allen Herausforderungen der Welt gestellt, ohne auch nur einen Moment an deiner Entschlossenheit zu zweifeln. Schönheitsideale?

Darüber hast du dir keine Gedanken gemacht, denn niemand konnte dir bisher einreden, dass irgendetwas an dir nicht „normal" sei. Es ist an der Zeit, dass wir gemeinsam diesen unbewussten Prozess des Selbstwertverlustes stoppen. Deine Psyche ist eine deiner mächtigsten Waffen im Selbstmanagement und gleichzeitig deine zerbrechlichste. Du kannst lernen, sie immer wieder zu schärfen.

Ich habe so viele Lipödem-Schwestern kennengelernt, die mir mit Tränen in den Augen und Unsicherheit im Gesicht ihre Geschichte erzählt haben. Oft ging mir dabei die Frage durch den Kopf: „Wer hat dir das angetan?

Das Lipödem, die schleichenden Veränderungen, die du an deinem Körper beobachtest, die Verunsicherung durch deine Mitmenschen – du hast viel zu ertragen und diese Belastungen hinterlassen Spuren auf deiner Seele. Ich weiß nur zu gut, wie sehr die verzerrte Selbstwahrnehmung dich nie zur inneren Ruhe kommen lässt. Ständig bist du auf der Hut, dass deine vermeintlichen Makel nicht auffallen, dass du nicht aneckst oder gar Aufmerksamkeit erregst.

Hast du schon einmal darüber nachgedacht, wann genau diese Unsicherheiten begonnen haben, in deinem Kopf Wurzeln zu schlagen und dein unbeschwertes Urvertrauen in deine Mitmenschen mit einem undurchdringlichen Dickicht zu überziehen? Kinder hinterfragen ihre Attraktivität, ihre Hautfarbe oder ihre Körperform nicht, es sei denn, es wird ihnen von außen eingetrichtert. Und genau in dieser Situation befindest du dich. In mühsamer Kleinarbeit und mit steter Regelmäßigkeit wurden dir Zweifel an dir selbst eingetrichtert, die du geglaubt hast, weil du es nicht besser wusstest.

Sagst du manchmal zu dir selbst: „Dicke Beine? Um Himmels willen, was sollen die Leute bloß bei ihrem Anblick denken?" Du bist mit dieser Unsicherheit nicht alleine. Fast jeder Mensch hat etwas an sich, das er lieber vor fremden Augen verstecken möchte. Wir zwei räumen jetzt mit diesen Hirngespinsten auf und befreien deine Eigenwahrnehmung von den Spinnenweben.

Leider spielen die Eltern und der Rest der Familie oft die tragischste Rolle bei der

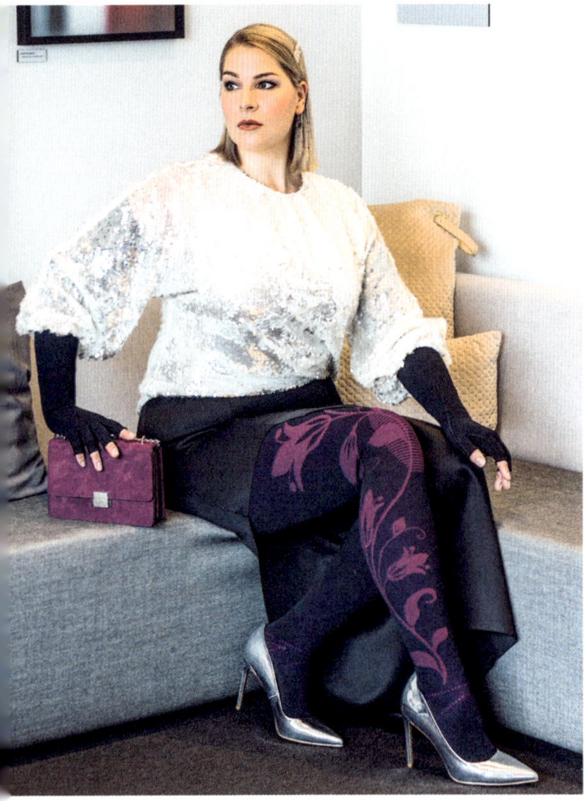

Ich war nicht immer so, wie auf diesen Bildern und „fertig" bin ich mit meiner Selbstwahrnehmung noch lange nicht.

Zerstörung deines Selbstvertrauens, denn ihr Wort wird lange Zeit für bare Münze genommen, nicht wahr? Auch die Umwelt scheut sich nicht, immer wieder auf Unregelmäßigkeiten im Äußeren hinzuweisen und zu urteilen. Aber dieses konstruierte Schönheitsideal, das sich jedes Jahrzehnt ändert, wer entspricht dem schon? Wir streben nach einem Vorbild, das es in der Natur kaum gibt. Wie soll man auf dieser Suche jemals ans Ziel kommen?

DER AUSSTIEG AUS DEM DUNKLEN GEDANKEN-KREISLAUF

Wir können das Lipödem noch nicht heilen. Aber eine der größten Aufgaben in deinem neuen Leben mit Lipödem kann es sein, dich selbst nicht zu verlieren und nur noch die Krankheit zu sehen. Nach und nach verdunkelt sich deine Gedankenwelt und damit auch deine Seele. Kaum hast du deine Situation voll erfasst, gerätst du in eine negative Gedankenspirale, aus der du allein keinen Ausweg mehr findest. Hoffentlich hast du nichts gegoogelt. Je länger dieser Zustand anhält, desto schwieriger wird es auch für deine Umwelt, zu dir durchzudringen – ein Teufelskreis, dem wir beide entschlossen die Stirn bieten werden.

Raus aus der Opferrolle, rein in den Prozess

Der Schmerz ist unsichtbar und gerade das macht es so schwer. Nicht jedes Lipödem bedeutet „dicke Beine" und schnell wird man als schlanke Betroffene von Ärzten und Umwelt nicht ernst genommen. Man müsse ja nur etwas mehr Sport treiben. Aber auch ein Stadium I an dünnen Beinen kann genauso schmerzhaft sein wie ein Stadium III an ausgeprägten Beinen. Ähnlich ergeht es adipösen Kämpferinnen, die oft nur als „zu dick" abgestempelt werden. Egal was passiert, die Opferrolle bringt dich keinen Zentimeter weiter. Kommen dir diese Gedanken bekannt vor?

- Ich weiß nicht, ob ich je wieder Freude empfinden kann.

BEFREIE DICH VOM DICKICHT – ZEIT, DIE MACHETE ZU SCHWINGEN

Reflektiere einmal für dich selbst, ob du dich erinnerst, welche Menschen was zu dir gesagt haben, was du schon dein ganzes Leben mit dir herumträgst. Lass uns diesen Menschen gemeinsam einen Brief schreiben.

Liebe/-r ____________________ ,

weißt du noch, als du gesagt hattest, ____________________________________

____

Ich muss dich korrigieren, denn du hattest kein Recht, über mein Aussehen zu urteilen und mich damit zu verunsichern. Viel zu lange habe ich dir damit Macht über mich gegeben, die ich nun zurückfordere.

Ich wünsche dir und mir alles Gute.

Viele Grüße,

____

Schließe für einen Moment die Augen und stelle dir alles, was deinem positiven Körpergefühl im Wege steht, als unbezwingbares Dickicht vor. Setz dir den schicksten Indiana-Jones-Hut auf, zücke die Machete und lass sie beherzt in das giftige Wurzelgeflecht sausen.
Zu breite Beine? Wer weiß, wie viele Hunderttausend Kilometer sie mich schon durchs Leben getragen haben?
Zu breite Schultern? Auf denen lastet die ganze Verantwortung für mein Leben!
Zu dick, zu dünn, zu groß, zu klein? Ich bin einzigartig, ich bin liebenswert, ich bin unglaublich lustig und ich kann richtig gut Mau Mau!

Brauchst du es haptischer? Nimm ein Stück Papier, schreibe alles auf, was dir an dir nicht gefällt oder was andere an dir infrage stellen, und zerschneide es. Zerreiße es, fahre mit dem Auto darüber, verbrenne die Schnipsel und wirf die Asche ins Klo. Auf Wiedersehen, Selbstzweifel! Ihr seid hier nicht länger willkommen.

DAS ALLES BIST DU!

Eine der wichtigsten Lektionen, die du von nun an regelmäßig üben solltest: Du bist viel mehr als deine Beine und Arme. Wenn es dir schwerfällt, das zu erkennen, habe ich eine tolle Übung für dich. Sie funktioniert immer!

Bitte einen lieben Menschen, dir zu sagen, was ihm als Erstes einfällt, wenn er an dich denkt. Du wirst erstaunt sein, was ihm alles einfällt und welches Wort ihm nie in den Sinn kommen wird. Richtig, Lipödem! Deine Mitmenschen würden sicher sagen, dass du eine gute Köchin bist, ein schönes Lächeln hast, immer alle zum Lachen bringst oder die beste Zuhörerin der Welt bist. Wenn andere dich nicht über deine Krankheit definieren, kannst du das gerne glauben und für dich adaptieren.

Trage hier ein, welche Eigenschaften alle fielen:

____

____

____

- Keiner nimmt mich ernst.
- Warum bloß ich?
- Mit diesen Schmerzen werde ich kein gutes Leben mehr führen können.
- Das Lipödem ist stärker als ich.
- Es gibt keinen Ausweg, ich bin ein hoffnungsloser Fall.

Bei jedem dieser falschen Glaubenssätze würde ich dich am liebsten in den Arm nehmen und dir die Lösung ins Ohr flüstern, während du für eine Sekunde die ganze Last von deinen Schultern wirfst. Stell es dir nur für einen Moment vor, lass alles los und wenn die Tränen kommen, kämpfe nicht dagegen an. Du bist in guten Händen und ich fange dich auf.
Liebe Kämpferin, ich weiß, wie du dich fühlst. Ich kenne diesen Punkt und ich sage dir, du bist nicht allein. Wir schaffen das gemeinsam und es ist in Ordnung, dass du dich jetzt so fühlst. Es wird bes-

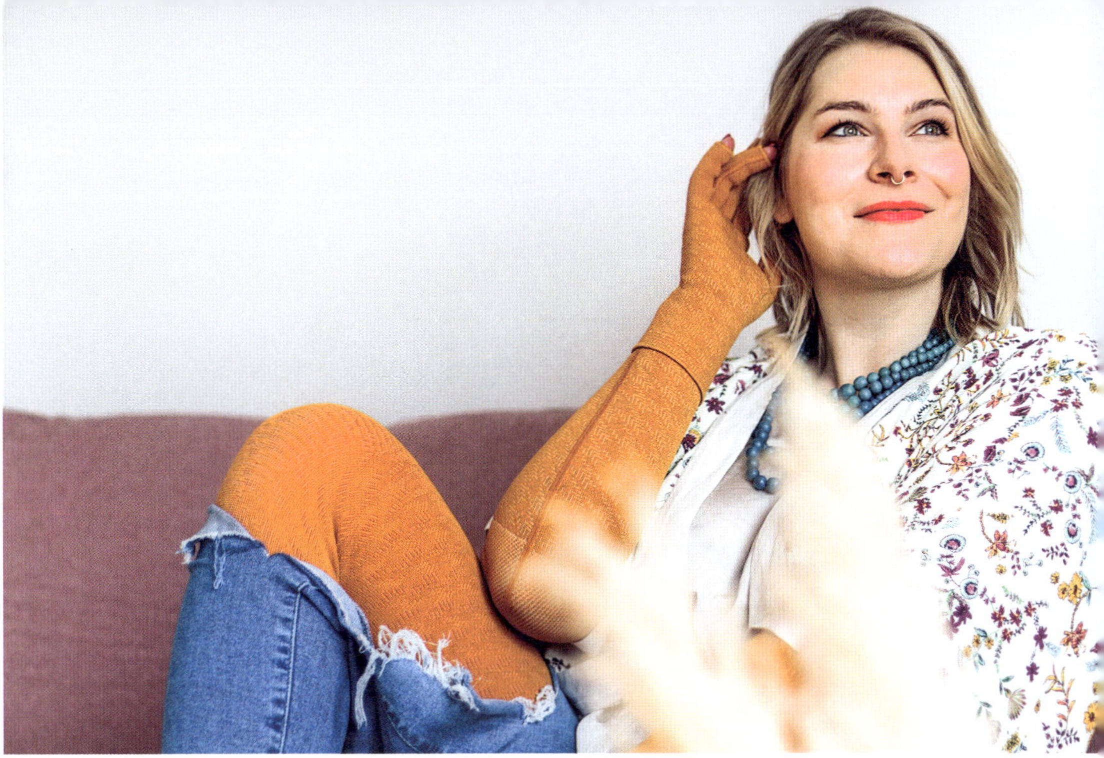

Erinnerst du dich an die Zeit, in der du noch vor Glück gestrahlt hast? Nein? Dann wird es Zeit, dein Strahlen wiederzufinden.

ser werden, das verspreche ich dir. Denn was wäre das Glück wert, wenn du es jede Sekunde deines Lebens spüren könntest? Ich war schon so oft an diesem Punkt, an dem mir heiße Tränen über die Wangen liefen und die Aussichtslosigkeit mich zu verschlingen versuchte. Der Schmerz ist unerträglich, sich seines Körpers und seiner Kraft nicht mehr bewusst zu sein und völlig hilflos, ja überfordert in sich zusammenzufallen.

In diesem Moment erinnere ich mich immer wieder daran, dass es keine Höhen ohne Tiefen gibt. Sie müssen kommen, diese schweren Momente, die die glücklichen so unendlich wertvoll machen. Das Wichtigste ist, dass Höhen und Tiefen ein Ende haben.

Sobald man diesen Zustand voll akzeptiert hat, als Scheißphase, kann es nur noch bergauf gehen. Also schnell das Lipödem und alles Böse verflucht und wieder aufgestanden. Jetzt heißt es, aus der Verzweiflung den Trotz zu schöpfen, den es braucht, um dem Lipödem die Stirn zu bieten. Wisst ihr was, ihr Lipödem-Fettzellen? Jetzt erst recht!

Waffenstillstand mit dem eigenen Körper vereinbaren

Als Lipödem-Patientin ist es fast unvermeidlich, in einer gewissen Ablehnungshaltung gegenüber den betroffenen Körperpartien zu leben, sie sogar zu hassen und zu verachten. Als Grundlage für eine Veränderung der Denkweise ist jedoch ein Waffenstillstand mit dem Körper notwendig.

Du musst nicht spontan in Selbstliebe verfallen, das ist auch zu viel verlangt. Ja,

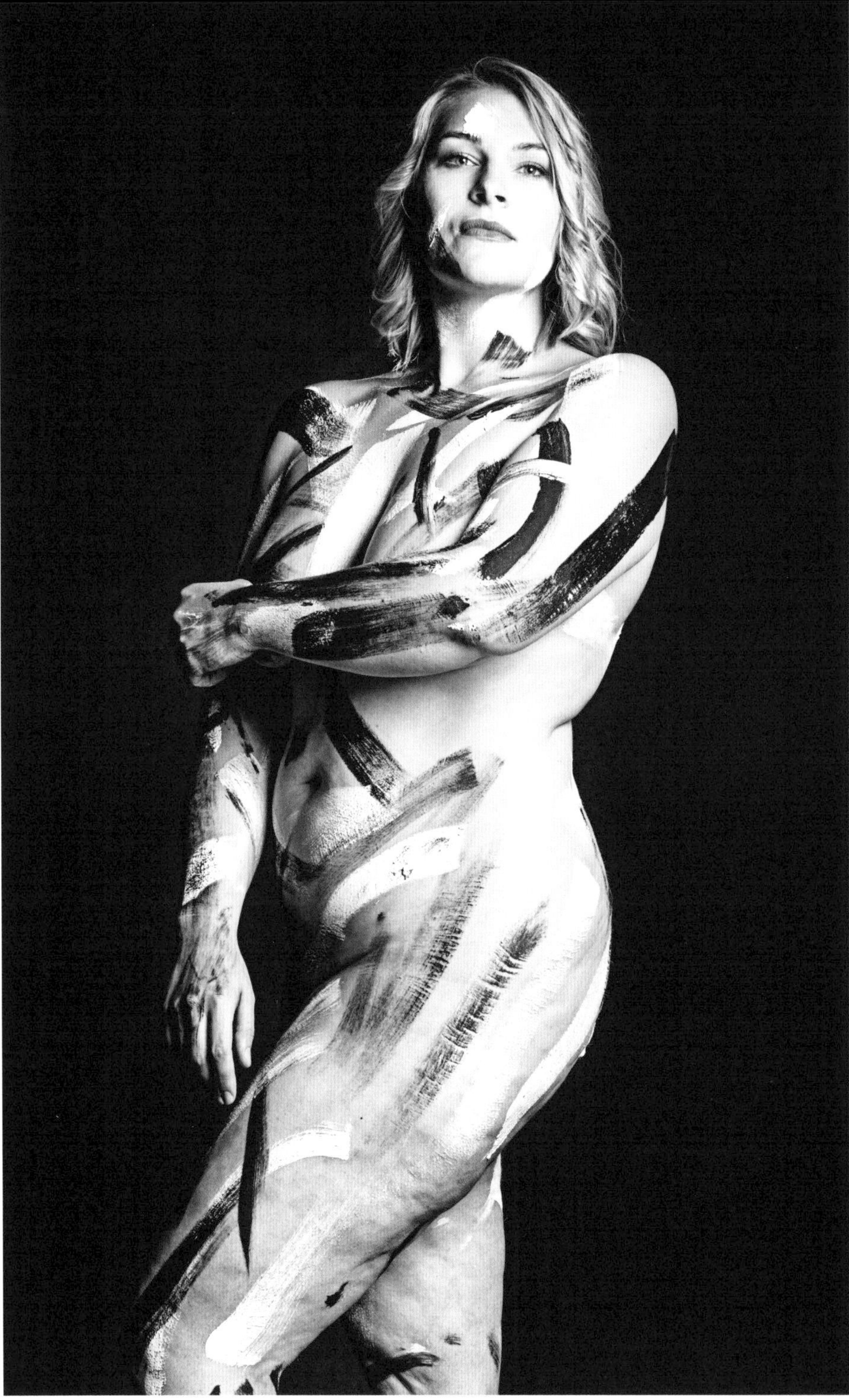

Dieses Bild war für mich ein Augenöffner. Zunächst erkannte ich mich selbst gar nicht, dann kam ich aus dem Staunen nicht mehr heraus. So sehen mich andere? Naja, eher selten. Aber du weißt, was ich meine.

DEIN KÖRPER VS. ANDERE KÖRPER

Ist dir schon einmal aufgefallen, wie du andere Körper im Vergleich zu deinem eigenen wahrnimmst? Du bist immer viel kritischer, wenn es um dich selbst geht, aber die Dellen, Rundungen und vermeintlichen Schönheitsfehler, die du bei anderen siehst, fallen dir nie so auf wie bei dir selbst. Vielleicht merkst du jetzt schon, worauf ich hinaus will.

Wechsle einmal die Perspektive. Versuche, dich mit den Augen anderer wahrzunehmen. Auch hier kann es helfen, deinen Körper aus der Sicht einer Freundin oder eines Freundes zu beschreiben. Bitte eine liebe Seele, diese Übung mit dir zu machen und scheue dich nicht zu fragen. Jeder, der dich schätzt, wird dir gerne zeigen, wie du auf andere wirkst. Wahrscheinlich wirst du Augen machen!

Du bist zuerst dran. Schreibe auf, was dir am Körper deiner Freundin oder deines Freundes auffällt:

____

____

____

Und nun notiere, was der anderen Person an dir besonders auffällt:

____

____

____

Nimmst du sie gerne wahr, bewunderst du sie für ihre Stärke, lässt du sie auf dich wirken und entdeckst du die Geschichten, die ihre Narben und

Auf der nächsten Seite geht es weiter ⟶

Formen erzählen? Vielfalt ist etwas Wunderbares und sollte immer bewundert und akzeptiert werden.

Noch ein wichtiger Impuls: Glaube, was man dir über deinen Körper sagt. Es sei denn, es ist böse, dann natürlich nicht. Denn an einem Körper ist nichts Verachtenswertes. Er ist, wie er ist, und das macht ihn real, liebenswert und existent. Es gibt nichts, wofür man sich schämen müsste, und es gibt mehr Schönheit in ihm, als man selbst sehen kann. Wenn bei dieser Übung etwas Besonderes, Wohlwollendes und Liebenswertes geschieht, umso besser. Du darfst es uneingeschränkt glauben und einfach „Danke" sagen. Wenn nicht, zeige dem Menschen, wo die Tür ist.

Selbstliebe ist in aller Munde, aber jedes Mal, wenn ich es höre, stimmt es mich nachdenklich. „Bedingungslose Liebe" ist so blind und unkritisch, dass ich mir den Schuh am liebsten gar nicht anziehen würde. Nur weil es an mir oder in mir ist, heißt das nicht automatisch, dass es so bleiben muss oder soll.

Das Leben ist zu kurz, um im Krieg mit sich selbst zu stehen.

Muss man sich denn unbedingt selbst lieben? Reicht es nicht, sich einfach zu akzeptieren und eine Tür zur Verbesserung offen zu halten? Wie wäre es mit Frieden, Waffenstillstand oder innere Ruhe einkehren lassen als großes Ziel?

Selbstliebe für die Seele – Faszination für den Körper

Akzeptiere deinen Körper, aber liebe deine Seele, deinen Charakter. Sicher, es gibt Makel, die du nicht mögen musst, aber du kannst dich diesen Schwächen stellen und versuchen, dich zu verbessern. Sie zu kennen und zu registrieren ist schon der erste richtige Schritt.

Du musst nicht vor Euphorie in deine Speckrollen kneifen und dir auf den Hintern hauen können, um mit dir im Reinen zu sein. Du musst dir dein Übergewicht auch nicht schönreden, wenn es dich nicht glücklich macht. Es sei denn, es ist dir einfach egal. Jedes Gefühl ist in Ordnung, weil es deins ist.

Akzeptanz ist nicht so hoch gehängt wie das Wort „Liebe". Akzeptanz bedeutet, dass man sich damit abfinden kann, wie es ist und darauf aufbauen kann. Es ist das Gleichgewicht, das wir finden sollten, nicht die Euphorie, die viel mehr Energie benötigt, um genährt und aufrechterhalten zu werden.

Balance bedeutet Ruhe, Entspannung für den Geist. Nicht ständig darüber nachzu-

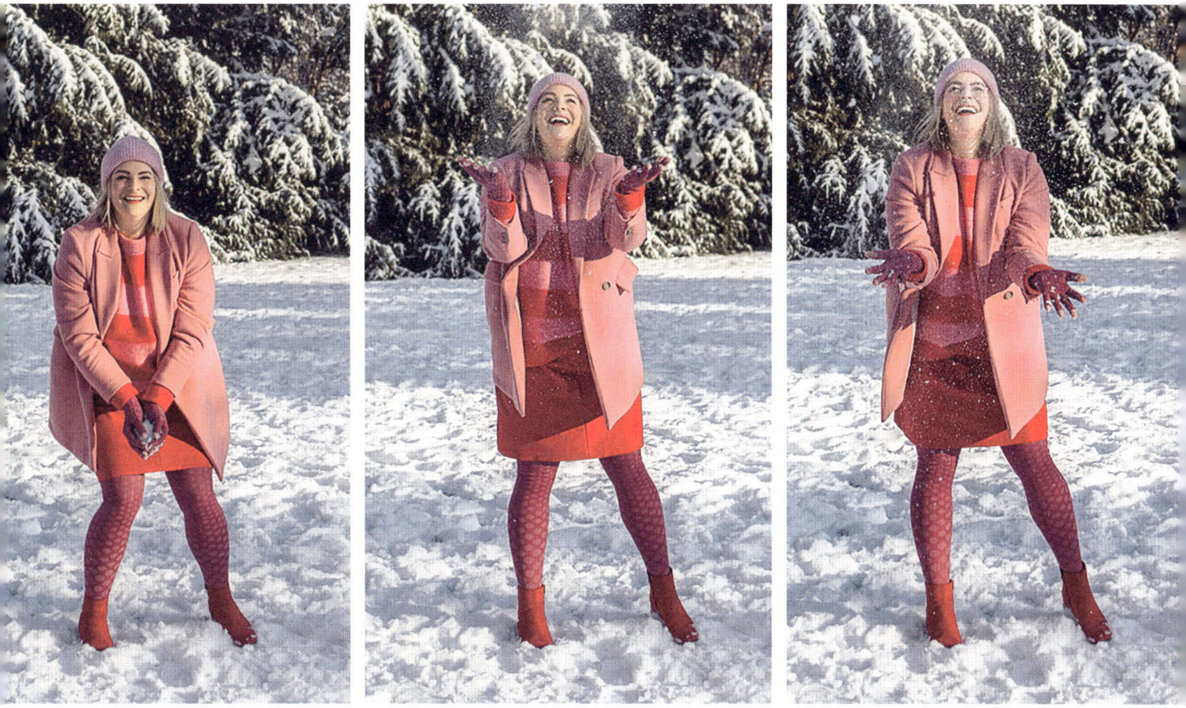

Die Kompression ist nicht dein Feind. Schließlich ist es ein Rollstuhl, eine Brille oder eine Prothese ja auch nicht, oder?

denken, ob die anderen sehen könnten, dass du zehn Kilo mehr auf den Hüften hast als letztes Jahr. Denen ist es egal, also sollte es dich jetzt auch nicht daran hindern, so sein zu dürfen. Es geht nicht darum, wieder mehr Gewicht zu haben, sondern darum, wie es nach außen wirkt. Ich für meinen Teil möchte irgendwann Normalgewicht erreichen, das war schon immer mein großer Wunsch. Ich weiß, dass ich dieses Ziel eines Tages erreichen werde und dass es sich gelohnt haben wird, es zu tun.
Bis dahin behandle ich meinen Körper mit Respekt, meine Seele wie einen Schatz und hebe mir meine Euphorie für die Menschen da draußen auf, die genau das in mir auslösen, wenn sie mir sagen:
„Du bist wundervoll, genauso wie du bist. Weil du eben du bist."

FRIEDEN MIT DER KOMPRESSION SCHLIESSEN

Das Tragen von Flachstrick-Kompression stellt für viele Kämpferinnen manchmal eine große Herausforderung dar. Denn oft spielen nicht nur die Farben, sondern auch viele psychische Faktoren bezüglich Selbst- und Fremdwahrnehmung sowie Körpergefühl eine entscheidende Rolle.

Vielleicht denkst du, dass ich so therapietreu bin, dass ich seit Jahren mit einem breiten Lächeln im Gesicht fröhlich die Kompression trage und nie etwas anderes gemacht habe. Aber leider war es am Anfang auch für mich schwierig. Am Anfang habe ich mir nicht so viele Gedanken über die Beinversorgung gemacht. Es ist ja nur eine Strumpfhose und die kennt man ja schon. Aber die Versorgung der Arme hat mir viel mehr Kopfzerbrechen bereitet, denn mit der Verordnung einer Kompressionsversorgung ist ja nicht nur das Tragen verbunden, sondern auch die Tatsache, dass das Lipödem nun zusätzlich an anderen Körperstellen wütet und die Schmerzen dort eingedämmt werden müssen.

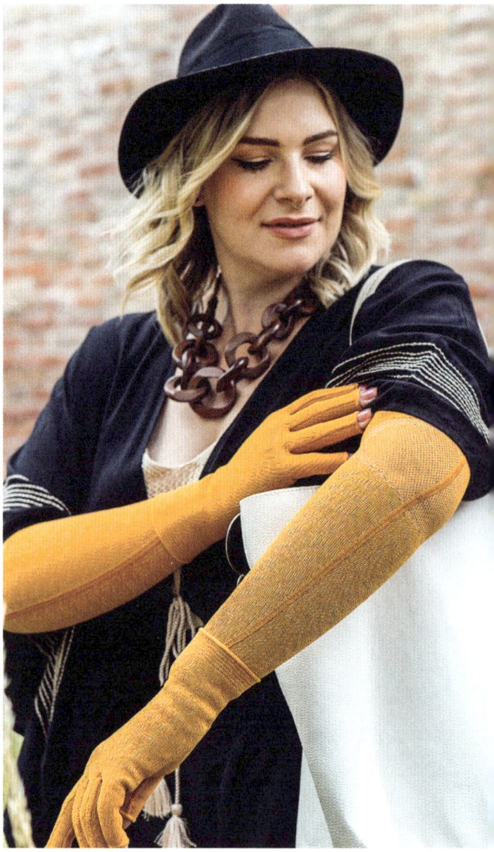

Was braucht es, damit dir das Tragen der Kompression leichter fällt?

Die Kompression ist nicht der Feind

Eine Kompressionsversorgung beim Lipödem soll durch Druck die Schmerzen in den betroffenen Körperteilen lindern. Auf den ersten Blick fällt es schwer, positive Gedanken mit einer Flachstrickkompression zu verbinden, aber wenn man den Spieß einmal umdreht, kann es doch so sein. Wie würdest du dich fühlen, wenn du sie nicht hättest? Natürlich würden wir sie alle gerne nicht brauchen. Aber kann man sie verteufeln, wenn sie eigentlich nur helfen will? Das würden wir doch auch nicht mit einem Gips oder einem Fahrradhelm machen, oder?

> *Der wahre Feind im Leben mit einer chronischen Krankheit ist nicht das Hilfsmittel, sondern die Krankheit selbst.*

Das Werkzeug sitzt mit dir im selben Boot und hilft dir, auf Kurs zu bleiben. Je besser ihr zusammenarbeitet, desto weiter kommt ihr. Wenn du es dann noch schaffst, noch mehr auf sie einzugehen und dich vielleicht sogar mit ihr modisch zu entfalten, dann gelingt dir die Flucht nach vorne. Von Mal zu Mal werdet ihr als Team besser und irgendwann seid ihr so eingespielt, dass aus dem vermeintlichen Panzer eine schillernde Rüstung geworden ist.

Erkenne die Gründe für deine Ablehnung

Es kann nicht gesund sein, jeden Tag in Ablehnung und Frustration gegenüber sich selbst und dem, was man trägt, zu leben. Das habe ich damals, zu Beginn meiner Armdiagnose, zum Glück rechtzeitig erkannt. Denn die fröhliche Sprotte war plötzlich gar nicht mehr so fröhlich. Die schnell zunehmenden Lipödemschmerzen in den Armen deprimierten mich so sehr, dass ich mit Weinkrämpfen im Auto saß und nicht wusste, womit ich das verdient hatte. Nach all der Anstrengung kamen die Schmerzen und ich wusste, jetzt ist es soweit, jetzt muss ich auch noch eine Armkompression tragen. Ich war völlig aufgelöst und konnte mich aus eigener Kraft nicht mehr beruhigen. Wenn es dir auch so geht, denke daran, dass du nicht alleine bist und sei versichert, dass es nicht das Ende ist.

Ich habe eine Psychotherapie begonnen und das Spannende war, dass der vermeintliche Grund, warum ich hingegangen bin, sehr schnell in den Hintergrund gerückt ist und die wirklichen Knackpunkte viel, viel tiefer lagen. Dein Therapeut oder deine Therapeutin kann diese Probleme in der Regel nicht für dich lösen, aber er oder sie hilft dir, sie neutral zu betrachten und sie in Schubladen zu stecken. Du ahnst nicht, wie heilsam das sein kann.

Eine modische Eigentherapie, die ein Leben lang hält

Parallel zur Psychotherapie entwickelte ich meine modische Eigentherapie und kam langsam aus meinem Schneckenhaus heraus. Ich lernte, dass ich mich umso besser fühlte, je mehr ich mich der Herausforderung stellte, mich modisch passend zur Flachstrickkompression zu kleiden. Denn je besser das Outfit zur Kompressionshose passt, desto unauffälliger wird sie. Das steigert das Selbstbewusstsein ungemein, weil man sich nicht mehr im negativen, sondern im positiven Sinne auf die Kompression konzentriert. Die Komplimente häufen sich und aus der zuvor bewussten Unsichtbarkeit wird eine positive Präsenz. Du hast gewonnen und das nicht zuletzt durch die Teamarbeit mit deiner Kompression. Wie du deine Kompression modisch integrierst, erkläre ich dir auf Seite 116.

Vielleicht hilft etwas Farbe?

Definiere für dich das Ziel, das du mit deiner Kleidung erreichen und wie du dich mithilfe von ihr ausdrücken möchtest und unterschätze dabei nicht die Kraft einer Farbe, die dir gute Laune macht. Auch wenn es Schwarz, Blau oder Grau ist – Farbe ist Farbe, nutze sie für dich und dein Körpergefühl.

Wähle die Farbe deiner Kompression nicht nach dem geringsten Widerstand, sondern welche Farbe gibt dir den Kick? Welche Farbe inspiriert dich? Was sagt dir dein Bauchgefühl, unabhängig von eventuellen Ängsten oder der Ablehnung gegenüber der Kompression?

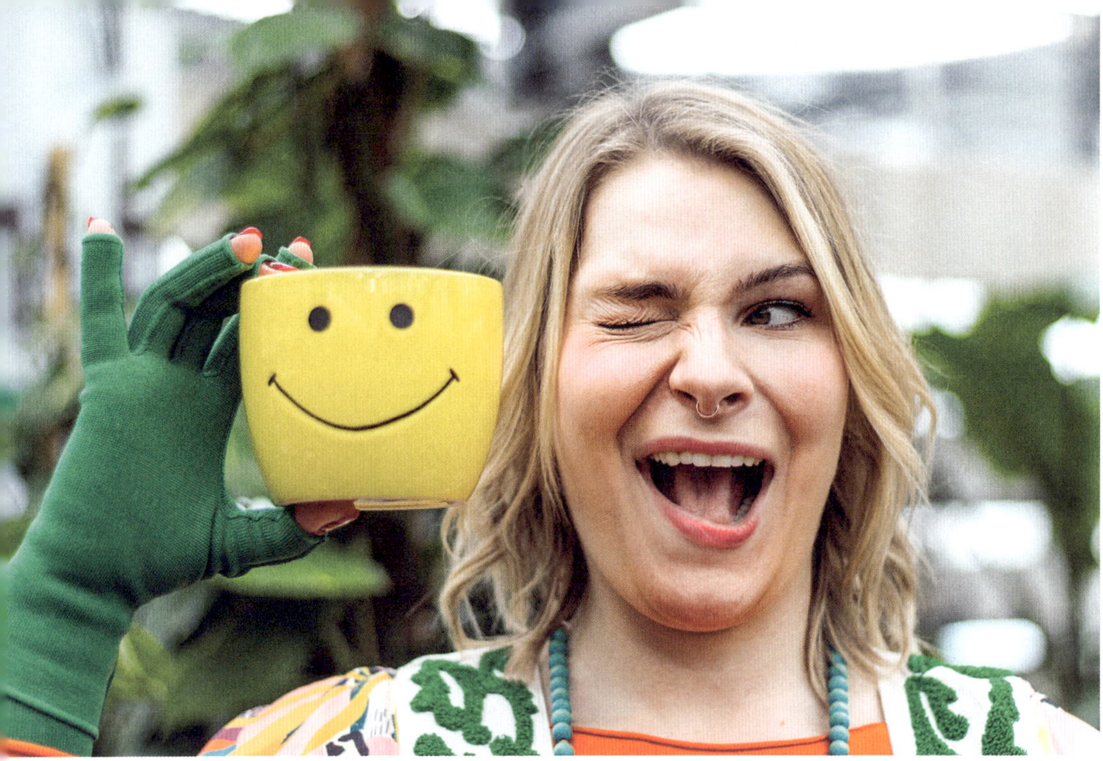

Dich modisch zu entfalten, kann dich selbstbewusster machen. Lass es Komplimente regnen!

Wähle, was dich glücklich macht und lass es für dich arbeiten. Je mehr deine Versorgung zu dir und deinem Geschmack passt, desto leichter wird es dir fallen, mit ihr Frieden zu schließen oder sogar die Herausforderung anzunehmen, mit ihr eine gute, vielleicht sogar modische Partnerschaft einzugehen.
Es lohnt sich, seinen eigenen Weg mit der Kompression zu finden. Und das Beste ist, du bist nicht allein.

„KOMFORTZONE“ ERWEITERN IN 3 SCHRITTEN

Fühlst du dich unwohl, wenn du an die Blicke denkst, die du wegen deiner Kompression bekommst? Schämst du dich für deinen Körpers? Hast du verlernt, das zu tragen, was dir wirklich Spaß macht? Lass uns das gemeinsam ändern!

Die Komfortzone ist per Wikipedia-Definition „ein individueller Bereich des privaten oder gesellschaftlichen Lebens, der durch Bequemlichkeit und Risikofreiheit geprägt ist“ [5]. Schon bei der Wortwahl ahnst du sicher, worauf ich hinaus will. Denn die Komfortzone ist nicht wirklich ein Ort, an dem du dich „wohlfühlst“, sondern eher eine Falle, in die du zurückfällst, sobald du einen Schritt auf unsicheres Terrain wagst und aus Angst umkehrst.
Lass uns dich gemeinsam aus diesem goldenen Käfig der vermeintlichen Komfortzone befreien, denn Freiheit ist genau das Stichwort. Es ist an der Zeit, dass du dir den dir zustehenden Handlungsspielraum zurückholst und falsche Glaubenssätze hinter dir lässt.

Stell dir vor, du sässest vor einer Leinwand und kannst all deine wunderbaren Eigenschaften, Gefühle und Wünsche in einem Bild manifestieren. Kannst du die Strukturen vor deinem inneren Auge sehen? Die Farben und Formen, die deinen Charakter ausmachen? Diese Interpretation von dir selbst der Welt zu offenbaren, bedeutet, diese Komfortzone ohne Widerstand zu verlassen und endlich aufatmen zu können.

Wie Mode zu deiner stärksten Waffe wird

Du kennst ja meine modische Eigentherapie. Jeden Morgen, und ich meine wirklich jeden Morgen, stehe ich fünf kostbare Minuten vor meinem Kleiderschrank und horche in mich hinein.

> *Stelle dir jeden Morgen die Fragen: Was steht mir heute bevor? Wie fühle ich mich? Welches Kleidungsstück spricht mit mir? Was ruft ein Kitzeln in mir hervor?*

Jeden Tag wähle ich sehr bewusst mein Outfit und gebe damit den Takt für mein Körpergefühl vor. Je schlechter ich mich fühle, desto mehr lasse ich alle modischen Muskeln spielen. Wenn ich mich schon schlecht fühle, dann wenigstens wie eine schlechte Adlige.

Seit meiner Diagnose bekomme ich auf Kulanz meiner Krankenkasse zwei Kompressionsstrümpfe pro Halbjahr, was natürlich bei Weitem nicht alles für eine modische Selbstverwirklichung zulässt, aber in diesem Rahmen kann man einiges umsetzen. Du hast es sicher im Laufe des Buches schon gemerkt, ich habe in den letzten Jahren sehr viele verschiedene Versorgungen zeigen können. Das liegt daran, dass ich seit 2015 für den Kompressionshersteller medi als Model, Lipödem-Mode-Influencerin und Markenbotschafterin agieren darf. Es gehört also zu mei-

Dein Lächeln ist dein bestes Accessoire.

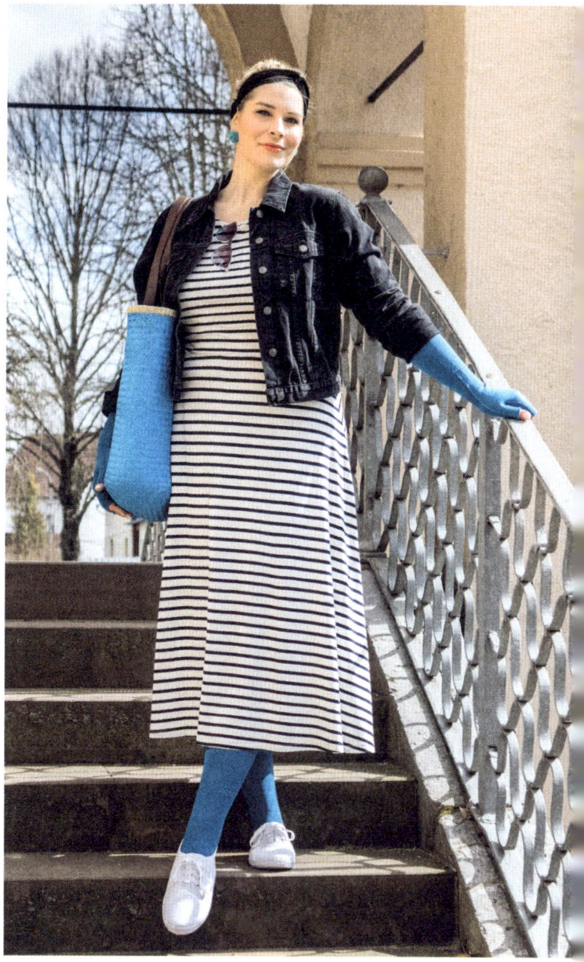

MEINE TOP-TIPPS FÜR EIN MODISCHES LEBEN IN KOMPRESSION

Tipp Nr. 1: Accessoires in der Farbe deiner Kompressionen

Du musst nicht bei jedem neuen Rezept in Panik verfallen und gleich deinen ganzen Kleiderschrank umstellen. Suche gezielt nach neutralen Basics, die dir wirklich gefallen und sich vielseitig kombinieren lassen. Dazu eignen sich auch gemusterte Kleidungsstücke sehr gut, da du dich an den Farben orientieren kannst. Dann gehst du auf die Jagd nach Accessoires in deiner Kompressionsfarbe und ja, auch Beige und Schwarz sind Farben. Lebe sie gekonnt aus und die vermeintlichen „Oma-Strümpfe" werden zu stilsicheren Highlights.

Praktische Accessoires sind Schals, Statement-Ketten und Ohrringe, Handtaschen, Gürtel, Hüte und Mützen, Uhren oder Ringe. Jede Jeans mit T-Shirt wird mit den passenden Eyecatchern zu einem durchdachten Outfit.

Dein wichtigstes Indiz für den richtigen Look ist dein Bauchgefühl. Je mehr du dich in Schale schmeißt und ein paar Gedanken in dein Outfit investierst, desto besser wirst du dich fühlen. Wenn es nicht gleich klappt, lass dich nicht entmutigen. Mit der Zeit wirst du eine echte Meisterin darin! Jeder Misserfolg ist nur eine Erfahrung, welche Methode bei dir nicht funktioniert.

Übrigens: Je durchdachter dein Outfit, desto besser dein Körpergefühl. Je mehr du das ausstrahlst, desto mehr fällt es deinen Mitmenschen auf und du bekommst wunderbare Komplimente. Und was machen sie mit dir? Ganz genau, sie geben dir Stück für Stück dein Selbstbewusstsein zurück, aber dazu gleich mehr.

Tipp Nr. 2: Layering, dank Feinstrumpfhosen oder Leggins

Du hast dich für beige Kompressionsstrümpfe entschieden? Kein Problem, wie wäre es mit einer gemusterten oder farbigen Feinstrumpfhose über deiner Kompression, um ab und zu etwas Abwechslung zu haben?

Da die Wahrnehmung an den vom Lipödem betroffenen Stellen sehr unterschiedlich sein kann, ist es möglich, dass dich die zusätzliche Strumpfhose stört. Wenn es dir aber nichts ausmacht, kannst du die fehlende Auswahl ganz einfach ausgleichen und deiner Kreativität freien Lauf lassen.

Tipp Nr. 3: Verschiedene Farben innerhalb deiner Versorgung

Das Tragen von Handschuhen und Armstrümpfen hat mich am Anfang sehr verunsichert, weil ich mich plötzlich so offensichtlich krank gefühlt habe. Eigentlich sind das nur Hirngespinste, aber man stellt sich in Gedanken die schlimmsten Dinge vor, die der andere über einen denken könnte. Spoiler: In 98% der Fälle denken die nur an die Steuererklärung oder irgendwas Schlüpfriges, aber sie philosophieren bestimmt nicht in Gedanken über deine Armstrümpfe und was das alles zu bedeuten hat.

Wenn es dir auch so wie mir damals geht, kannst du versuchen, die Handstrümpfe in deinem Hautton und die Armstrümpfe in einer Gute-Laune-Farbe deiner Wahl zu tragen. So sieht es aus, als ob du nur ein langärmeliges Oberteil trägst.

Tipp Nr. 4: Viel Bling-Bling für den glamourösen Auftritt

Die Hersteller lassen sich immer mehr modische Accessoires einfallen, die das Tragen von Kompressionsstrümpfen deutlich angenehmer machen. Kristalle, Glitzernähte und Muster räumen mit dem Vorurteil „Gummistrumpf“ auf und zeigen einmal mehr, dass deine Kompressionsversorgung zwar ein modernes Hightech-Produkt ist, aber deine persönliche Interpretation eine wichtige Rolle spielt. Schließlich trägst du sie täglich über viele Stunden, da muss sie auch ein wenig zu dir und deinem Geschmack passen.

Welche Hersteller welche Zusätze anbieten, wird dir am besten von deiner Versorgerin oder deinem Versorger erklärt.

nem Job, Kompression zu zeigen. Meine modische Selbsttherapie ist aber schon viel früher entstanden, ganz ohne Medienrummel. Auch wenn es also auf den ersten Blick nicht so scheint, weiß ich noch zu gut, was es heißt, sich mit zwei Kompressionen trotzdem irgendwie zu verwirklichen. Wie das geht? Die Tipps im Kasten auf Seite 116 helfen dir dabei.

Es muss nicht immer bunt sein

Viele entscheiden sich für gedeckte und beige Kompressionsfarben, um unabhängiger zu sein. Das ist sicher keine schlechte Wahl. Aber ein Outfit ist wie ein gutes Gemälde. Überall gibt es Details zu entdecken und alle Pinselstriche gehen gekonnt und spielerisch ineinander über. Spiel also auch mit Schwarz, Anthrazit oder Beige. Lass sie als Farbpalette im Outfit zu und sie werden zum Konzept. Ohne die Kompression und das Vertrauen in sie hätte ich das wahrscheinlich nie gelernt.

> *Es ist der Moment, an dem die Möglichkeiten nicht mehr an der Kompression enden, sondern erst durch sie entstehen.*

Zu Beginn der Lipödem-Reise fragen mich meine Follower oft, welche Farben sie für ihre Kompressionsstrümpfe wählen sollen und ich habe eine ganz einfache Antwort: Wähle eine unauffällige und eine Gute-Laune-Farbe.

Ein lautes Augenrollen überkommt mich, wenn ich an den Sommer denke, in dem ich mich für zwei knallige Bonbonfarben entschieden habe und im Laufe der Monate langsam verrückt wurde, weil ich irgendwann keine Party mehr am Bein haben wollte.

Lerne aus meinem Fehler und wähle am besten eine neutrale Farbe. Wenn du nur eine Kompression zur Verfügung hast, muss es nicht unbedingt beige- oder braunfarben sein, auch Blau, Braun, Grau etc. können sehr gute Grundtöne für deine Garderobe sein.

Jetzt hast du die wichtigsten Grundlagen für deine modische Selbsttherapie gelernt, aber wie traust du dich, sie in der Öffentlichkeit umzusetzen? Mit den folgenden drei Schritten erweiterst du deine Komfortzone und gewinnst neues Selbstvertrauen.

Schritt Nr. 1: Wie gehe ich mit Blicken um?

Nicht nur die Kompressionsstrümpfe, sondern oft auch der eigene Körper kratzt immer wieder am schwindenden Selbstbewusstsein. Klar, die Leute auf der Straße gucken schon mal verdutzt, wenn man im Hochsommer bei tropischen Temperaturen mit blickdichten Kompressionsstrümpfen herumläuft.

Daheim, wo man sich an meinen Anblick schon gewöhnt hatte, wurden die Blicke mit der Zeit immer weniger, aber wenn man dann einmal in einer anderen Stadt oder im Urlaub unterwegs ist, geht das ganze Spiel wieder von vorne los. Bei einem Ausflug habe ich einmal ganz bewusst gespürt, wie ich die Blicke auf mich zog. Zu Recht, denn ich hatte mich geweigert, meine blauen Kompressionsstrümpfe zu verstecken und lief fröhlich in Shorts

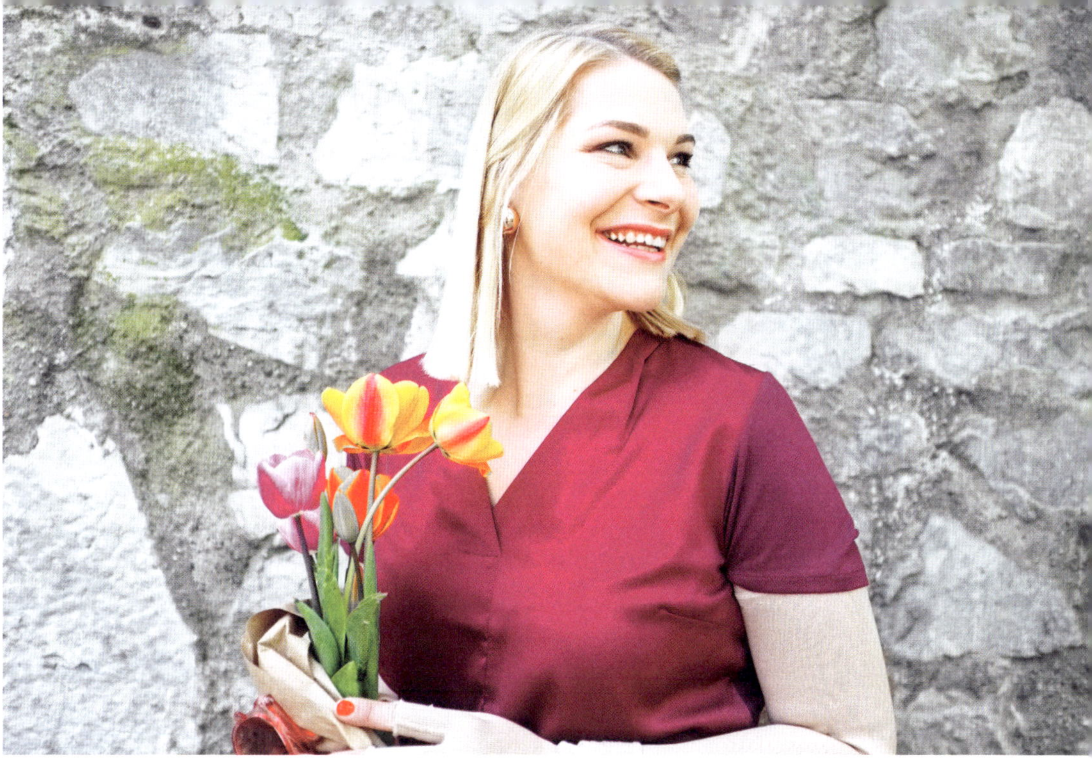

Wenn die Leute schon starren, mach, dass es sich lohnt! Guckt nur, ich habe mir bei diesem Look richtig Mühe gegeben.

und offenen Schuhen durch eine Fußgängerzone. Es wurde mir zunehmend unangenehm und ich merkte, wie es mich an meiner modischen Entscheidung zweifeln ließ. Dennoch wollte ich mich nicht so recht damit abfinden und entwickelte den Wunsch nach einer Lösung, die mich vor diesen absurden Gedanken schützen sollte. Warum sollte ich mich so verunsichern lassen? Ich mache doch nichts falsch, wenn ich, wie alle anderen auch, den Sommer in kurzen Hosen genieße.

Also startete ich ein Experiment und testete verschiedene Reaktionen auf diese Blicke. Wenn ich die Blicke ignorierte, fühlte ich mich nicht besser – also keine gute Idee. Wenn ich sie erwiderte, sahen wir uns in die Augen, aber ich fühlte mich nicht besser. Der große Knoten platzte jedoch, als ich den Blick mit einem freundlichen Lächeln erwiderte. Weder gehässig noch zickig, sondern einfach zufrieden und mit einem stummen „Du darfst gerne gucken, ich weiß, dass das Outfit perfekt gewählt ist“.

Dein Lächeln in diesem Moment der Konfrontation bedeutet so viel mehr als nur hochgezogene Mundwinkel. Es macht dich frei und schön. Wenn du sogar ein Lächeln zurückbekommst, ist das eine positive Begegnung und vielleicht sogar der Beginn eines freundlichen Gesprächs, an das du dich später gerne erinnerst.

Ich saß auf einer Parkbank in Dänemark, genoss die Aussicht und fragte mich, warum mich die Frau dort so anstarrte. Meinen fragenden Blick und ein kleines Lächeln später kam sie auf mich zu, und weißt du was? Sie war Lymphtherapeutin und sagte mir, dass sie sich so sehr wünschte, dass ihre Patientinnen sich auch trauen würden, sich so bunt zu kleiden. Es würde sie glücklich machen, mich so zu sehen. Was für ein besonderer Moment, was für ein beflügelndes Gefühl für den Rest des Tages, das ich vielleicht nicht erlebt hätte, wenn ich sie schlecht gelaunt gefragt hätte, ob sie nicht woanders hinschauen könne.

Dein Lächeln ist das Herzlichste und Offenste, was du geben kannst, und doch ist es dein schönstes Accessoire. Du kannst das teuerste Kleid tragen, wenn du darin nicht strahlst, ist es wertlos. Genauso kannst du in deinem billigsten Lieblingsrock die Welt erobern, denn genau diese Kraft strahlst du aus.

Schritt Nr. 2: Wechsel mal die Perspektive

Als ich eine Psychotherapie gemacht habe, war ich erstaunt, dass meine Therapeutin mir nicht gesagt hat, was ich tun soll, sondern wie folgt vorging: Ich habe von meinen Sorgen und Ängsten erzählt und sie hat mich aus diesem Gedankenkarussell auf ihren neutralen Standpunkt geholt und wir haben es gemeinsam aus einem anderen Blickwinkel betrachtet.

Das kann manchmal sehr anstrengend sein, weil man sich oft nur um sich selbst dreht. Nach dem ersten Ärger merkt man aber, dass es unglaublich wichtig ist, nicht alles zu glauben, was man denkt. Vieles ist weit weg von der Realität.

In meinem Fall habe ich ihr erklärt, dass ich als lebenslang mehrgewichtige Frau den Komplex entwickelt habe, mich immer wie auf dem Präsentierteller zu fühlen. Sobald jemand den Raum betritt, sehe er mich als erstes und kategorisiere mich als „die Dicke“ – den Elefanten im Porzellanladen. „Das stimmt nicht“, sagte sie. „Du bist nicht der Nabel der Welt.“

Zuerst war ich regelrecht gekränkt, denn genau das hatte ich jahrelang geglaubt. Als der Schmerz verflogen war, fühlte ich, wie mich diese Erkenntnis befreite. Den Leuten auf der Straße ist mein Körper weitgehend egal. Egal, ob es der Bad Hair Day ist, ein frischer Pickel im Gesicht oder 10 Kilo mehr auf der Waage als noch vor 5 Jahren – der Mensch vor dir weiß nicht, wie du sonst aussiehst und in den meisten Fällen ist es ihm auch völlig egal.

Natürlich gibt es Formen, die mehr auffallen als andere. Aber würde es dir auf der Straße nicht auch so gehen, wenn du einen Mitmenschen mit Behinderung, Drillinge oder ein Hausschwein an der Leine siehst? Natürlich schaut man genauer hin, wenn sich das Auge erst daran gewöhnen muss, und vielleicht sind es gerade unsere Silhouetten, an deren Anblick sich noch mehr Menschen gewöhnen müssen. Das geht nur, wenn wir sichtbar werden. Also raus mit den Schenkeln!

Schritt Nr. 3: Zeig dich

Der fehlende Mut, ins Schwimmbad zu gehen und seinen Körper zu zeigen, ist wahrscheinlich die größte Herausforderung. Aber auch das schaffen wir gemeinsam. Denn hier knüpfe ich an die Kampfansage für mehr Sichtbarkeit aus dem vorigen Absatz an. Es ist an der Zeit, dass sich die Welt an unsere Körper gewöhnt, denn sie sind real und haben das Recht,

sich zu zeigen wie jeder andere Körper auch.
Bitte um Hilfe, Unterstützung oder eine sichere Gruppe, mit deren Hilfe du den Weg von der Umkleidekabine zum Beckenrand meistern kannst. In einer solchen Gruppe fühlst du dich am Anfang vielleicht wohler als allein. Wenn dir eine solche Gruppe nicht zur Verfügung steht, ist das auch nicht schlimm. Was kann schlimmer sein, als die Blicke? Genau, dass du gar nicht erst schwimmen gehst. Lass sie schauen, irgendwann haben sie alles gesehen. Das Gleiche gilt für Sport in Kursen oder Fitnessstudios. Da ist die Atmosphäre sogar noch intimer, da sind die Leute eher stolz auf dich, dass du da bist, als dass sie etwas Negatives denken. Du bist in diesem Augenblick dort und nicht auf der Couch. Das ist ein Vorteil, den viele „gesunde“ Menschen nicht haben.

Wenn jemand, den du liebst, ein Bein verliert, würdest du ihn dann nicht an der Hand nehmen und zum Schwimmbecken begleiten?

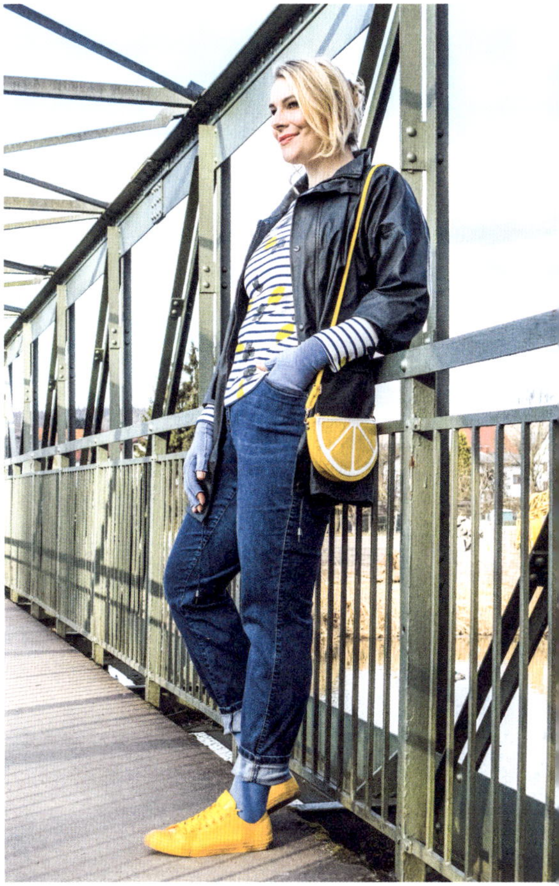

Versuche nicht, unsichtbar zu sein. Daraus kann kein glückliches Gefühl entstehen.

KLEINE, ÜBERSCHAUBARE SCHRITTE

Überfordere dich nicht und mach lieber kleine Schritte als gar keine oder zu große, die dich überfordern. Du traust dich nicht, Röcke und Kleider zu tragen? Dann kaufe dir am besten erst einmal ein Kleidungsstück, das dir pure Endorphine beschert. Es ist dein neues Lieblingsstück und wird dir helfen, neue Freiheiten zu gewinnen. Trage es also erst einmal zu Hause in deinem Schutzraum und irgendwann musst du dann auch mal den Müll rausbringen. Das ist eine überschaubare Strecke, also los!
Zurück im Haus angekommen stellst du fest, dass keine Vögel vom Himmel gefallen sind und die Erde sich weiterdreht – sehr gut. Du musst dringend zum Briefkasten? Dann mach das in deinem neuen

Outfit und schon erweitert sich dein Radius ein wenig. Und so geht es weiter, zum Einkaufen, zu Freunden, zur Arbeit und schon merkst du, dass du immer mutiger wirst und dich Stück für Stück zurück ins Leben kämpfst.

WIE FINDE ICH DIE PASSENDE MODE, TROTZ LIPÖDEM?

Jetzt weißt du zwar um die Macht der Mode, aber wo findest du geeignete Kleidung und Schnitte für Kompressionsträgerinnen? Das ist pauschal nicht so einfach zu beantworten. Jedoch kann ich dir erklären, wonach du Ausschau halten kannst und welche Erfahrungen ich gemacht habe. Ein kleiner Tipp von der Flachstrick-Heldin: Gehe nur neue Kleidung shoppen, wenn du deine Kompressionsversorgung trägst. Durch die Bestrumpfung ändert sich deine Silhouette und dies kann auf die Passform der Kleidung Einfluss nehmen.

Eine Culotte kann dir die nötige Freiheit auch an warmen Tagen verleihen, wo eine Marlenehose bereits zu warm wäre.

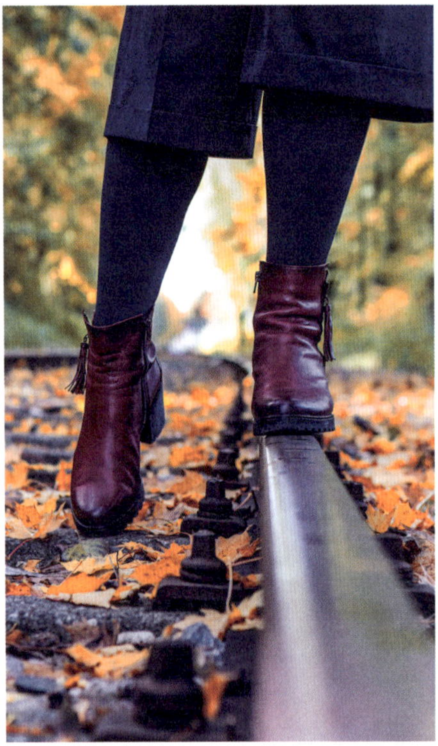

Es gibt es, das Modelabel für Frauen mit Lipödem

Du hast richtig gelesen! Luna Largo ist das erste deutsche Modelabel, welches sich speziell auf die Proportionen von Frauen mit Lipödem spezialisiert hat. Seit 2016 sind diese hochwertigen Klassiker eine wichtige Instanz für tausende Lipödem-Kämpferinnen.
Grundsätzlich kann ich dir empfehlen, zusätzlich zu diesem Angebot nach lokalen Geschäften oder Concept Stores zu suchen, die auch mal ungewohnte Marken bereithalten und kleinere Designer führen. Vielleicht findest du auf diesem Weg sogar eine neue Lieblingsmarke!

Die Angst vor der Passform

Oh, wie vertraut ist mir diese Angst, die du vielleicht auch hast, wenn du ans Einkaufen denkst. Die Scham, wenn das Geschäft deine Größe nicht führt oder du 10 Teile anprobierst und frustriert den Laden verlassen musst, ohne etwas gekauft zu haben – Tränen in der Umkleidekabine vorprogrammiert. Wenn das passiert, ist der Tag schon gelaufen, oder?

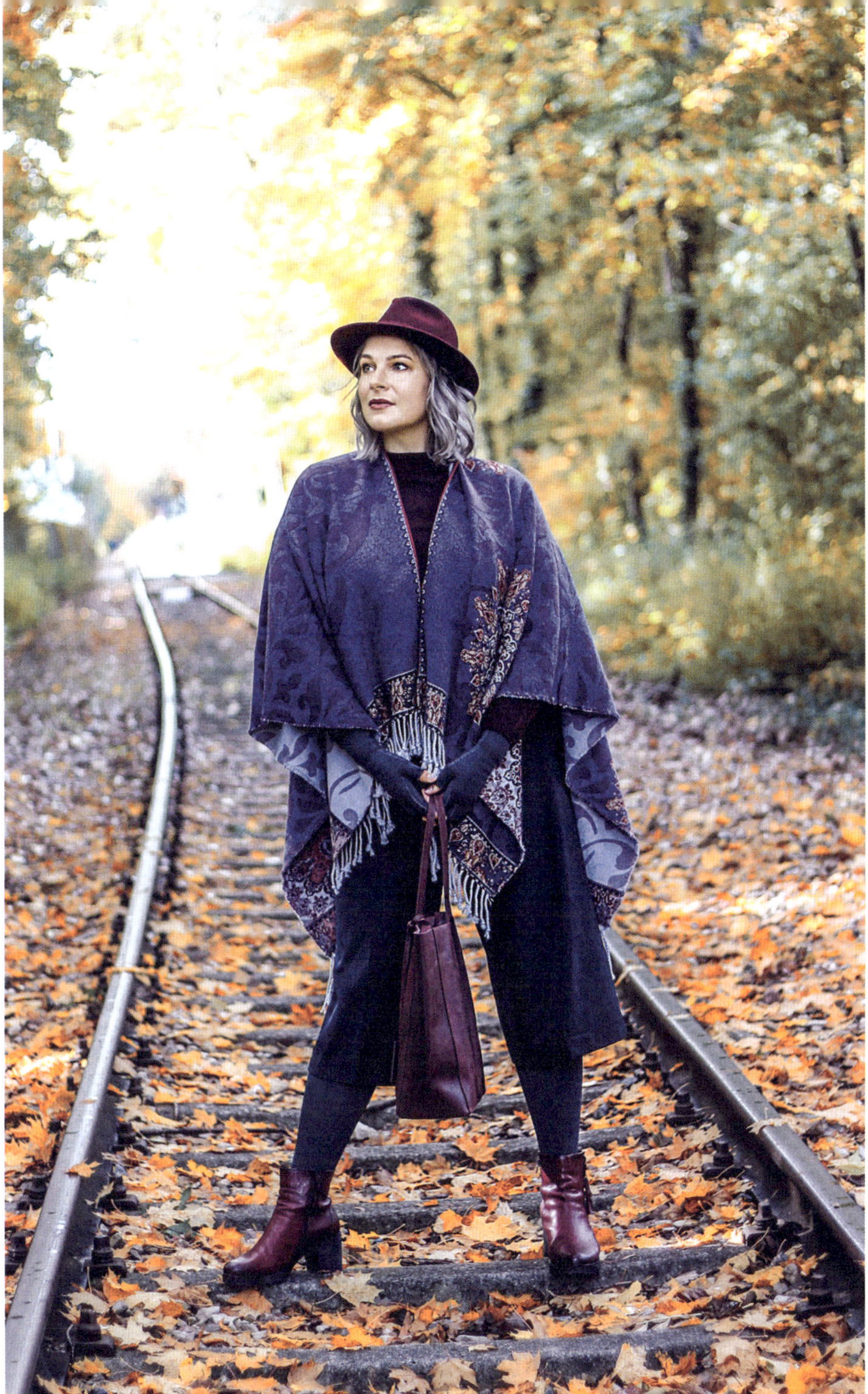

Trage Mode, die dir das Gefühl gibt, verstanden zu werden. Sie soll dich im Alltag beflügeln und nicht auf Schritt und Tritt daran erinnern, dass sie nicht richtig sitzt.

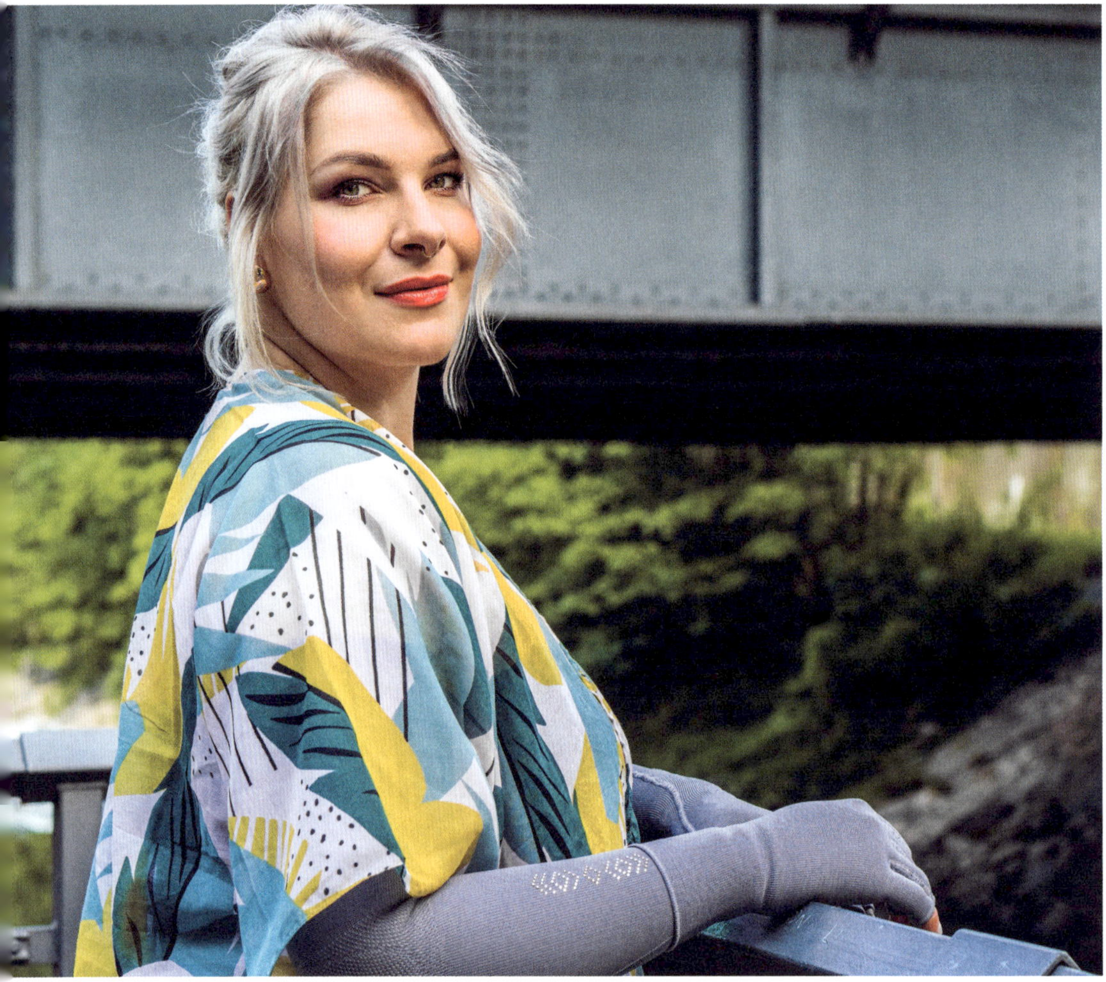

Der Kimono-Schnitt ist perfekt für alle ausgeprägten Oberarme.

Um das zu vermeiden, suche ich mir die Läden bewusst aus und frage direkt beim Personal nach, ob meine Größe (und zur Sicherheit noch eine größere) vorrätig ist. Wenn ja, weiß ich, dass ich für den schlimmsten Fall noch einen Puffer habe und wenn nicht, weiß ich, dass ich mir die Tortur erspare. Wenn du dich schämst nachzufragen, merke dir einfach den Laden und rufe in einer ruhigen Minute an. Da ich wegen meiner Armstrümpfe und der großen Oberarme Probleme mit Blazern und Jacken habe, trage ich am liebsten Kimono-Ärmel. Gib diesen Begriff einfach in die Suchmaschine oder auf den großen Modeplattformen ein und du wirst erstaunt sein, welche Auswahl dich erwartet. Plattformen wie Etsy haben tolle Angebote von kleinen Händlern.

Auch weite Hosen können eine wahre Wohltat sein, aber es muss nicht immer die klassische Marlenehose sein. Die Culotte ist je nach Körpergröße ¾- oder ⅞-lang wie die Marlene und hat damit das Potenzial, ein treuer Alltagsbegleiter durch alle Jahreszeiten zu werden.

Das Besondere an Luna Largo sind die Schnitte, die anhand über 10.000 Messdaten echter Betroffener entwickelt wurden, der anpassbare Taillenbund und extra langlebige, hochwertige Stoffe, die zwischen den Oberschenkeln nicht gleich nach wenigen Wochen durchscheuern. Und die Röcke verfügen zusätzlich über einen integrierten Unterrock, der das statische Aufladen über der Kompresionsversorgung verhindert. In den Link-Empfehlungen am Ende des Buches findest du noch einmal den Hinweis auf den Onlineshop von Luna Largo.

Kenne deinen Figur- und Farb-Typ

Im Internet findest du mittlerweile viele Anleitungen zur Typbestimmung, doch nichts geht über eine persönliche Stilberatung. Sie kann ein wunderbarer Startschuss für deine modische Selbsttherapie sein. Aber warum ist es so wichtig, dass du diese Faktoren kennst?

Es geht vor allem darum, deine Garderobe so intuitiv wie möglich zu gestalten. Jeder von uns kennt das Gefühl, trotz 100 Kleidungsstücken nichts zum Anziehen zu haben, oder? Das hat oft mindestens einen dieser drei Gründe:

- falsche Größe
- gefällt eigentlich gar nicht
- die Farbe passt nicht zu dir

Die Aufräum-Ikone Marie Kondo hat wunderbar erklärt, worauf es beim Aufräumen ankommt. Nimm es in die Hand, fühle hinein und spüre, ob es dir ein „Oh ja“ entlockt. Wenn nicht, ist es nicht für dich bestimmt und kann vielleicht jemand anderen glücklicher machen.

> *Ich nenne es einfach „Liebe“ und kaufe auch nach diesem Kriterium ein. Wenn ich es in der Umkleidekabine anprobiere, ist es sofort Liebe? Macht es mich glücklich, mich darin zu sehen? Welches Körpergefühl löst es in mir aus? Wenn du all diese Fragen mit einem Lächeln beantwortest, dann weißt du, dass es ein Kleidungsstück ist, das du direkt aus dem Wäschekorb ziehen wirst, noch bevor du es in den Schrank hängen kannst.*

Wenn dein Kleiderschrank eines Tages nur noch aus diesen Lieblingsstücken besteht, dann hast du es geschafft und wirst nie wieder nichts zum Anziehen haben.

Die Dinge, die dieses Gefühl in dir auslösen, sind nicht völlig willkürlich, sondern haben entweder einen Schnitt, der sich deiner Körperform optimal anpasst, oder tragen die Farbe, die dein Gesicht zum Strahlen bringt.

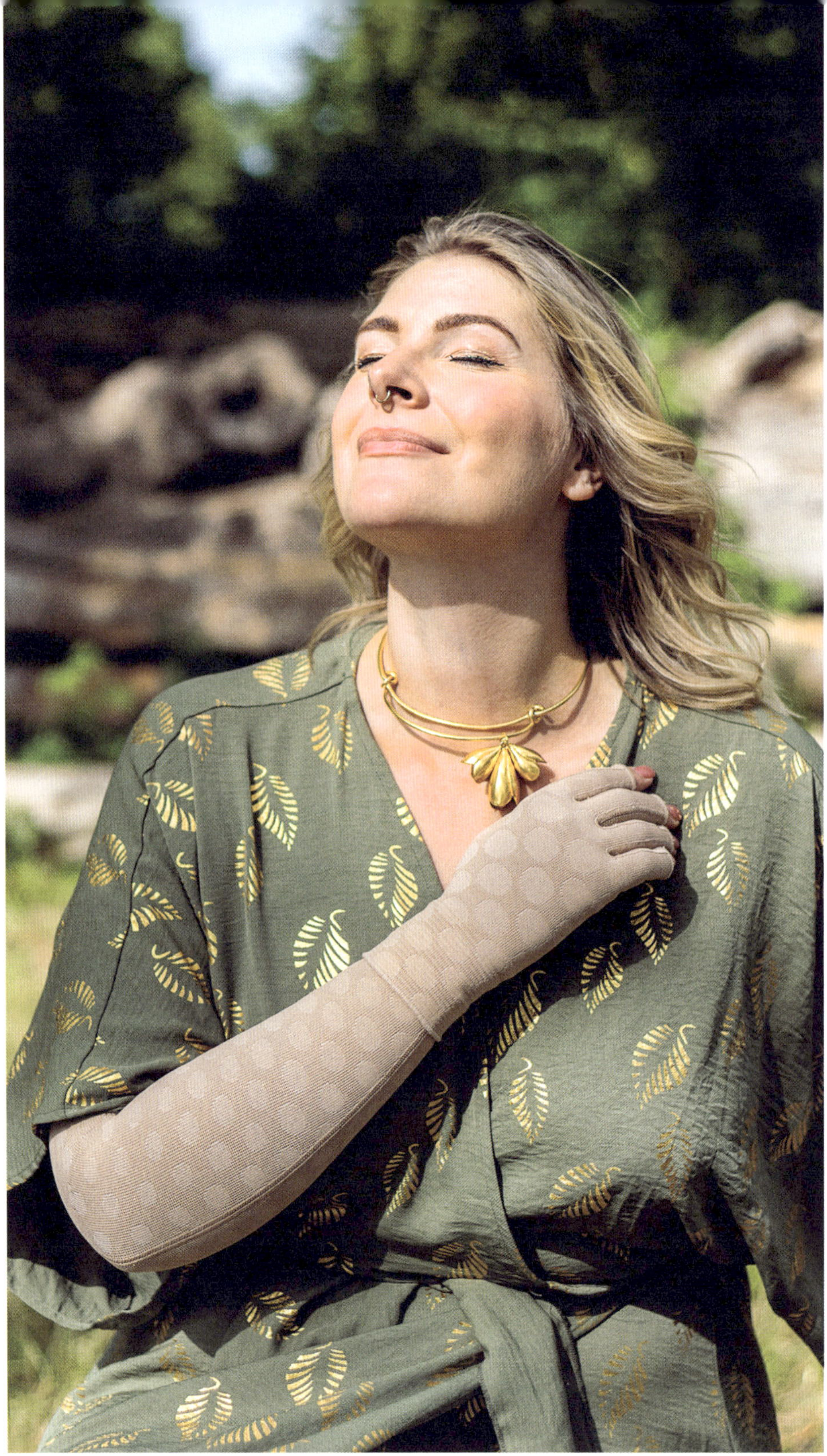

Kann ich trotz Lipödem attraktiv sein?

Du bist attraktiv, egal mit welchen Beinen oder Armen! Glaubst du nicht? Ich zeige dir, welche Stellschrauben wichtig sind, um das zu erkennen, anzunehmen und auszustrahlen.

SCHLIESSE FRIEDEN MIT DEINEM KÖRPER

Ja, ich finde meine Beine nicht besonders schön. Auch wenn sie dünner sind als viele andere Beine mit Lipödem, schmerzen sie und sind von den Gewichtsschwankungen und dem Liposuktionsprozess gezeichnet. Ändern sie sich durch diese Ablehnung? Wohl kaum. Genauso wenig wie meine Nase, meine hängenden Brüste, meine Körpergröße und all die anderen Dinge, die mir manchmal den Tag verderben. Aber ich muss meinen Körper nicht lieben, um Dankbarkeit für seine unermüdliche Leistung zu empfinden. Eine Prise „Wen kümmert's, ob ich schöne Beine habe?" hilft schon ein wenig.

Wie oft stehst du vor dem Spiegel und kritisierst vermeintliche Schwachstellen an dir, lehnst Körperteile ab, hasst oder ignorierst sie vielleicht sogar? Das Ende des Bodyshamings sollte bei dir selbst beginnen, denn wie willst du dich besser fühlen, wenn du an deinem Selbstbild scheiterst?

Es geht hier nicht um das viel zu große Wort „Selbstliebe", denn das finde ich mehr als fragwürdig. Ich muss mich nicht unwiderstehlich finden, um Frieden zu finden. Aber ich höre ganz bewusst auf, meine Schönheit infrage zu stellen. Es sind Hirngespinste, mit denen man nicht geboren wird, sondern die man sich Schritt für Schritt aus der Umwelt einverleibt und für bare Münze nimmt. Ideale, die nicht der Norm entsprechen, sondern einer winzigen Minderheit langweiliger Perfektion. Sie vernebeln deinen Geist und bremsen ihn sinnlos. Du bremst dich selbst, indem du Dinge an dir kritisierst, die sich nicht so schnell ändern können oder sollen.

Schluss mit Bodyshaming. Vor allem nicht von dir. Gegen dich selbst.

Machen dich schlankere Beine attraktiver? Verändert eine kleinere Nase deine Karriere? Hat sich dein Partner in deine schöne Seele und deine warmen Augen verliebt oder in die knackigen Brüste von früher, die jetzt ein paar Geschichten mehr zu erzählen haben?

Ich werde nicht müde, es zu sagen: Dein Körper ist ein Tempel! Er vollbringt Wunder – jede Sekunde, die du atmest, und dafür verdient er nichts anderes als pure Dankbarkeit. Mache dir bewusst, welchen Weg er schon mit dir gegangen ist. Wie viele Treppenstufen trotz widriger Umstände erklommen, wie viele gebrochene

WAS HAT DEIN KÖRPER SCHON ALLES GELEISTET?

Zeige hier einmal für dich auf, welche Höchstleistungen dein Körper in deinem Leben schon vollbracht hat. Welche Meilensteine habt ihr gemeinsam gemeistert und hättest du dir das vorher zugetraut?

Schwelge in Erinnerungen und entdecke deine ungeahnten Heldenkräfte, die dich schon so weit gebracht haben:

Siehst du? Du bist ein einzigartiges Meisterwerk und jede kleine Delle, Narbe oder Veränderung an deinem Körper erzählt eine einzigartige Geschichte. Wärst du noch du selbst, wenn diese Geschichten verschwänden?

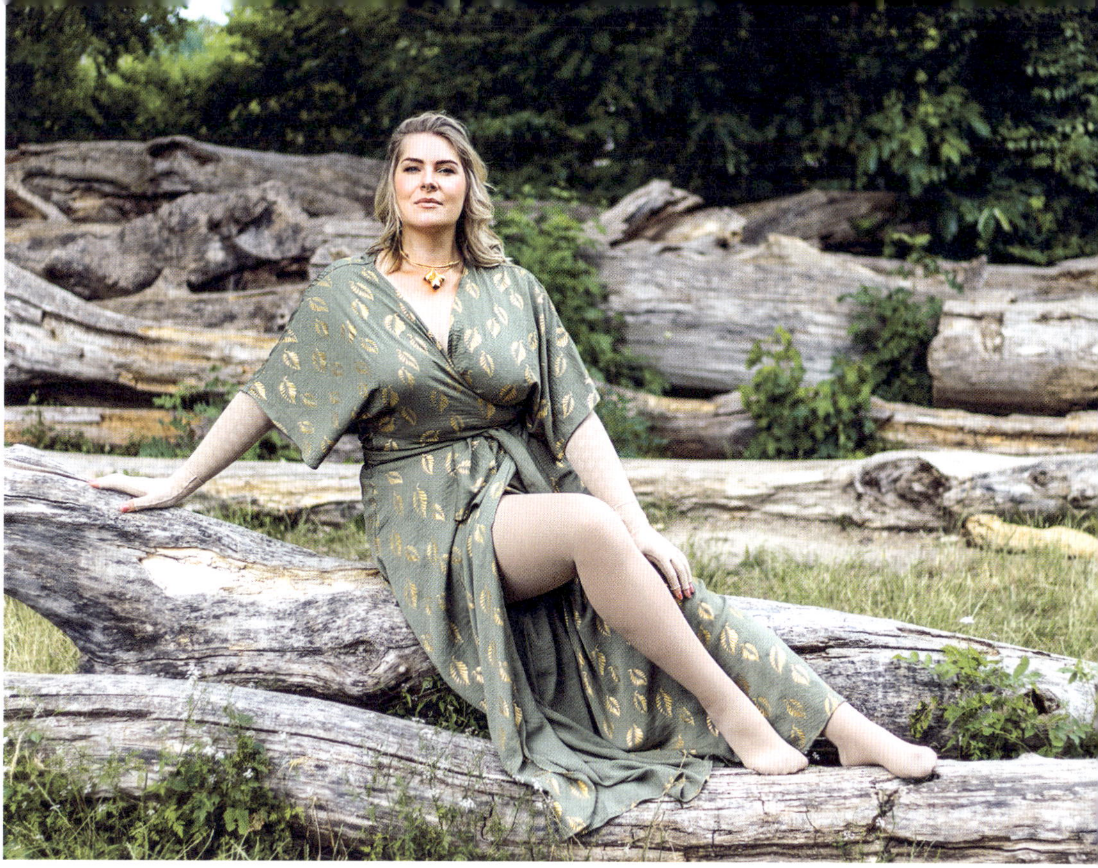

Ich liebe meinen Körper nicht. Doch ich habe gelernt, ihm respektvoll und wohlwollend zu begegnen. Jeder seiner Atemzüge ist ein Geschenk.

Herzen geheilt und sogar Kinder geboren wurden. Es ist nicht dein Körper, der dir diese Krankheit aufzwingt, es ist die Krankheit selbst. Eine Veranlagung, die du nicht beeinflussen kannst.

Das Beste und Wichtigste zu Beginn deiner Reise ist, einen Waffenstillstand auszurufen. Analysiere nicht stundenlang vermeintliche Fehler, die dadurch nicht über Nacht verschwinden. Das bremst dich nur aus. Schwenke die weiße Fahne und gönne deiner Seele Frieden.

Wie finde ich zu mir zurück?

Viele von uns leben in einer Abwehrhaltung und haben aufgehört, sich um die betroffenen Körperteile zu kümmern. Aber was passiert, wenn man Teile von sich selbst ablehnt? Natürlich kann ich verstehen, dass man sich manchmal nicht zugehörig fühlt und das Gefühl hat, dass etwas nicht zu einem gehört oder gegen einen arbeitet. Aber ist es wirklich das ganze Bein oder der ganze Arm oder ist es nur das verdammte Fett und die Stoffe, die die Krankheit verursachen und nicht das Körperteil selbst? Wie viel haben diese Extremitäten schon ausgehalten, Kraft bewiesen, Schmerzen getrotzt und dich durchs Leben getragen? Gehe wohlwollend mit deinem Körper um. Berühre diese abgelehnten Stellen bewusst, schau,

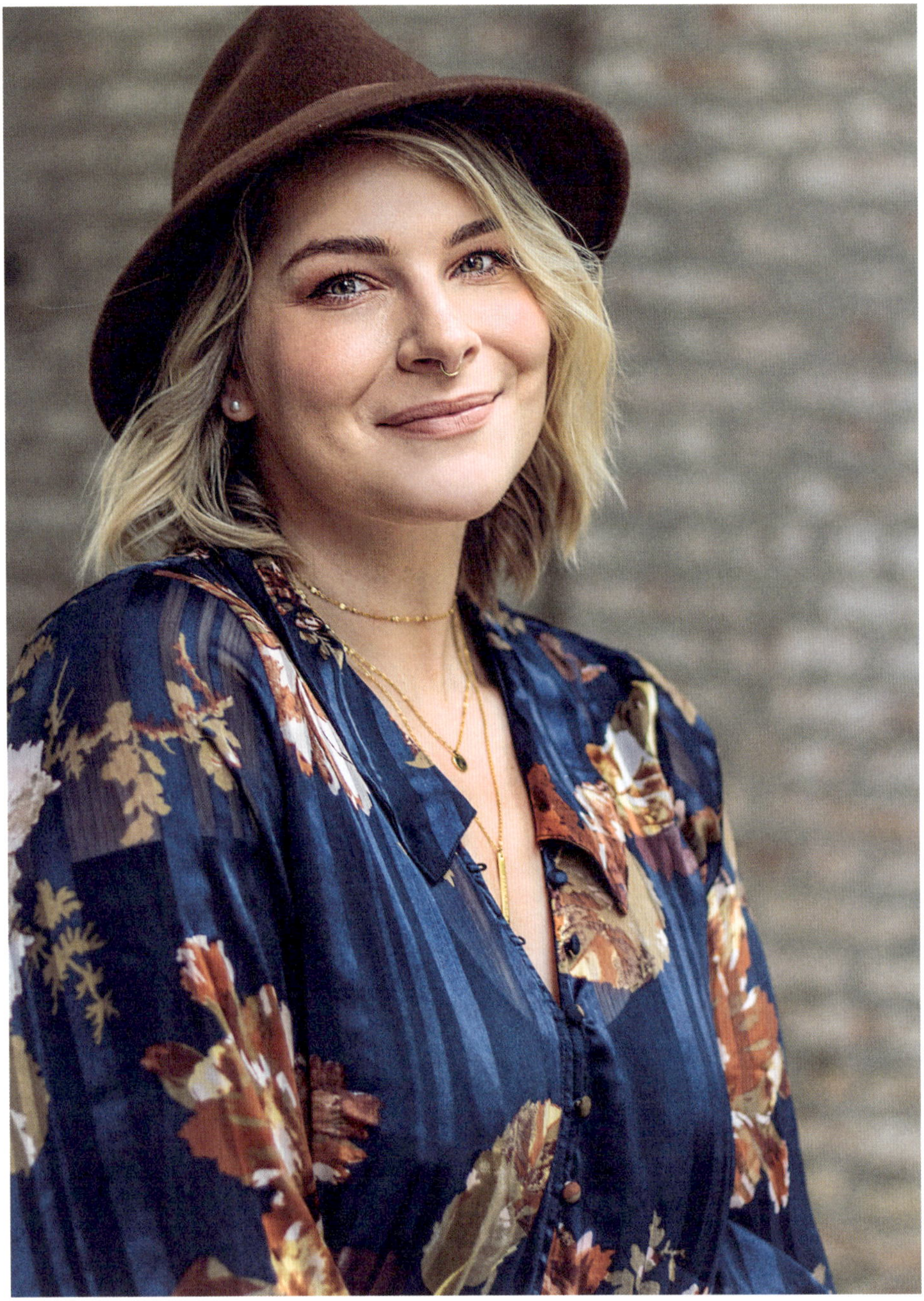

Dein Körper wird sich immer wieder verändern. Das ist nicht immer leicht zu beobachten. Gib dir Zeit dafür, ihn immer wieder erneut kennenzulernen.

WAS TUN, WENN DU DICH RICHTIG UNWOHL IN DEINEM KÖRPER FÜHLST?

Die schnellste Lösung, um dich kurzfristig besser zu fühlen und deine Gedanken positiver zu gestalten, ist eindeutig die Flucht nach vorne. Ergreife alle möglichen Maßnahmen:

- **Neue Dessous:** Je besser du dich unter deinem Outfit kleidest, desto besser fühlst du dich. 10 kg mehr Gewicht sieht in richtig tollen Dessous genauso gut aus.
- **Neue Kleidung:** Warte nicht darauf, in die alten Sachen wieder hineinzupassen, sondern fühle dich im Hier und Jetzt gut in deinen Klamotten. Das Glück ist zu wichtig, für ein „irgendwann".
- **Typveränderung:** Eine neue Frisur oder eine Farbtyp-Beratung können dir einen besonderen Schub an Euphorie und Selbstbewusstsein geben. Etwas Neues auszuprobieren oder besser zu wissen, was einem steht, ist einfach beflügelnd.

wie sie sich noch anfühlen. Nimm am besten eine Hautpflege, eine Massagebürste oder ähnliches zur Hand und beschäftige dich bewusst damit. Ignoriere deinen Körper nicht, sondern zeige ihm und damit auch dir (bewusst), dass du für jeden Schritt dankbar bist, den er mit dir geht - trotz aller Widrigkeiten. Du hast nur diesen einen Körper.

Niemand sollte über dein Selbstwertgefühl verfügen können. Es ist eine Verbindung zwischen dir, deiner Seele und deinem Körper. Selbstbewusstsein und Selbstwertgefühl sind ein geschlossener Konferenzraum, in dem es manchmal zu hitzigen Diskussionen und Tränen kommt, aber auch zu Friedensverträgen. Manchmal braucht man einen Vermittler (z. B. Kompressionsversorgungen, Therapeuten oder Sprotten) oder eine Security (Ärzte). Aber ihr seid gemeinsam in diesen Raum hineingegangen und ihr kommt auch nur gemeinsam wieder heraus.

> *Selbstbewusst zu sein hat nichts mit Präsenz oder Mut zu tun, sondern damit, sich seiner selbst bewusst zu sein.*

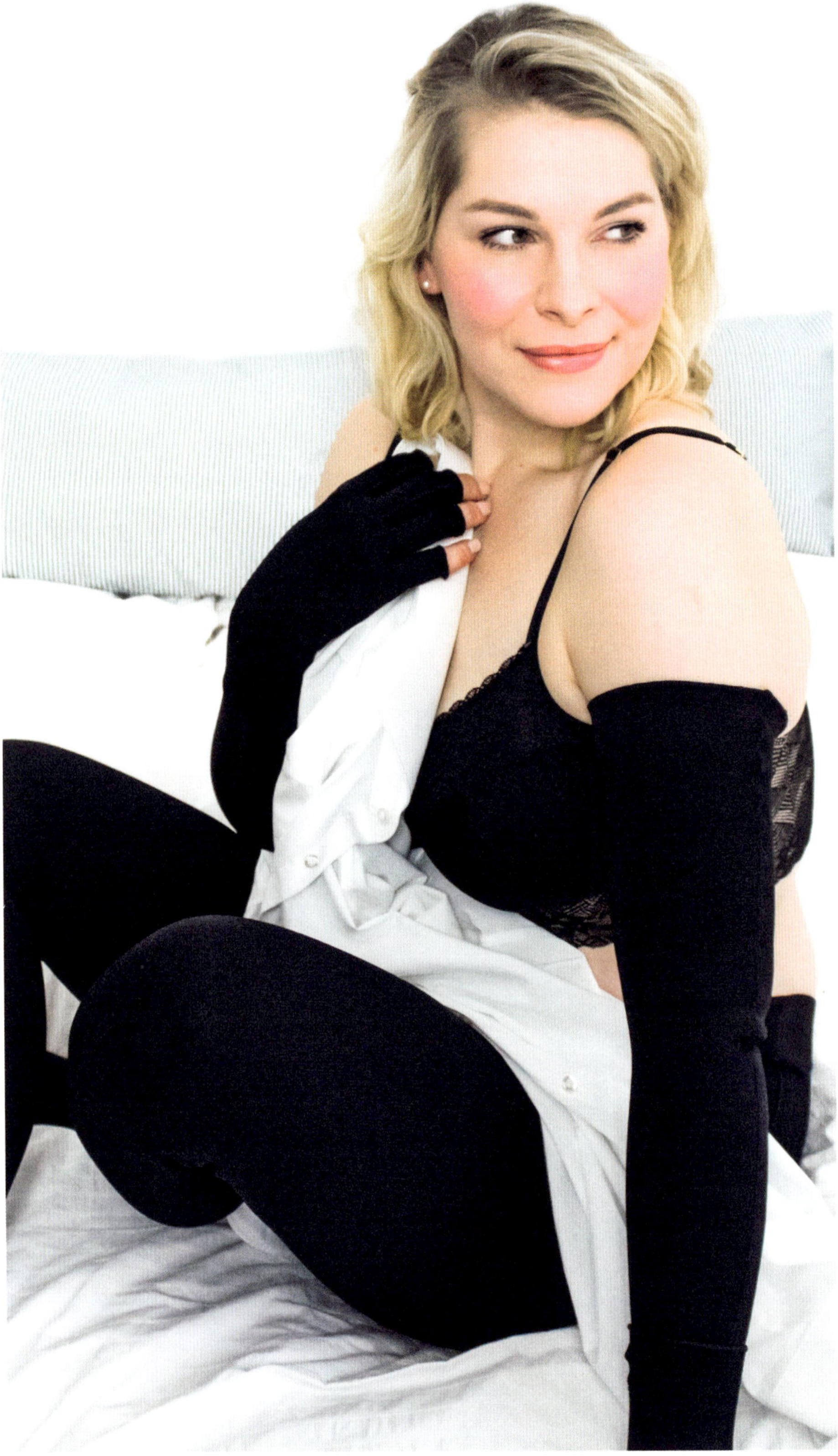

Lipödem in der Partnerschaft

Jede Frau ist sinnlich, auch mit Lipödem. Doch viele von uns haben ein verzerrtes und verunsichertes Selbstbild und tun sich schwer, die eigene Attraktivität zu erkennen und zuzulassen. Ob Partnersuche, Sexualität oder die Belastung einer chronischen Krankheit in der Beziehung – die Liebe in deinem Leben ist kostbar und es gilt sie vor dem Lipödem zu bewahren.

Frauen sind sehr kritisch mit sich selbst, und ich bin da keine Ausnahme. Auch ohne Lipödem finden wir viele Makel an uns und fühlen uns oft nicht attraktiv genug. Wenn dann noch eine schmerzhafte Fettverteilungsstörung die Figur verunstaltet, wird es nicht leichter, sich sinnlich zu fühlen. Doch damit ist es noch nicht einmal getan, denn nun kommt auch noch die Kompressionsbestrumpfung hinzu und sorgt für das letzte Quäntchen Unsicherheit. Die Parade der vielseitigsten Komplexe hält Einzug.

Ich habe meine Kompression immer als modische Herausforderung gesehen, der ich mich jeden Tag aufs Neue stelle. Aber selbst ich als eingefleischte Flachstrick-Heldin hatte anfangs meine Bedenken: Ich konnte mir nie vorstellen, wie sich dieser Moment des Entkleidens für meinen Partner anfühlen und wie er aussehen würde. Irgendwann steht man in Dessous und Kompressionskleidung vor ihm, und dann?

Wenn die Vertrautheit einer Beziehung noch nicht gegeben ist, blieb in meiner Fantasie in diesem Moment nur peinliche Stille und völlige Unsicherheit, wie man sich in so einer Situation fühlen soll. Man ist so völlig eingepackt und dann auch noch mit medizinischen Kompressionsversorgungen. Wie soll ich diese Zeit des Ausziehens bloß überbrücken? Mit Sinnlichkeit hat das dann doch nichts mehr zu tun.

DESSOUS UND KOMPRESSION: PASST DAS ÜBERHAUPT ZUSAMMEN?

Einer meiner Partner sagte einmal zu mir, als wir über diese nervösen Gedanken sprachen: „Frauen sind von Natur aus sinnlich, wenn sie es nur zulassen." Und er sollte recht behalten. Man darf sich die Schönheit des Augenblicks nicht von einem Stück Hightech-Gewebe nehmen lassen. Es geht um dich und deinen Partner, nicht um eine Krankheit oder blickdichte Strümpfe.

Seit der Diagnose Lipödem achte ich noch bewusster auf meine Unterwäsche. Sie kann nicht edel und hochwertig genug sein, denn sie trägt wesentlich dazu bei, wie attraktiv ich mich den ganzen Tag fühle. Meine Dessous geben mir das unvergleichliche Gefühl, mich von Kopf bis Fuß wertzuschätzen und nur das Beste ist

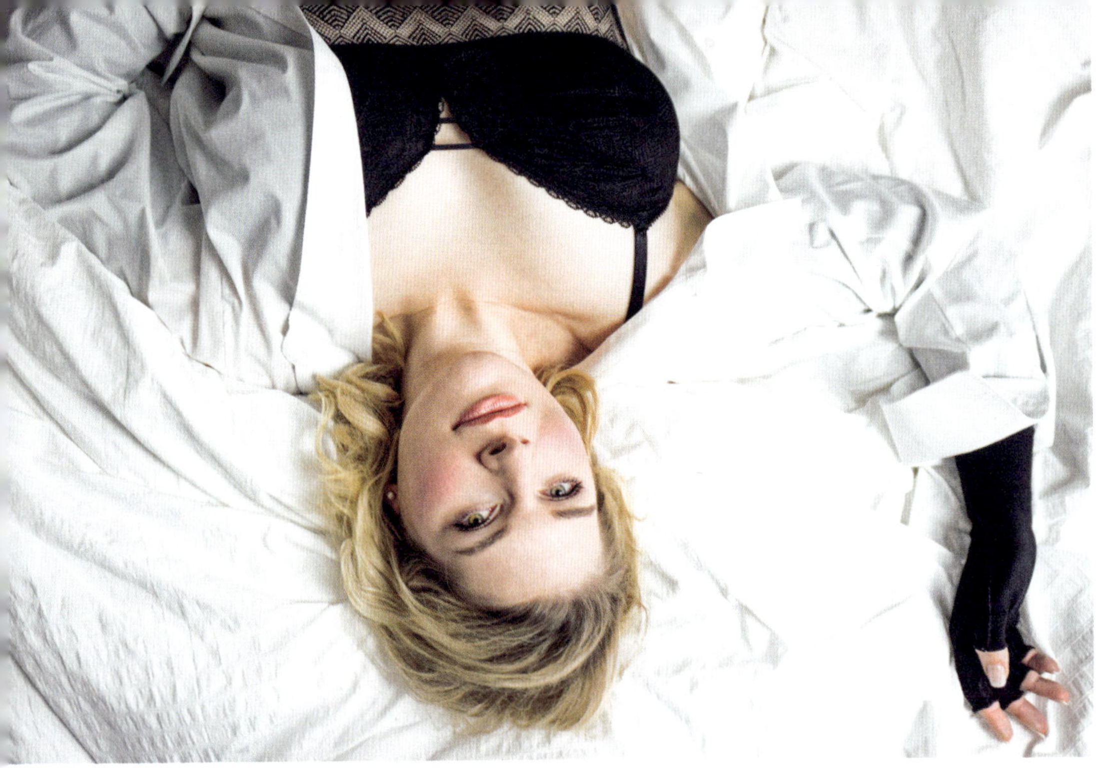

Je besser deine Unterwäsche, umso selbstbewusster wirst du dich fühlen. Du bist eine Granate, das sehe ich doch von hier!

mir gut genug. Vergleichbar ist das mit dem Gefühl der Euphorie nach einem Friseurbesuch oder wenn du dich mit einer Pediküre auf einen tollen Sommerurlaub vorbereitet hast. Dinge, die du nur für dich und dein Wohlbefinden tust. Genau diese Dinge solltest du nutzen, um den Regler auf deiner Körpergefühlsskala immer ein Stückchen höher zu schieben. Je besser dein Körpergefühl ist, desto weniger kannst du dich von Unsicherheiten, Schmerzen oder Komplexen beeinflussen lassen.

Neben der Unterwäsche ist auch das Selbstvertrauen sehr wichtig und ich weiß, wie sehr das Selbstvertrauen in deinem bisherigen Leben wahrscheinlich missbraucht wurde. Rückschläge, böse Kommentare, Ablehnung – viele können ein Lied davon singen. Aber es lohnt sich, die Hoffnung nicht aufzugeben, dass der richtige Mensch an deiner Seite eine ungeahnte Bereicherung sein kann.

Ihr seid so weit gekommen, dass du bald nackt vor ihm stehen wirst. Hätte er dich nicht schon vorher als Partnerin attraktiv gefunden, wärt ihr nicht da, wo ihr jetzt seid.

Hast du auch Angst davor, was dein Gegenüber über deinen Körper denkt? Ob auf der Partnersuche oder bereits in einer festen Beziehung: Dein Gegenüber hat dich bereits optisch wahrgenommen, hat Dinge an dir entdeckt, die er oder sie attraktiv (wenn nicht sogar richtig heiß) findet. Er oder sie weiß in etwa, was ihn oder sie erwartet und hat sich auf dieser Basis für dich entschieden. Jetzt ist es an dir, dieser Person zu vertrauen und ihr zu glauben, dass sie dich attraktiv findet. In dem Moment, in dem du deine Gedanken loslässt und nicht mehr darüber grübelst, ob der Anblick deines Körpers diesem Bild gerecht wird, bekommst du sogar noch einen Sinnlichkeitsbonus obendrauf. Denn nichts ist schöner als eine entspannte Frau, die lächelt und den Moment genießt, oder?

SOLL ICH DIE KRANKHEIT BEIM DATING ANSPRECHEN?

Diese Frage wird oft in Selbsthilfegruppen gestellt und spiegelt genau diese Unsicherheit wider, die viele plagt. Das Lipödem ist oft so präsent in unserem Leben, dass wir das Gefühl haben, uns ständig erklären und rechtfertigen zu müssen. Bei jedem Blick, ob bewusst oder unbewusst, zuckt unser Kämpferherz schon, um in Abwehrhaltung zu gehen. Aber muss unsere Krankheit bei diesen magischen Begegnungen wirklich eine Rolle spielen? Es ist doch keine Lüge, sie nicht zu erwähnen, oder wie würdest du reagieren, wenn dein Date dir von seinen Hämorrhoiden erzählen würde?

Erinnerst du dich an die Übung, in der es um all die wunderbaren Eigenschaften geht, die du neben deiner Diagnose hast? Das ist es, was dich ausmacht, nicht dein Lipödem oder deine Kompressionsstrümpfe. Wenn es zum intimen Teil kommt, sind eure Verbindung und eure Anziehung schon viel stärker als jede Kompression. In solchen Momenten spielt eine dicke Strumpfhose wirklich keine Rolle mehr, sondern nur noch, wie schnell du sie ausziehen kannst.

Tanz dir die Kompression vom Leib: Das Ausziehen der Kompression geht am schnellsten mit dem berühmten Ententanz, bei dem du das Leibteil der Bestrumpfung erst herunterziehst und dann mit den Füßen den Rest versuchst, nach unten zu ziehen. Sollte dir zu dieser Darbietung entweder der Mut oder die passende Musik fehlen, verschwinde einfach kurz in der Toilette und vollziehe dort dein Ritual. Kurzer Spiegelcheck – du siehst umwerfend aus – und jetzt Angriff!

Kurzum, lass das Thema vorerst beiseite, außer, dein Dating-Partner hat Interesse daran geäußert oder ihm wäre etwas aufgefallen. Habe hierbei gerne eine Kurzfassung der Erklärung parat, wie zum Beispiel, „Oh, die Kompression, meinst du? Die trage ich aus gesundheitlichen Gründen. Damit bin ich den Tag über belastungsfähiger und kann den Abend mit dir unbeschwert genießen."

WIE VIEL LEID ERTRÄGT DIE PARTNERSCHAFT?

Es gibt zwei grundsätzliche Hindernisse für eine Partnerschaft, doch sowohl eine psychische Belastung der Beziehung als auch eine Störung der körperlichen Anziehung sind nicht unmöglich zu überwinden, sondern lösbar.

KOMMUNIKATION MIT DEINEM PARTNER UND DEM UMFELD

Kennst du das Gefühl, wenn dir Menschen einfach guttun? Das ist positive Energie und unbezahlbar. Bestimmt kennst du auch jemanden, der dir buchstäblich alle Energie aus dem Leib saugt und immer noch mehr will, oder? Natürlich bist du nicht so ein Mensch, aber halte die Balance. Eine gute Beziehung besteht aus Geben und Nehmen. Und Nehmen ist immer leichter als Geben.

Wie kann dir das gelingen?

- Kommuniziere ganz klar und sachlich deine Grenzen mit deinem Umfeld, aber gib ihnen einen Lösungsvorschlag dazu, zum Beispiel Spazierengehen mit Pausen, Fahrradtour statt Wandern, gesund gemeinsam kochen statt essen gehen, ...
- Dir fallen Hausarbeiten schwerer als zuvor? Besprecht euch und verteilt die Aufgaben neu.
- Du fühlst dich unwohl bei Berührungen? Sprich ganz offen darüber und bitte um Nachsicht. Ihr könnt gemeinsam euch vortasten und dich in deinem Tempo wieder dafür öffnen.
- Es braut sich ein Schmerztag zusammen? Vielleicht nimmt dich jemand kurzfristig mit ins Schwimmbad und lenkt dich ab.

Eine Partnerschaft ist dazu da, Höhen und Tiefen gemeinsam zu meistern und als gutes Team liebevoll durchs Leben zu gehen. Wenn jedoch ein Teammitglied durch eine Krankheit geschwächt wird, muss das andere Teammitglied das Defizit ausgleichen. Diese Überlastung ist der Nährboden für dünnhäutige Diskussionen und Konflikte, aus denen keiner als Gewinner hervorgeht. Nicht nur in der Partnerschaft, sondern für das gesamte Umfeld ist es wichtig, die eigene Situation zu erklären, aber das Lipödem nicht zum Hauptthema des Alltags werden zu lassen. Es macht einen großen Unterschied, ob du jemandem mitteilst, dass du eine Pause oder Hilfe brauchst, oder ob du in eine Opferrolle fällst und den Zugang zu dir erschwerst. In einer Partnerschaft solltest du also vermeiden, dich wegen deines Lipödems komplett zu verschließen und dich aufzugeben. Probiere, mit offenen Karten zu spielen und zu sagen, dass du dich unwohl fühlst, Angst hast oder niemandem zur Last fallen möchtest. Denke immer an das Team, das es zu schützen gilt. Nur im Dialog können Herausforderungen gemeinsam gemeistert werden.

Eine weitere Falle ist, dass dein Umfeld kein Mülleimer ist. Natürlich sollst du dich mitteilen und mit deinen Sorgen nicht alleine sein. Aber ohne Glücksmomente und schöne Erinnerungen geht es auch nicht. Es ist sehr wichtig, dass du die kostbare gemeinsame Zeit nutzt, um positive Energie aufzuladen, die dich widerstandsfähiger macht.

WAS TUN, WENN MEIN PARTNER MICH MIT LIPÖDEM NICHT MEHR ATTRAKTIV FINDET?

Wenn die körperliche Anziehung in der Partnerschaft explizit unter dem Lipödem und seinen Begleiterscheinungen leidet, dann ist die Situation ernst und schmerzhaft, aber selten böswillig. Wenn dein Partner sich körperlich nicht mehr mit dir identifizieren kann, und das kann jedem in jeder Lebenslage durch Krankheit oder Unfall passieren, dann ist das im ersten Moment einfach nur menschlich. Es ist nicht die Liebe, die euch verbindet, sondern die reine Chemie, und die kann man einfach nicht erzwingen. Attraktivität ist nicht nur eine Frage der Einstellung, sondern auch der biologischen Anziehungskraft, und die kannst du nicht künstlich herbeizaubern. Wenn dir dieses Unglück eines Tages widerfährt und dein Partner sagt, dass es keine Hoffnung mehr auf einen gemeinsamen Weg gibt, dann musst du die Konsequenzen ziehen, anstatt dich Tag für Tag diesem Schmerz der Zurückweisung hinzugeben.

Auf der anderen Seite gibt es Grund zur Hoffnung: In über 10 Jahren Community-Mutterschaft habe ich noch von keiner zerbrochenen Beziehung gelesen, die nicht zu einer besseren geführt hat.

Manchmal ist die gemeinsame Zeit einfach vorbei. Lerne, deinen Wert nicht an den Gefühlen deines Partners festzumachen.

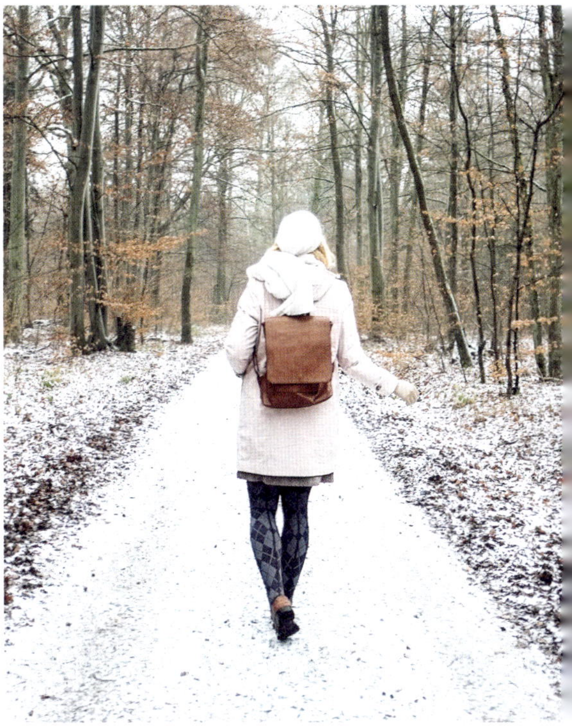

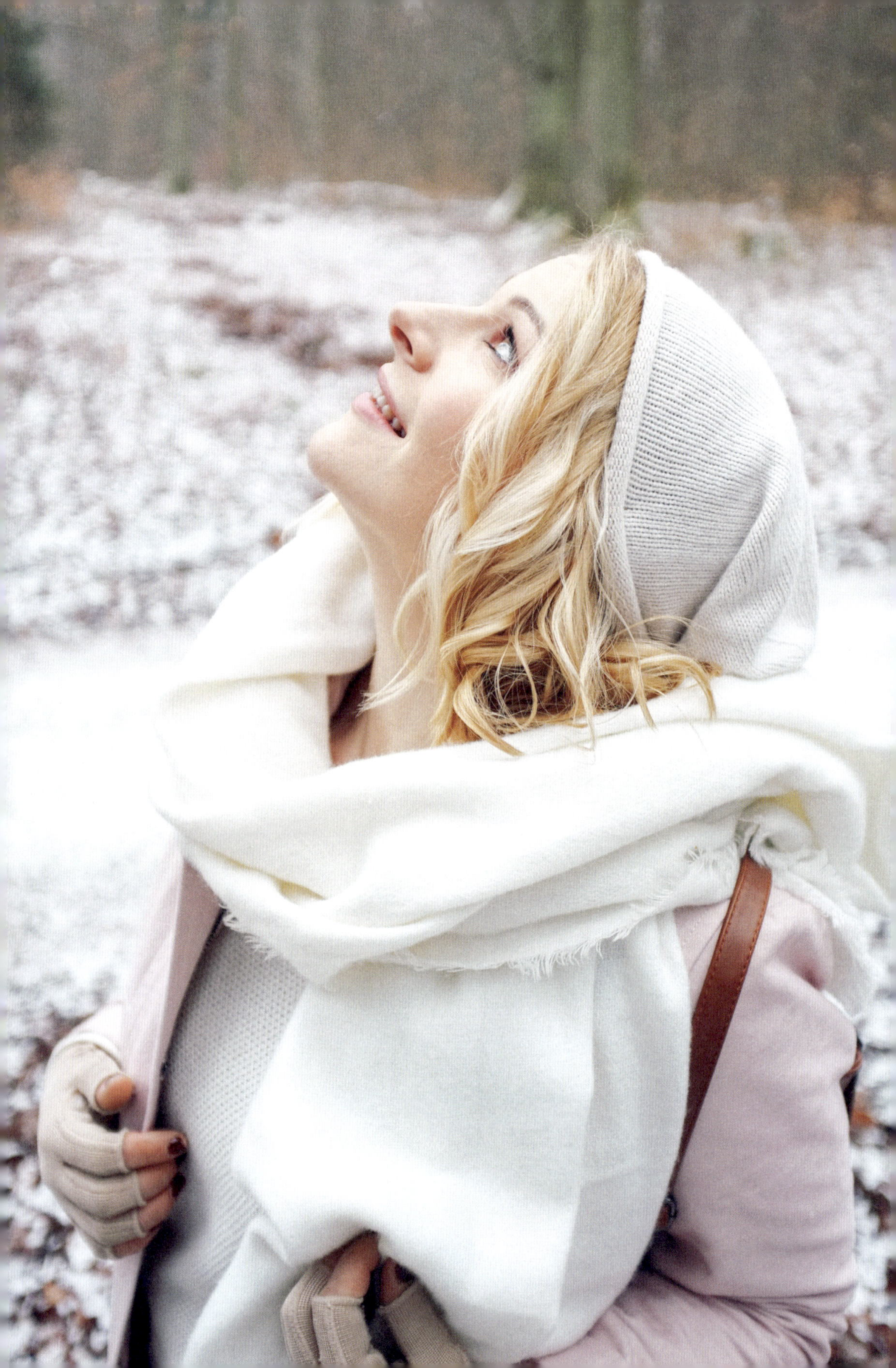

TEIL 5

DIE LIPOSUKTION

Ein realistischer Blick auf die Dinge

„Mit sich selbst in Frieden leben,
ist wohl das höchste Glück auf Erden."
MATTHIAS CLAUDIUS

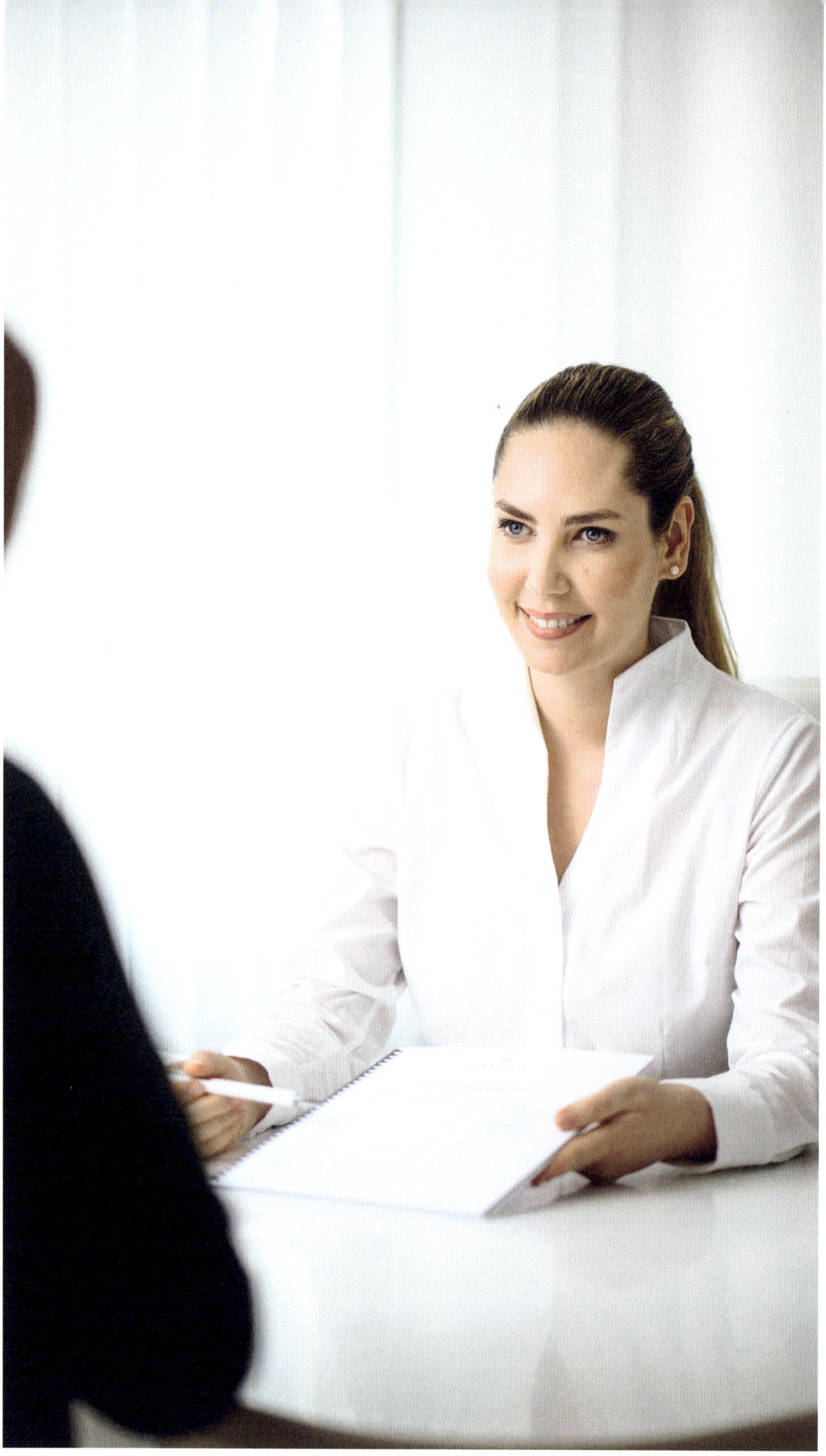

Zwischen Hoffnung, Euphorie und Ungewissheit

Dass es die Liposuktion gibt, ist ein Geschenk, denn mit dieser schonenden Fettabsaugung kann man sehr viel bewirken. Aber sie hat auch ihre Schattenseiten, über die kaum jemand offen spricht. Oftmals aus Scham oder aus Unwissenheit. Bringen wir Licht ins Dunkel.

In der Lipödem-Community führt dieses Thema immer wieder zu Diskussionen und vor allem zu einer Spaltung in Pro und Kontra. Die einen sehen in der Fettabsaugung die ultimative Lösung aller Probleme, die anderen sind frustriert über die ungerechte Kostenübernahme durch die Krankenkassen, werden als Patientin abgelehnt oder sehen den Eingriff für sich nicht als Lösung. Mein Standpunkt als operierte, aber nicht beschwerdefreie Flachstrick-Heldin ist sehr neutral und diplomatisch. Das ist wahrscheinlich die gesündeste Einstellung, die ich auch dir empfehlen kann.

Ich habe dieses Kapitel bewusst an das Ende des Buches gesetzt, weil die bestmögliche Therapie deines Lipödems eine ganzheitliche Behandlung ist, die weit über eine Operation hinausgeht. Zu leicht gibt man dem Wunsch nach Beschwerdefreiheit nach, verschuldet sich vielleicht auch hoch, um die Operation privat zu finanzieren, und stellt am Ende fest, dass man die falschen Erwartungen in die Operation gesetzt hat und den eigenen Ansprüchen nicht gerecht werden kann. Deshalb war es mir wichtig, dir zunächst einen guten Überblick über die wichtigsten Möglichkeiten zu geben, die auch für den Erhalt der Ergebnisse einer Liposuktion wesentlich sind.

Die Liposuktion wird nun schon seit einigen Jahren durchgeführt und hat sich im Laufe der Zeit immer weiterentwickelt. Den einen ultimativen Königsweg gibt es bis heute nicht, denn viele Chirurgen arbeiten mit unterschiedlichen Methoden, die nicht unbedingt schlechter oder besser sind. Entscheidend ist vielmehr, auf welchen Erfahrungsschatz die Ärztin oder der Arzt zurückgreifen kann.

Leider gibt es auch Chirurgen, die versprechen, ihre Patientinnen mit einer Fettabsaugung vom Lipödem heilen zu können. Wer das behauptet, spielt mit deiner Hoffnung, denn das Lipödem ist genetisch verankert und kann durch verschiedenste Auslöser wieder an anderen Stellen zum Vorschein kommen.

Vielen ist auch nicht bewusst, dass die Therapie nach der Liposuktion weitergeht. Auch wenn Kompressionsstrümpfe nur noch im Bedarfsfall notwendig sein können, muss man verstärkt auf seine Ernährung achten und alles daran setzen,

LIEBE ANNA, KANNST DU ERKLÄREN, WIE MAN DIE RICHTIGE CHIRURGIN ODER DEN RICHTIGEN CHIRURGEN FÜR SICH FINDET?

Es ist wichtig, dass man sich bei seiner Chirurgin oder seinem Chirurgen wohlfühlt. Eine intakte und vertrauensvolle Arzt-Patient-Beziehung ist dafür die wichtigste Voraussetzung. Die Patientin begibt sich auf dem Operationstisch in meine Hände und übergibt mir die Verantwortung für ihren Körper, und ich gebe ihr mein Vertrauen, dass sie sich nach dem Eingriff richtig verhält, um das bestmögliche Ergebnis zu erzielen. Das Erstgespräch ist deshalb enorm wichtig, um das Bauchgefühl zu befragen, ob die Chemie stimmt.

Dann schaut man sich die Praxis oder Klinik des Operateurs an und prüft auch, ob sie für Notfälle gut gerüstet ist oder in der Nähe einer Intensivstation liegt. Ganz wichtig ist für mich auch die Frage: Gibt es einen Nachtdienstarzt, der bei Komplikationen zur Stelle ist? So eine Fettabsaugung bei Lipödem ist kein einfacher Eingriff. Im schlimmsten Fall kann es zu Lungenembolie, Thrombose, Blutungen, Infektionen oder Kreislaufkomplikationen kommen, die sofort von einer kompetenten Ärztin oder einem kompetenten Arzt behandelt werden müssen. Zu kleine Kliniken, die keine Alternativen in der Nähe haben, würde ich daher nicht unbedingt empfehlen.

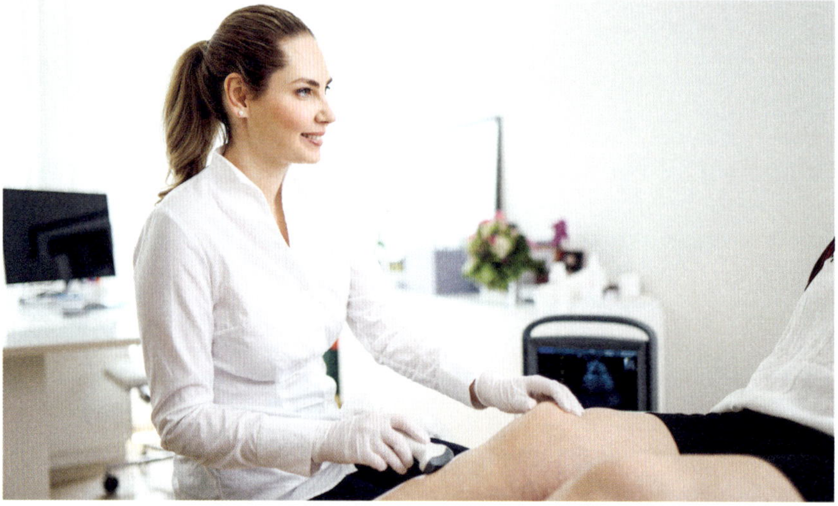

Bitte auch unbedingt auf das Preis-Leistungs-Verhältnis achten. Es bringt nichts, den billigsten Chirurgen zu wählen, denn leider gilt auch hier: Wer billig kauft, kauft zweimal. Meistens lohnt es sich, mehrere Chirurgen anzuschauen und sich dann in Ruhe für einen zu entscheiden, bei dem alle Aspekte stimmen.

Was spricht für, was gegen eine Liposuktion?
Grundsätzlich gilt die Empfehlung der Leitlinie, dass eine Operation vor allem dann sinnvoll ist, wenn alle konservativen Möglichkeiten ausgeschöpft sind. Es wird auch empfohlen, sich eher früher als später für eine Operation zu entscheiden, um das Fortschreiten der Erkrankung möglichst einzudämmen und ein gutes Ergebnis zu erzielen.
Gegen eine Fettabsaugung sprechen zum Beispiel Begleiterkrankungen, wie ein fortgeschrittenes Lymphödem. Hier ist die Gefahr zu groß, dass sich das Lymphödem verschlimmert. Dies muss immer individuell bei jeder Patientin geprüft werden. Auch andere Erkrankungen können gegen eine Operation sprechen und müssen unter anderem mit dem Anästhesisten besprochen werden. Dieser entscheidet mit, ob eine Liposuktion durchgeführt werden kann oder ob das Risiko zu groß wäre. Wichtig ist auch, dass bei psychischen Erkrankungen, wie z. B. Angststörungen und Körper-Schema-Störungen, der Eingriff nicht durchgeführt werden sollte, bevor eine psychiatrische Behandlung stattgefunden hat.

Was sind deine wichtigsten Tipps für die Vorbereitung und wie bereite ich mich auch mental auf die Eingriffe vor?
Oh, diese Liste ist so lang! Dieses Thema ist sehr umfangreich, sodass ich mein Buch „Lipödem Life Balance“ dem zu einem großen Teil gewidmet habe. Dort gehe ich intensiv auf alles ein, was die Patientin zur Vorbereitung wissen sollte.

Gibt es häufig auftretende Fehler in der Therapie nach der Liposuktion?
Fehler in diesem Sinne kann man fast nicht machen, aber es gibt Dinge, auf die man nach einer Liposuktion verstärkt achten sollte.
Zum einen ist es sehr wichtig, die Wunden sauber zu halten. Man sollte jeden Tag duschen, auf die Hygiene achten und am Tag nach der Operation z. B. nicht in den Stall gehen. Denn wo etwas herauskommt, kann auch etwas

hineinkommen. Die Wunden sind ja erst einmal 14 Tage offen und da kann natürlich nicht nur Wundflüssigkeit austreten, sondern es können auch Keime eindringen.
Auf der anderen Seite sollte man nicht immobil werden und zwei Wochen nur im Bett liegen. Das erhöht die Thrombosegefahr und verhindert den Abtransport der Lymphflüssigkeit, was unbedingt vermieden werden sollte.
Ein Fehler wäre aber auch das andere Extrem, wenn man gleich am ersten Tag mit dem Sport beginnt und die Beine überlastet. Der Körper braucht Ruhe, um den Kreislauf zu stabilisieren, neues Blut zu bilden und Schwellungen abzubauen. Eine zu frühe Belastung kann die Schwellungsphase erheblich verlängern oder das Ergebnis verschlechtern.

Wie beantragt man eine Liposuktion?
Die Diagnose wird entweder von einem plastischen Chirurgen oder von einem Facharzt wie einem Phlebologen, Lymphologen oder Angiologen gestellt. Meiner Meinung nach ist es am besten, wenn der Phlebologe die Erstdiagnose stellt. Er kann andere Erkrankungen wie ein Phlebödem oder Lymphödem und auch andere internistische Erkrankungen ausschließen, bevor er die Diagnose Lipödem stellt. Denn die Diagnose Lipödem ist eine Ausschlussdiagnose, d.h. wenn nichts anderes festgestellt werden kann und die Patientin immer noch Schmerzen hat oder sich der Befund nicht ändert, dann handelt es sich in der Regel um ein Lipödem.
Auch eine bereits diagnostizierte Patientin wird von uns nochmals umfassend behandelt, diagnostiziert und auf dieser Basis wird beurteilt, ob sie für eine Liposuktion geeignet ist oder nicht.
Mit unserem Arztbrief kann sie dann zu ihrem Hausarzt oder Facharzt gehen, sich mit den konservativen Maßnahmen behandeln lassen und wenn irgendwann der Entschluss gefasst wird, dass man sich einer Liposuktion unterziehen möchte, kann man das bei uns als Privatleistung durchführen lassen.
Wenn man sich jedoch entschließt, die Kostenübernahme bei der Krankenkasse zu beantragen, ist ein formloses Schreiben mit allen relevanten Nachweisen und Befunden erforderlich. Arztbriefe von uns, vom Phlebologen, vom Orthopäden, vom Gynäkologen, man legt alle Rezepte für MLD und Kompressionsstrümpfe als Kopien bei, Nachweise vom Fitnessstudio, von Sportkursen oder ein psychologisches Gutachten und ein Attest vom Amtsarzt.
Was die Krankenkasse dazu sagt, ist nicht vorhersehbar. Bei Patientinnen im

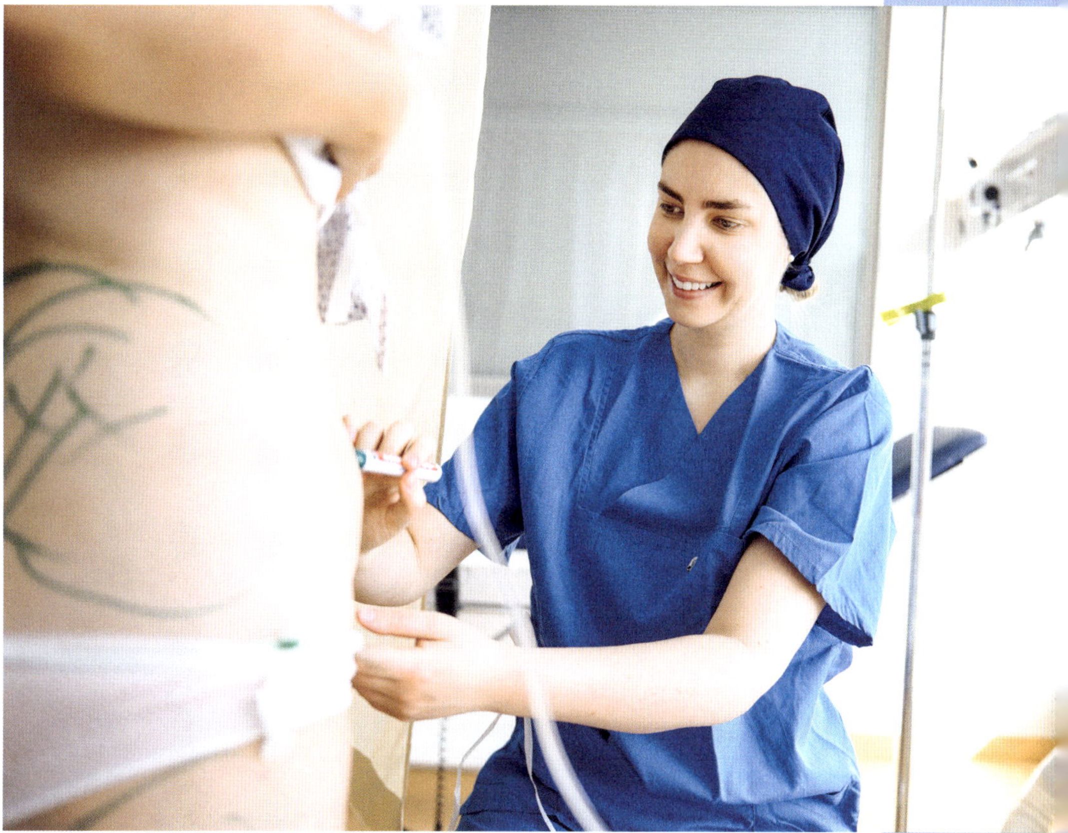

Stadium III ist es unter bestimmten Voraussetzungen durchaus möglich, die Eingriffe bewilligt zu bekommen. Bei Stadium I oder II sind die Chancen derzeit leider gering. Die Krankenkasse kann zur Prüfung des Antrages auch den Medizinischen Dienst einschalten, der manchmal auch zu einem persönlichen Termin einlädt. Die Chancen auf eine Bewilligung liegen enttäuschenderweise eher bei 0,01 %, was aber nicht heißt, dass man es nicht versuchen kann.
Ist der Antrag erst einmal gestellt, hat die Krankenkasse einige Wochen Zeit, darauf zu reagieren, und sollte eine Ablehnung im Briefkasten liegen, kann dagegen Widerspruch eingelegt werden. In diesem Fall kann auch eine Rechtsschutzversicherung in Anspruch genommen werden.

sein Gewicht im Griff zu behalten. Noch dramatischer ist die Situation für diejenigen, bei denen die Komplexe an den vom Lipödem betroffenen Stellen nach der Operation nicht verschwinden, sondern vielleicht sogar stärker sind als vorher. Oft steckt hinter der gestörten Selbstwahrnehmung ein tiefgreifendes psychisches Problem, das leicht übersehen oder bagatellisiert wird.
Nun will ich nicht alles schwarzmalen, denn es gibt sie, die leuchtenden Beispiele von starken Kämpferinnen, die unzählige Liter Lipödemfett (60–90 Liter!) auf dem Operationstisch zurückgelassen haben und damit die Rettung vor dem Rollator oder schwersten Stadien erfahren haben. Ihnen wurde durch die Fettabsaugung ein völlig neues Leben ermöglicht und genau das wünsche ich jeder einzelnen Flachstrick-Heldin von ganzem Herzen.
Es ist ein Thema, das die Branche und die gesamte Community spaltet, denn nirgendwo kommen so viel Hoffnung, Verzweiflung, Leid und Freude zusammen wie bei diesem Thema. Ich versuche, dir ein möglichst differenziertes und unaufgeregtes Bild davon zu vermitteln. Die Entscheidung, ob dies dein Weg ist, ob du vorerst bei der konservativen Therapie bleiben möchtest oder ob es ein Zusammenspiel aus beiden Therapieansätzen sein soll, liegt letztendlich ganz bei dir.
Dr. Anna-Theresa Lipp, die dich und mich in diesem Buch mit medizinischem Wissen begleitet, kann uns als betroffene, praktizierende Ärztin und renommierte Operateurin einen spannenden Überblick zu diesem Thema geben.

OPERATION – JA ODER NEIN?

Dein Leben ist so einzigartig und individuell, dass dir niemand diese Entscheidung abnehmen kann. Aber ich kann dir helfen, sie für dich zu treffen.
Unter uns Lipödem-Schwestern, das wird nicht einfach sein. Denn die Fettabsaugung wird gerne romantisiert und mögliche Komplikationen oder unglückliche Verläufe, ganz zu schweigen von psychischen Problemen, finden selten die Bühne, die sie verdienen. Ich will die Operation nicht schlechtmachen, sondern so gut und differenziert informieren, wie es ein so schwerwiegender Eingriff erfordert. Wir sind jetzt Verbündete, und Verbündete lässt man nicht ohne Rettungsring ins offene Meer segeln, oder?

> *Man kann das Leid eines Betroffenen in keinem Stadium und in keinem Erscheinungsbild beurteilen. Egal ob schlank, mehrgewichtig, alt, jung, groß oder klein – wir sitzen alle in einem Boot und sollten immer daran denken, wie es ist, nicht ernst genommen zu werden. Wenn wir in den eigenen Reihen das Leid des anderen nicht anerkennen und respektieren können, wer soll es dann tun?*

Ich für meinen Teil wüsste nicht, wo ich heute wäre, wenn ich die drei Fettabsaugungen damals nicht gemacht hätte. Geplagt von immer schlimmer werdenden Schmerzen musste ich eines Tages diese Entscheidung für mich treffen, denn ich

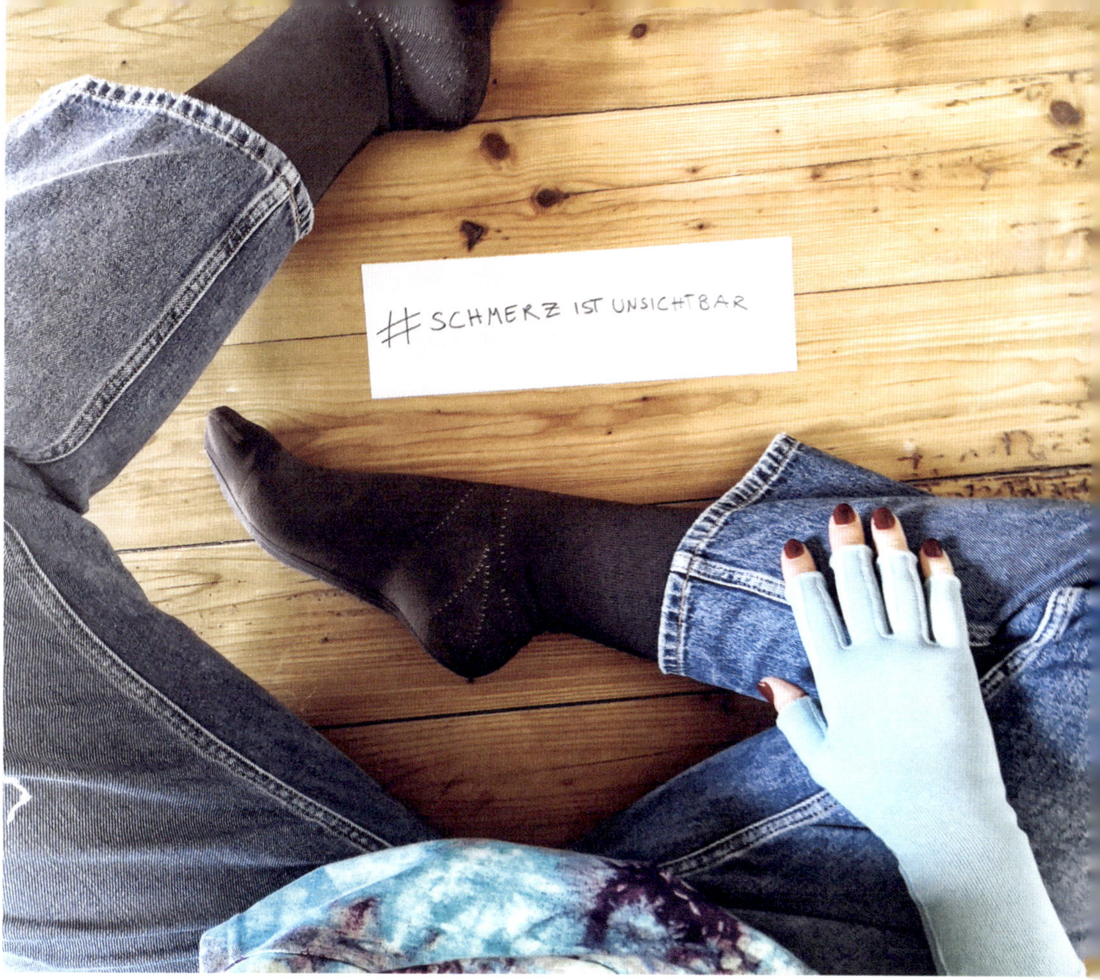

#SchmerzIstUnischtbar: Lasse deine Schmerzen und dein Leid niemals an deiner Optik ausmachen, denn wie intensiv diese sind, kann niemand von außen beurteilen.

hatte unbeschreibliche Angst um meine Zukunft. Als junge Frau war ich durch die Armdiagnose zwei Jahre nach der Beindiagnose in ein tiefes Loch gefallen und in eine Sackgasse geraten. Die Liposuktion sollte mir Erleichterung verschaffen. Das ist die gesündeste Art, diesen Eingriff zu betrachten. Sie kann einem helfen, aus einer dramatischen gesundheitlichen Situation wieder auf eine Basis zu kommen, die man bewältigen und auf der man wieder aufbauen kann. Meine Beschwerden kamen nach der Heilungszeit von etwa einem Jahr langsam zurück, sind aber bis heute nicht so stark wie vor den Operationen.

Die Optik hat bei mir nie eine Rolle gespielt, da sich die Fettzellen bei meiner Körpergröße von 1,81 m relativ gut verteilt haben und das Lipödem vor allem an den Oberschenkeln, Hüften und Oberarmen sichtbar war. Meine Waden sind relativ unauffällig. Dafür sind die Schmerzen des Lipödems gerade in meinen Waden am stärksten. Komisch, oder?

ZEIT FÜR ETWAS REFLEXION UND EINEN KONKRETEN SCHLACHTPLAN

Um dir bei deiner Entscheidung zu helfen, stelle ich dir jetzt einige Fragen und erkläre dir, was ich damit meine. Nimm dir dafür genügend Zeit und sei ehrlich zu dir selbst.

Wichtig: Notiere dir die notwendigen Schritte so detailliert wie möglich, damit du genau weißt, was als Nächstes zu tun ist. So kommst du bei so vielen neuen Ideen leichter mit deiner To-do-Liste voran.

Beispiel: Ich weiß nicht, wo ich in meiner konservativen Therapie beginnen soll.
Konkrete nächste Schritte:

1. Selbstmanagement-Kapitel nochmals lesen.
2. Innerhalb von 3 Tagen mich zwischen Ernährung, Sport etc. entscheiden.
3. Telefonat noch in der gleichen Woche mit bester Freundin, um von derEntscheidung zu berichten und um Hilfe zu bitten.
4. Am nächsten Werktag Termin bei XY zur Beratung ausmachen.

usw.

Diese kleinteiligen Aufgaben und Zeitangaben helfen dir dabei, jederzeit genau zu wissen, was jetzt dein genaues Vorhaben ist, in welcher Zeit du es absolvieren möchtest und was als Nächstes kommt. Schwammige Angaben führen zu keiner Verbindlichkeit und vor allem zur Orientierungslosigkeit. Schlagen wir der Prokrastination ein Schnippchen und werden total organisiert. Du wirst merken, es ist höchst befriedigend, wirklich endlich ein großes Stück weiterzukommen.

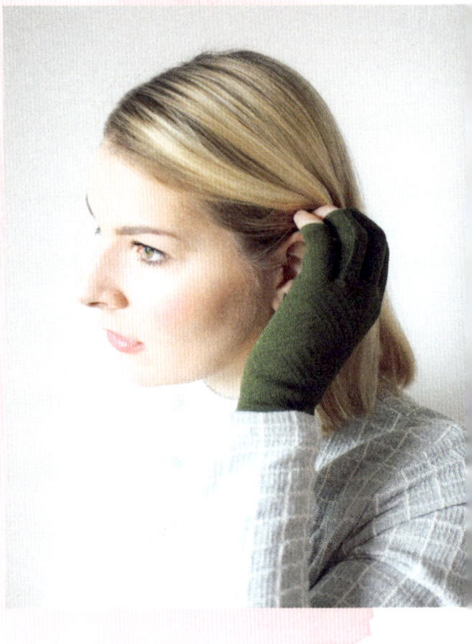

Aber nun kommen endlich die großen Fragen, die du dir stellen solltest:

Wo stehe ich in meinem Leben?

Je nach Lebensabschnitt kann es sinnvoll sein, dich vor oder nach einer großen Veränderung operieren zu lassen. Eine geplante Schwangerschaft, die Wechseljahre oder eine große Abnahme könnten zum Beispiel wichtige Eckpfeiler sein. Alle drei Szenarien gehen mit erheblichen Hormonumschwüngen einher und können eine Verschlechterung deiner Lipödem-Beschwerden auslösen. Lasse dich hierzu auch gerne bei einem Beratungsgespräch mit deinem behandelnden Operateur beraten.

- Deine Antwort zu der Frage „Wo stehe ich in meinem Leben?“:

- Macht dir etwas dazu Sorgen?

- Formuliere Fragen hierzu:

- Was sind konkret die nächsten Schritte, um diese Fragen zu klären?

Auf der nächsten Seite geht es weiter ⟶

Habe ich bereits alle Therapiemöglichkeiten ausgeschöpft?
„Da kann man nichts machen", bekommen allzu viele Patientinnen zu Beginn ihrer Diagnosestellung von Ärztinnen und Ärzten gesagt und werden dadurch stark entmutigt. Diese Aussage kannst du getrost aus deinen Erinnerungen verbannen, denn es ist, je nach Ausgangslage, unfassbar viel möglich. Das Ausmaß der Therapie geht mit so vielen verschiedenen Faktoren einher, dass man sie nicht pauschalisieren kann. Eines ist jedoch klar, auch ohne Liposuktionen kannst du beachtliche Erfolge erzielen. Außerdem ist es ein Trugschluss, dass nach den Liposuktionen sämtliche Maßnahmen obsolet werden. Im Gegenteil, sie werden für die Erhaltung deines Ergebnisses doppelt so wichtig!

- Deine Antwort zu der Frage „Habe ich bereits alle Therapiemöglichkeiten ausgeschöpft?":

___

___

- Macht dir etwas dazu Sorgen?

___

___

- Formuliere Fragen hierzu:

___

___

___

- Was sind konkret die nächsten Schritte, um diese Fragen zu klären?

___

___

Bin ich psychisch auf die Prozedur, die Heilungsphase und jedes mögliche Ergebnis vorbereitet?

Wie oft habe ich in der Community schon mit Betroffenen gesprochen, die die Liposuktionen unterschätzt haben oder mit dem Ergebnis nicht zufrieden waren. Die Operationen sind für den Körper ein schwerer Eingriff und können stark an deinen Nerven zerren. Die Heilungsphase bedarf viel Geduld, Eigeninitiative und vor allem Disziplin. Deine operierten Stellen werden deutlich schlanker sein, dafür hängt vielleicht jedoch die Haut oder sie ist uneben. Sie bringen auch Risiken mit sich, wie zum Beispiel die Bildung eines Lymphödems oder taube Stellen. Was passiert, wenn du danach immer noch nicht glücklicher mit deinem Körper bist und die Komplexe doch tiefer liegen, als du dachtest? Es ist unheimlich wichtig, psychisch möglichst stabil zu sein und so neutral oder vorsichtig optimistisch wie es nur geht, der Liposuktion gegenüberzustehen. Hier geht es um deine Sicherheit und eine realistische Sicht auf die Dinge.

- Deine Antwort auf die Frage „Bin ich psychisch auf die Prozedur, die Heilungsphase und jedes mögliche Ergebnis vorbereitet?":

___

- Macht dir etwas dazu Sorgen?

___

- Formuliere Fragen hierzu:

___

___

- Was sind konkret die nächsten Schritte, um diese Fragen zu klären?

___

___

Auf der nächsten Seite geht es weiter ⟶

Was ist mein Plan B?
Nehmen wir einmal an, deine Liposuktion wird abgelehnt und du kannst/möchtest sie nicht aus privater Tasche bezahlen oder du bist danach nicht beschwerdefrei. Wie soll es dann weitergehen? Würdest du vor Gericht darum kämpfen oder doch erst einmal abwarten, was die Jahre bringen? Wärst du bei wiederkehrenden Beschwerden froh, es probiert zu haben oder wäre es dir schade ums Geld?

- Deine Antwort zu der Frage „Was ist mein Plan B?":

- Macht dir etwas dazu Sorgen?

- Formuliere Fragen hierzu:

- Was sind konkret die nächsten Schritte, um diese Fragen zu klären?

Diese Fragen sind nicht leicht zu beantworten, und deine Meinung kann sich je nach deiner Stimmung, deinem Leidensdruck und deiner Energie stark ändern. Aber es hilft dir zu erkennen, was du willst und was nicht, deine Gedanken zu sortieren und einen konkreten Plan zu haben. Unabhängig davon, ob alles so eintritt oder nicht, bist du gut vorbereitet und das gibt dir Sicherheit.

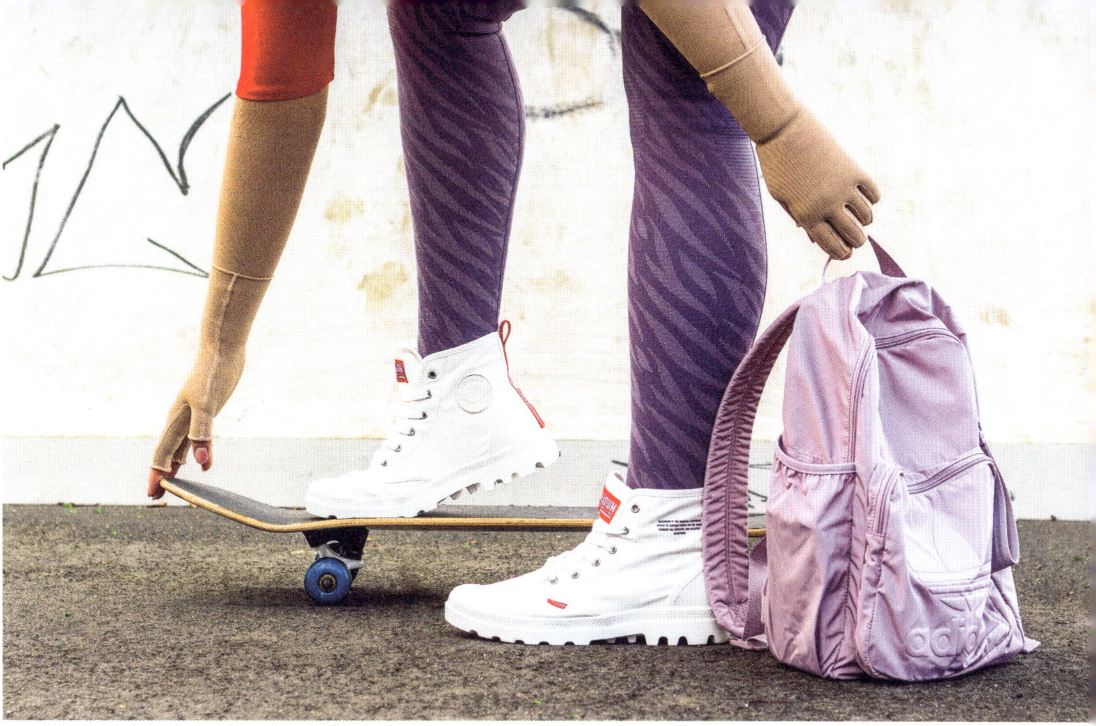

Ich wünschte so manchem Kritiker, er würde nur einen Tag diese Schmerzen spüren. Das würde für sehr viel mehr Empathie sorgen.

MEINE ERFAHRUNGEN UND ERKENNTNISSE ACHT JAHRE NACH DER LIPOSUKTION

Die Erfahrungen mit den Liposuktionen könnten unterschiedlicher nicht sein. Wenn du 10 operierte Flachstrick-Heldinnen fragst, bekommst du drölf unterschiedliche Wahrnehmungen geschildert. Was ich also hier nun berichte, sind meine ganz persönlichen Erkenntnisse, die für dich nützlich sein können, jedoch nichts über den Ausgang deiner Eingriffe sagen.

Wie waren die Liposuktionen für mich?

Für mich waren das sehr harte Wochen. Ich wurde innerhalb eines halben Jahres im Abstand von drei Monaten mehrmals operiert, was ich so nicht mehr machen würde. Das war für mich sehr anstrengend und im Aufwachraum kurz nach den Operationen hatte ich mit einem bedenklich niedrigen Blutdruck zu kämpfen. Das scheint jeder anders zu verkraften. Aus heutiger Sicht würde ich vielleicht eher ein Jahr zwischen den Operationen verstreichen lassen.

Was war so anstrengend? Nach den Eingriffen hat man große Wundherde unter der Haut, die in der etwa einjährigen Heilungsphase viel Geduld erfordern. Direkt nach den Operationen brauchte ich die Hilfe meines Partners, um auf die Toilette zu gehen, mich zu waschen oder umzuziehen. Das wird zwar von Tag zu Tag besser, aber man merkt, wie geschwächt der Körper ist und dass er arbeiten muss, um die Schwellungen in den Griff zu bekommen. Ich war auch mental sehr gefordert, denn ich musste die Kompressionsbestrumpfung 30 Tage lang Tag und Nacht tragen.

Bin ich jetzt beschwerdefrei?
Nein. Ich war etwa ein dreiviertel Jahr schmerzfrei, nachdem ich das Gröbste überstanden hatte. Dann kam das Zwicken wieder, ganz leise und allmählich. Heute sind die Schmerzen wieder deutlicher da, aber ich bin noch nicht wieder so weit, wie vor den Operationen. Dafür bin ich sehr dankbar.
Wahrscheinlich ist noch Lipödemfett vorhanden, das nicht abgesaugt wurde. Aber wenn ich es vermeiden kann, möchte ich einen weiteren Eingriff so lange wie möglich hinauszögern. Solange ich mit den Schmerzen gut leben kann, sehe ich für mich keine Notwendigkeit einer OP.

Ist das Lipödem wiedergekommen?
Das glaube ich nicht. Der Austausch mit Betroffenen aller Stadien lässt den Schluss zu, dass die Schwere der Schmerzen nicht unbedingt mit der Schwere des Lipödems zusammenhängt. Das heißt, ein Patient im Stadium I kann genauso starke Schmerzen und Symptome haben wie ein Patient im Stadium III. Die operierten Areale sind, soweit ich das beurteilen kann, optisch stabil. Es findet aber wahrscheinlich eine Umverteilung statt. So nennt man den Vorgang, wenn sich vermeintliche Lipödem-Fettzellen an anderen Stellen ansammeln, die vor der Operation dort nicht zu finden waren.
Ich wurde nur an den Beinen und Armen komplett operiert, nicht am Rücken oder Bauch. Letzterer wird leider immer auffälliger und verändert sich ohne erkennbaren Grund. Im Moment mache ich wahrscheinlich das Klügste, ich bleibe ruhig und beobachte. Aber wenn man zunimmt, ist es natürlich klar, dass nach den Operationen nun andere Fettzellen die überschüssige Energie aufnehmen müssen und dadurch vielleicht noch mehr wachsen. Aber ich habe nicht planlos zugenommen. Ich wusste genau, woher die Pfunde kamen, und es war meine eigene Verantwortung.

Würde ich mich noch einmal operieren lassen?
Sag niemals nein, oder? Ich denke, im äußersten Notfall würde ich mich noch einmal operieren lassen. Aber solange ich mit meinem Selbstmanagement, Ernährung und Sport eine erträgliche Situation schaffe, sehe ich keinen dringenden Grund dafür. Denn ja, Sport und Ernährung helfen nicht gegen die Lipödem-Fettzellen, aber gegen die Schmerzen. Bitte mach dich frei von dem Gedanken, dass du nichts dagegen tun kannst.

> *Gib dir bitte niemals die Schuld dafür, am Lipödem erkrankt zu sein, denn das stimmt einfach nicht. Das, was in deinem Leben mit dir, deinem Körper und deiner Seele passiert, und dazu zähle ich vor allem eine Gewichtszunahme, ist so viel komplexer, als „du hast dir nicht genug Mühe gegeben“ oder „du bist nicht diszipliniert genug“. Jeder, der etwas anderes behauptet, den schickst du zu mir. Den stecke ich mal für einen Tag in unsere Schuhe.*

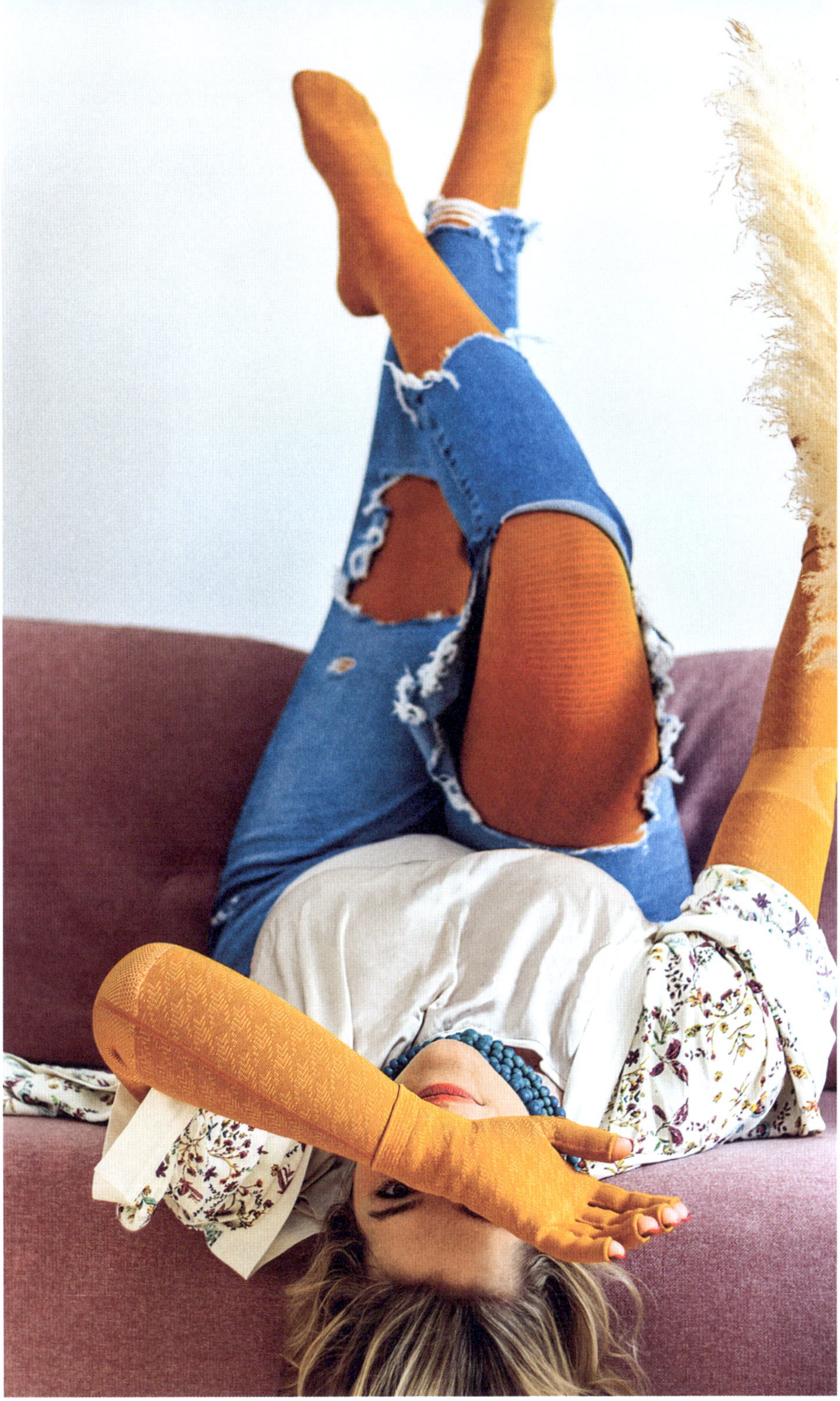

Gehe deinen ganz eigenen Weg und treffe deine ganz eigenen Entscheidungen. Jede Flachstrick-Heldin macht ihre eigenen Erfahrungen und zusammen können wir uns durch diese stärken.

LIEBE ANNA, WAS TUN, WENN DAS ERGEBNIS NICHT DEN ERWARTUNGEN ENTSPRICHT?

Wie das Ergebnis ausfällt, wird immer subjektiv beurteilt. Es ist wichtig, dass die Operateurin oder der Operateur ein gutes Erwartungsmanagement betreibt und nicht zu viel im Vorfeld verspricht. Die Patientin muss schonungslos darauf hingewiesen werden, dass das Ergebnis nicht so sein wird, wie man es sich erhofft hat oder die Beine optisch auch verschlechtern kann. Je nach Altersgruppe sind die Voraussetzungen sehr unterschiedlich, sodass man die Ergebnisse nicht verallgemeinern kann. Wenn man sich nach dieser intensiven Aufklärung dennoch für eine Operation entscheidet, ist man hinterher umso glücklicher, wenn das Ergebnis besser ist als erwartet.
Es liegt in der Verantwortung des Operateurs, im Vorfeld die Erwartungen der Patientin zu erfragen und abzuklären, ob diese erfüllt werden können. Eine Liposuktion bei Lipödem ist in erster Linie ein medizinischer Eingriff und keine Schönheitsoperation. Sie dient der Linderung der Schmerzsymptomatik und der Verbesserung der Lebensqualität, nicht der Herstellung von Modelbeinen. Eine Formverbesserung soll zwar unter ästhetischen Gesichtspunkten bestmöglich erreicht werden, steht aber nicht im Vordergrund. Wir versuchen täglich, der Patientin nachhaltig zu helfen, so dass dieses Thema grundsätzlich auch etwas in den Hintergrund treten kann. Manche Patientinnen sind mit dem Leben nach der Liposuktion überfordert, weil dieses so lebensbestimmende Thema plötzlich nicht mehr dominiert. Oft erlebe ich sogar, dass sie danach regelrecht nach Stellen suchen, für die weitere Operationen notwendig wären. Hier kann durchaus eine psychische Beeinträchtigung zum Vorschein kommen, die vorher durch das Lipödem überdeckt wurde, ein sogenanntes Stellvertreter-Syndrom. Die meisten Patientinnen sind aber sehr dankbar und glücklich und geben mir das Gefühl, dass meine Arbeit Sinn macht. Das ist das schönste Gefühl der Welt – denn ich bin Ärztin geworden, um Leid zu lindern und um Menschen zu helfen.

Braucht man danach noch Kompression?

Ob danach noch eine Kompressionsbehandlung erforderlich ist, muss individuell beurteilt werden. Nicht jeder braucht nach der Heilungsphase noch eine Kompression. Im Heilungsjahr selbst sollte sie unbedingt getragen werden. Gerade im Sommer neigt man zu Schwellungen, die man mit Kompressionsstrümpfen möglichst in Schach halten kann. Theoretisch sollten nach dem Heilungsjahr die Schwellungen so weit zurückgegangen sein, dass auf die Kompression verzichtet werden kann. Dies kann jedoch nicht pauschalisiert werden, da es vom Ausgangsstadium, dem Lymphstatus vor der Liposuktion und dem Alter abhängt. Auch ich persönlich ziehe jeden Tag im OP meine Flachstrick-Kompression an, da ich meinen Beinen 10 Stunden Höchstbelastung zumute. Während der Sprechstunde und am Wochenende trage ich sie in der Regel nicht. Auf Reisen und im Flugzeug, wo der Druck ganz anders ist als sonst, trage ich sie wieder und brauche immer meine 24 Stunden, bis sich die Beine an die neue Situation gewöhnt haben und das, obwohl ich der Meinung bin, dass ich gut operiert wurde, normalgewichtig bin und sehr gesund lebe. Die Belastung der Beine und der Venen ist immer individuell. Patientinnen, die einen stehenden Beruf ausüben, würde ich die Kompressionsstrümpfe auf jeden Fall empfehlen. Wer aber schon vor dem Eingriff nicht zu Ödembildung neigte oder sonst keine Einschränkungen verspürt, kann sie getrost weglassen.

Was sind die wichtigsten Maßnahmen, um das Ergebnis der Liposuktionen bestmöglich zu erhalten?

Um das Ergebnis einer Liposuktion zu erhalten, sollte, wie bereits erwähnt, die Kompression im Heilungsjahr unbedingt getragen werden. So können vor allem im Sommer die Schwellungen in Schach gehalten werden. Ein beschwerdefreies und leichtes Leben sind jedoch trotz Liposuktion viel Selbstleistung.

Eine gesunde Ernährung und ausreichend Bewegung sind ein wesentlicher Teil der Nachsorge nach der Operation. Der Körper hat deutlich weniger Volumen zu versorgen – auch kalorientechnisch. Meistens muss die Ernährung nach der Operation angepasst werden: Eine reduzierte Kalorienzahl beugt einer Gewichtszunahme vor. Diese sollte insbesondere im Heilungsjahr dringend vermieden werden, um ein langanhaltendes Ergebnis nach der Liposuktion zu erreichen.

Wichtig ist auch die Kombination aus Ausdauer- und Kraftsport. So wird der Grundumsatz einerseits erhöht, andererseits kann mit den aufgebauten Muskeln auch deutlich mehr Fett verbrannt werden.

Optimalerweise wird die Kompression und auch die manuelle Lymphdrainage nach einer Operation bei Bedarf beibehalten.

Regelmäßige Kontrollen beim behandelnden Arzt, aber auch beim Phlebologen runden dann die optimale Nachsorge ab.

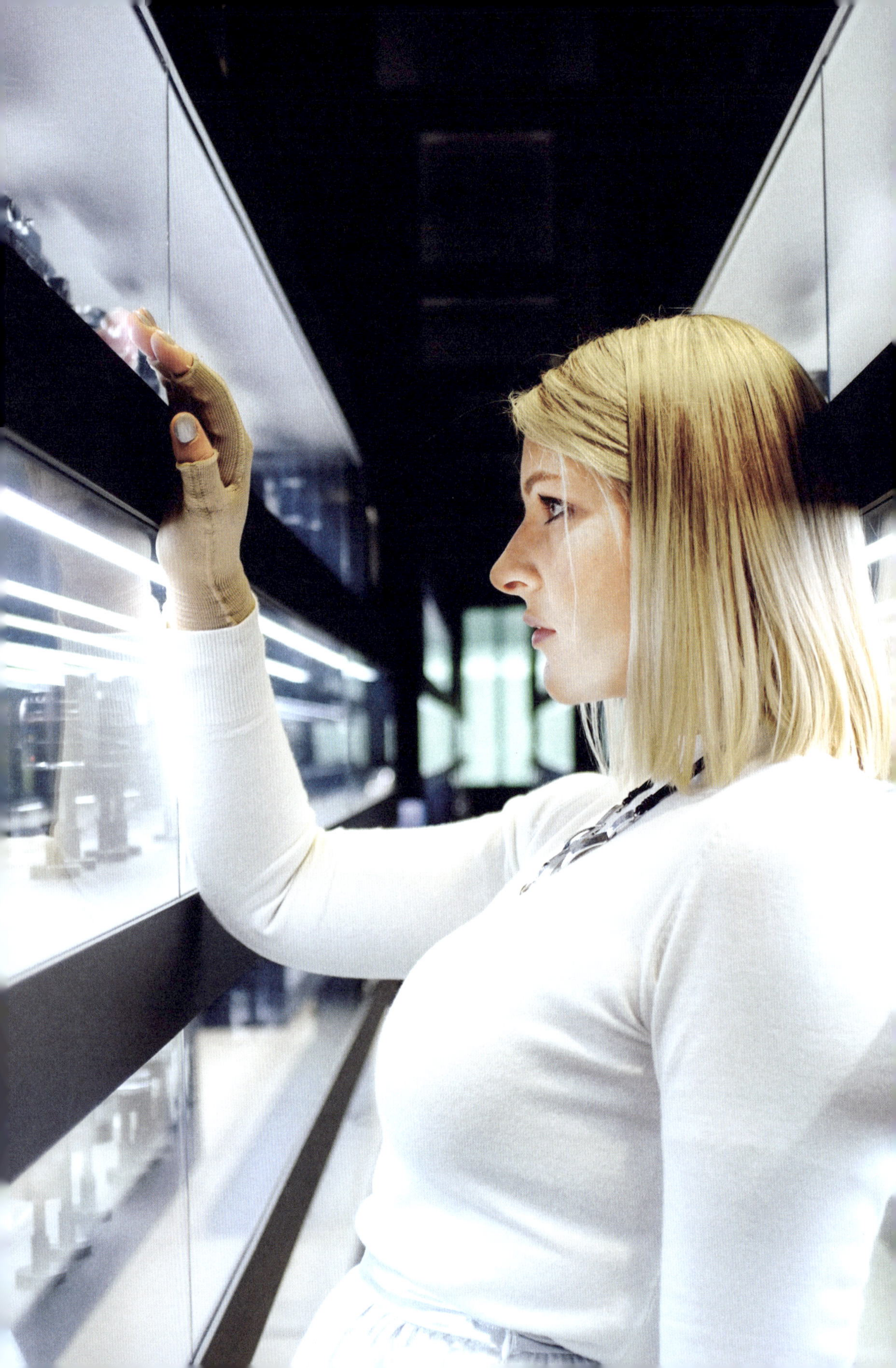

TEIL 6

WAS IST LANGFRISTIG ZU TUN?

Nimm dein Glück selbst in die Hand!

„Ich weiß nicht, ob es besser wird,
wenn es anders wird.
Aber es muss anders werden,
wenn es besser werden soll.“
GEORG CHRISTOPH LICHTENBERG

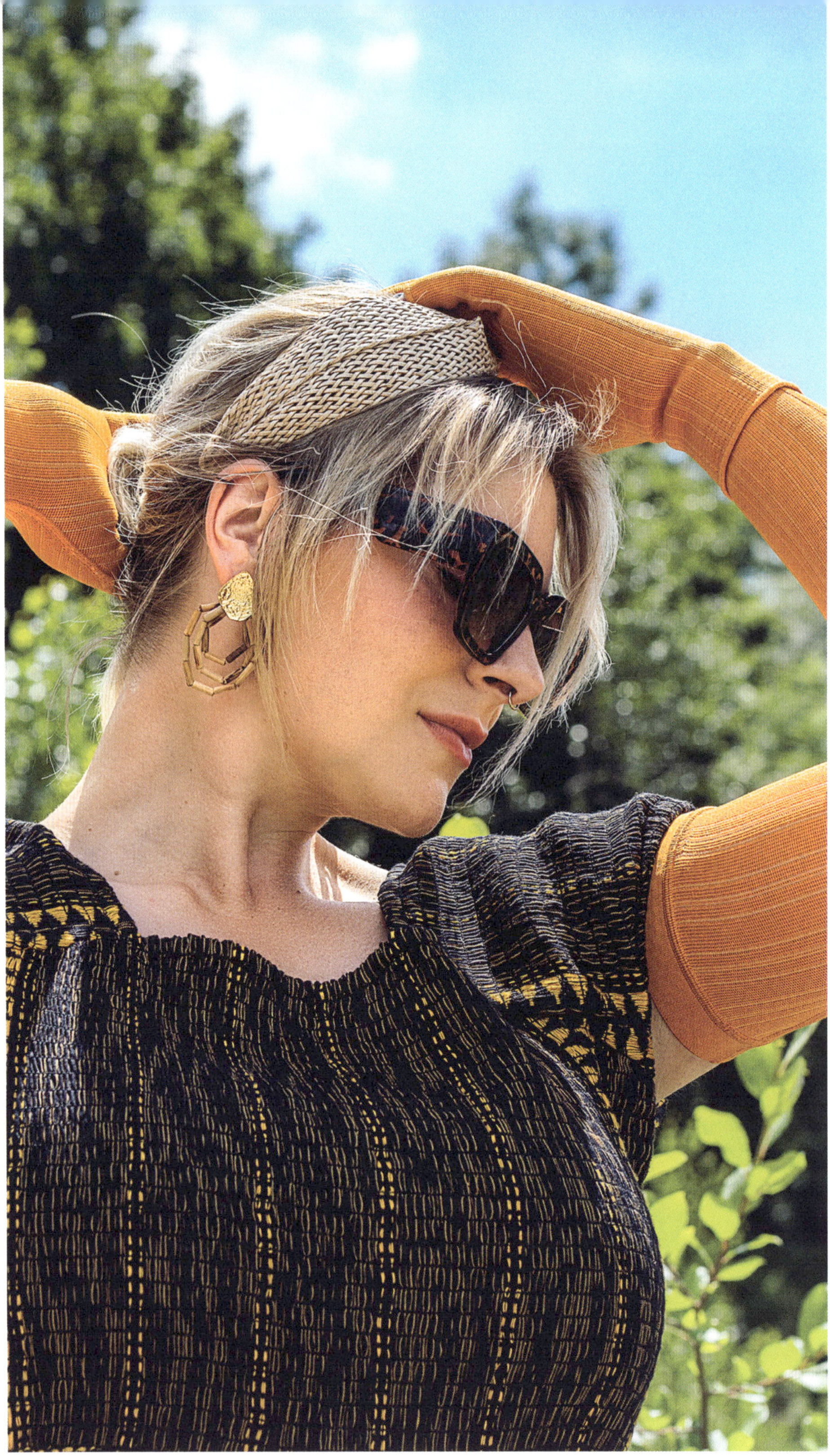

Setze dir deine Ziele

Die Diagnose Lipödem hat dich nicht an das Ende deines Lebens katapultiert, sondern an einen Neuanfang. Der erste Schock ist verdaut, die Tränen getrocknet und der Wunsch nach einem glücklichen Leben trotz der Krankheit erwacht. Hier noch einmal ein Überblick über deine To-dos, mögliche Baustellen und Werkzeuge, die dich zur unschlagbaren Flachstrick-Heldin machen.

Mit diesem Buch hast du dir selbst signalisiert, wohin die Reise gehen soll und du hast dich nicht nur informiert, sondern auch emotionalen Halt gefunden. Ich bin unglaublich stolz auf dich und kann dich nur ermutigen, geduldig mit dir selbst zu sein. Es gibt nicht den einen Weg für alle, sondern du wirst deinen eigenen Weg machen und über dich hinauswachsen. Jetzt ist es an der Zeit, die ersten Schritte alleine zu gehen und natürlich werde ich dich nicht ohne einen guten Plan gehen lassen.

WIE GENAU MACHE ICH DIESEN PLAN?

Es gibt unzählige Ratgeber darüber, wie man Aufgaben richtig managt. Ich versuche hier, die wichtigsten ersten Schritte zusammenzufassen, und im Laufe der Zeit wirst du deine eigenen Methoden entwickeln.

Die wichtigste Lektion vorweg: Die kleinsten Schritte führen am Ende zum Ziel. Gehe wie folgt vor:

1. Schreibe dein großes Ziel auf einen Zettel oder in dein Notizbuch.
2. Notiere dann alle notwendigen Meilensteine, die auf dem Weg zu deinem Ziel liegen.
3. Gehe dann Meilenstein für Meilenstein durch und notiere alle To-dos oder gegebenenfalls Zwischenziele innerhalb dieses Meilensteins.
4. Schreibe zu den To-dos und Meilensteinen realistische Deadlines, die du einhalten möchtest.
5. Je nachdem, ob du deine Termine digital oder analog organisierst, trage diese Deadlines auch in deinen Kalender ein, damit du sie nicht aus den Augen verlierst.

So hast du eine Liste mit konkreten Vorhaben, klaren Zeitvorgaben und einem bewussten Ziel vor Augen und weißt jederzeit, was zu tun ist, wo es hakt und bleibst auch zeitlich am Ball. Natürlich kannst du Termine verschieben, wenn du dich verkalkuliert hast. Überlege dir aber auch, woran es gelegen hat:

- War die Aufgabe zu schwer?
- War der Umfang der Aufgabe zu grob unterteilt, sodass es mehrere To-dos gegeben hätte?

- Brauchst du Hilfe, um die Aufgabe zu bewältigen?
- Brauchst du einen Plan B?

Um dein Ziel zu erreichen, brauchst du nicht nur Struktur, sondern auch Geduld. Du darfst dich nicht an der Anzahl der erledigten Aufgaben messen. Vergiss vor allem nicht, auch die kleinen Erfolge zu feiern und stelle dir am besten eine Pinnwand auf, an der du für jede erledigte Aufgabe einen Marker anheftest. So hast du jederzeit einen Überblick, was du schon alles geschafft hast, anstatt immer nur den Berg an To-dos vor dir zu sehen.
Was tun, wenn einem alles zu viel wird? Setze alles auf null, schreibe deine Aufgaben auf, priorisiere sie neu, sage Termine ab, um Zeit für dich zu haben, und nehme dann erneut Anlauf. Es ist keine Schande, wenn dir dein Plan über den Kopf wächst. Behalte in so einem Moment einen kühlen Kopf und sortiere dich neu, statt alles direkt hinzuwerfen.

Ein SMARTes Ziel

Jetzt schwirrt es natürlich in deinem Kopf und du suchst in Gedanken schon nach deinem großen Ziel. Damit du bei diesem wichtigen Schritt nicht ins offene Messer der Frustration läufst, weil du nach einem unerreichbaren Ziel greifst, gebe ich dir eine Methode aus der Unternehmensberatung an die Hand, die eine so hilfreiche Eselsbrücke hat, dass sogar ich Nasenbär sie mir merken kann.
SMART steht für:

- Spezifisch (specific)
- Messbar (measurable)
- Ausführbar (achievable)
- Realistisch (realistic)
- Terminiert (time-bound)

Das bedeutet in deinem Fall, dass du dein Ziel bewusst nach diesen Kriterien auswählst und es auch auf den Prüfstand stellst. Wie sieht das in der Praxis aus? Das Ziel „Bis zum 01.05. möchte ich 7 Mal die Woche Hautpflege betreiben“ trifft auf alle SMART-Punkte zu. Das Ziel „mich besser fühlen“ oder „glücklich sein“ trifft höchstens auf den Punkt „realistisch“ zu, es ist also nicht gut formuliert.
Mit dieser Methode und einem guten Plan dazu, kannst du all dein Wissen nun in konkrete Schritte definieren, welche dich langsam und stetig deinem Ziel etwas näher bringen.

EIN BEISPIELHAFTER TAG EINER FLACHSTRICK-HELDIN

Jetzt habe ich dich seitenweise mit Informationen gefüttert, aber wie kannst du das alles in deinen Alltag integrieren? Im vorigen Kapitel hast du schon gelernt, wie wichtig eine klare Planung ist und genau das kann dir auch im Alltagswahnsinn helfen.
Natürlich sieht der Alltag für jeden ganz anders aus und auch die Ausgangssituation ist völlig unterschiedlich. Nach reiflicher Überlegung habe ich beschlossen, dass ich dir mit einem exemplarischen Selbstmanagement-Tag oder einer exemplarischen Selbstmanagement-Woche nicht wirklich einen Gefallen tue, sondern dich nur unnötig unter Druck setze. Wichtig ist, dass du die neuen Routinen

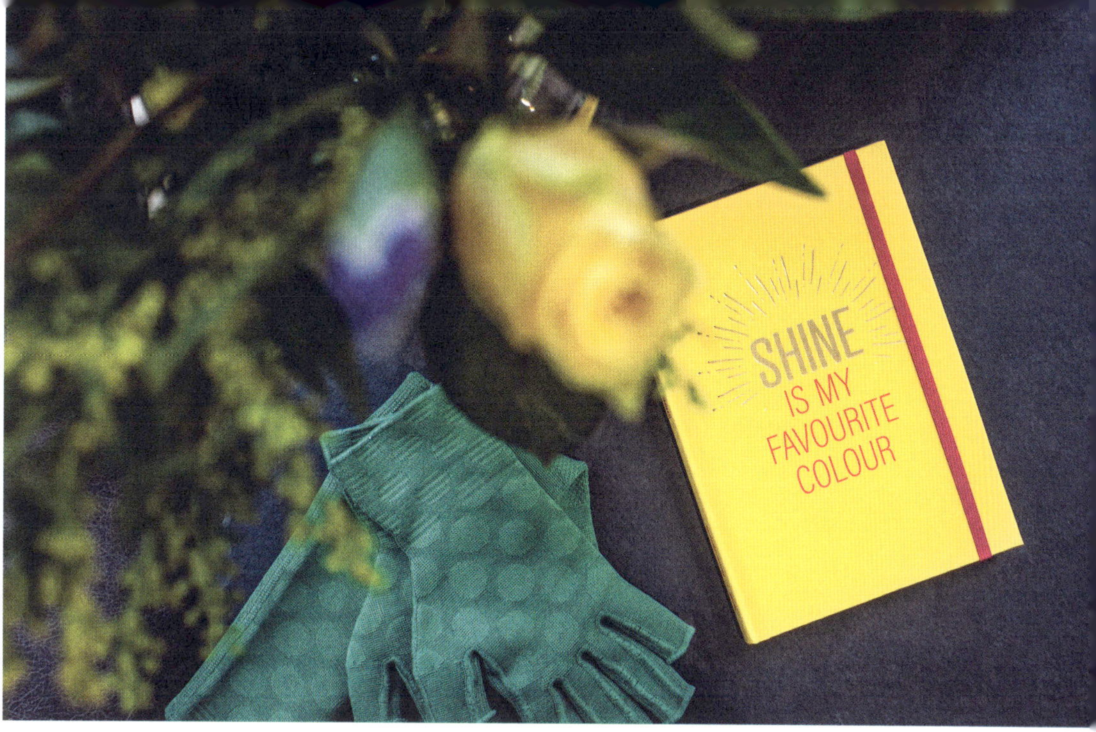

Vielleicht hilft dir ein Notizbuch, welches du nur für deine Lipödem-Therapie einsetzt.

mit der Zeit in deinen Alltag integrierst. Aber wie schnell, wie regelmäßig und wann, das kann und möchte ich dir nicht vorschreiben.

Lass mich dir stattdessen die wichtigsten Alltagshandlungen zusammenfassen (sortiert nach meiner persönlichen Priorisierung), die du in deinem eigenen Tempo nach und nach fest in deinem Leben verankern kannst:

- **Kompressionstherapie:** Kompressionsversorgung tragen, Manuelle Lymphdrainage (MLD), IPK, Entstauungstherapie mit Bandagierung
- **Hautpflege:** morgens und abends
- **Psyche und Resilienz stärken:** Achtsamkeits-, Atem- und Meditationsübungen
- **Ernährungstherapie:** Anti-Entzündliche Ernährung, wie z. B. Ketogene oder mediterrane Küche
- **Bewegung:** wenn möglich mind. 7.500 Schritte am Tag – lieber leicht, dafür regelmäßig
- **Weiterbildung:** Bücher, Zeitschriften, Austausch in der Community

Das heißt, dein erstes Ziel sollte es sein, die Kompressionstherapie so oft wie möglich im Alltag anzuwenden. Voraussetzung dafür ist natürlich, dass sie für dich wirklich schmerzlindernd und entlastend wirkt.

Durch die starke Beanspruchung deiner Haut ist die Pflege daher viel wichtiger als vorher. Taste dich langsam an diesen Programmpunkt heran und beginne mit dem kleinen Hautpflege-Date zu der Tageszeit, die für dich am leichtesten zu realisieren ist und bringe dann die Regelmäßigkeit hinein. Sobald das gut klappt, kannst du dann zum nächsten Schritt übergehen.

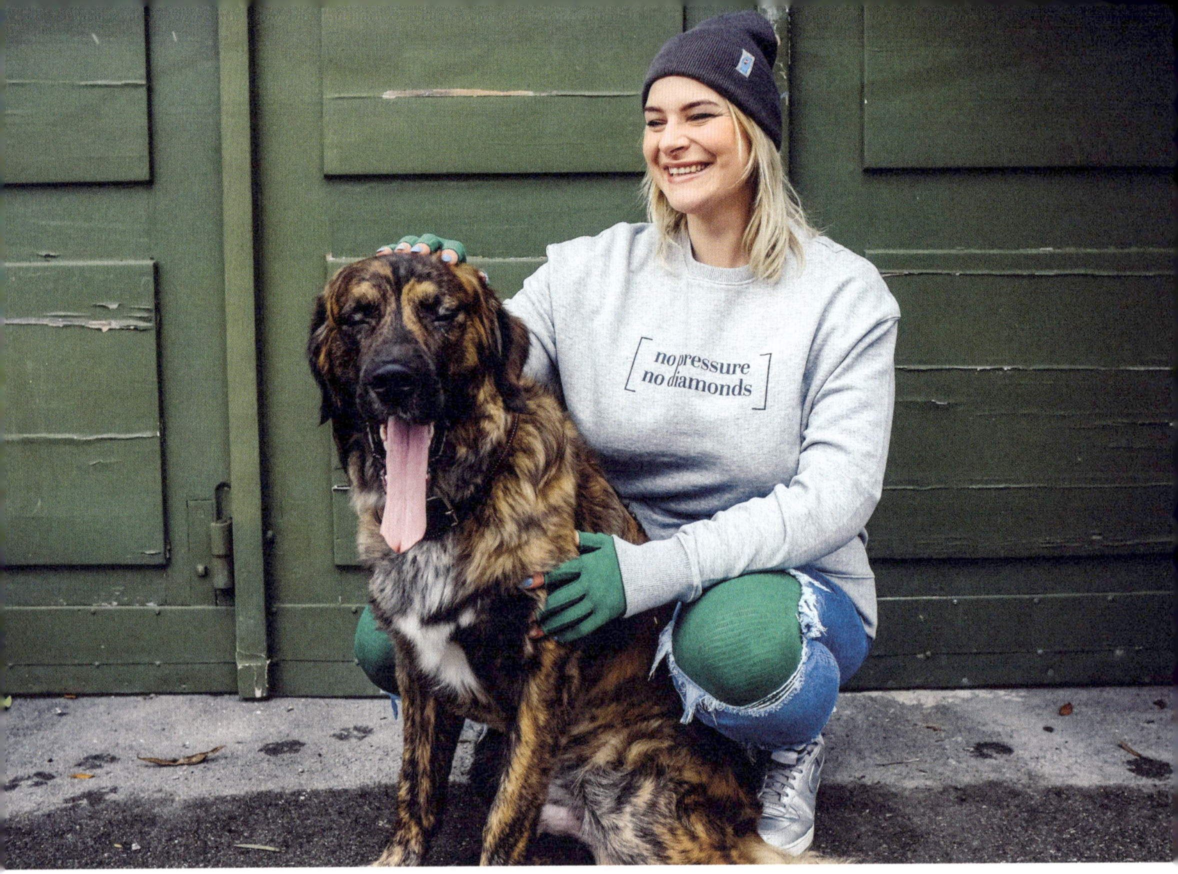

Ich umgebe mich gerne mit motivierenden Statements, wie hier „No pressure, no diamonds" (ohne Druck keine Diamanten)

Deine Psyche ist eine deiner wichtigsten Waffen. Je gefestigter sie ist, desto besser kannst du mit Frustrationen und Rückschlägen umgehen. Sieh sie wie ein Auto, das dich, wenn es gut gewartet wird, bis ans Ende der Welt bringen kann. Genauso wichtig ist es, seine Stellschrauben und kleinen Macken zu kennen und zu wissen, wie man sie in den Griff bekommt.

Noch wichtiger als die Bewegung ist meiner Meinung nach die Ernährung. Auch wenn die Kompressionsbekleidung nur in Bewegung wirklich effektiv ist, hat die Ernährung den größten Einfluss auf deinen Körper. Man muss sich nur die Fitnesswelt anschauen, in der es heißt, 80 Prozent Ernährung und 20 Prozent Training seien für Erfolge verantwortlich. Übrigens haben alle Flachstrick-Heldinnen ein völlig unterschiedliches Maß an Mobilität. Die Ernährungstherapie ist die Maßnahme, die bei jeder körperlichen Einschränkung durchgeführt werden kann.

Bewegung ist nicht gleich Sport, deshalb ist es vielleicht einfacher, mit kleinen Schritten anzufangen, statt sich gleich übermotiviert für den Berlin-Marathon anzumelden. Bei der Bewegung steht auch nicht das Gewichtsmanagement im Vordergrund, sondern deine geistige und körperliche Gesundheit. Dein Körper ist für ständige Bewegung gemacht und es ist überlebenswichtig, dass er regelmäßig gut geölt wird.

Die Weiterbildung gibt dir Wissen, und Wissen ist Macht. Mit diesem Buch hast du bereits eine unschlagbare Basis geschaffen. Wenn du tiefer in die einzelnen Themen eintauchen möchtest, habe ich auf den letzten Seiten spannende Buchempfehlungen für dich notiert.

WIE GEHE ICH ÖFFENTLICH MIT MEINER DIAGNOSE UM?

Die einen haben in der Diagnose Lipödem eine Antwort für die jahrelange Tortur gefunden, die anderen sind verunsichert, weil auf einmal eine Krankheit im Raum steht, die vorher nicht diese Präsenz eingenommen hatte. Auch die sozialen Umfelder der Betroffenen könnten unterschiedlicher nicht sein. Nicht alle sind verständnisvoll und einfühlsam, sondern vielleicht zweifelnd oder sie zeigen fehlende Empathie. Der öffentliche Umgang mit der Diagnose erfordert besonderes Fingerspitzengefühl. Menschen ohne Lipödem-Schmerzen und die unzähligen Begleiterscheinungen, können niemals so richtig nachempfinden, wie es dir geht, und das können wir auch nicht von ihnen verlangen. Würdest du dir anmaßen zu wissen, wie es als kleinwüchsiger Mensch oder als Rollstuhlfahrer ist? Bei aller Wut über die ungleiche Versorgung und den verletzenden Vorurteilen, die uns entgegengebracht werden, dürfen wir nicht erwarten, dass unser Gegenüber durch eine Reportage im Fernsehen gleich zum Lipödem-Profi mutiert und genauestens weiß, was du durchmachst.

Deine Patientenakte ist deine persönliche Angelegenheit, und du allein entscheidest, was du davon preisgeben möchtest. Alles kann, nichts muss. Wie du schon etwas früher in diesem Buch erfahren hast, definiert dich das Lipödem nicht. Es ist nichts, was auf deiner Visitenkarte stehen muss oder mit dem du dich in einer neuen Runde vorstellst. Wenn ich zu dir käme und mich mit „Hallo, ich bin die Sprotte und habe ein Glasauge" vorstellen würde, würdest du dich wahrscheinlich auch fragen, warum das jetzt wichtig ist. Und dann fragst du mich bestimmt, ob ich das mal für dich herausnehmen könnte. Gib es doch zu!

> *Du bist niemandem Rechenschaft schuldig. Weder für deine Einschränkung, noch für dein Aussehen und schon gar nicht für deine Ängste.*

Grundsätzlich bin ich dafür, dass man es Menschen erzählt, die entweder den Alltag mit dir teilen, denen, bei denen es dir guttut, es zu erzählen, und zum Beispiel, wenn man dich auf deine Kompression anspricht. Da man nicht jedes Mal weit ausholen möchte, reicht es, hierfür eine kurze Antwort parat zu haben. „Oh, darf ich fragen, warum Sie diese dicken Strümpfe tragen? Haben Sie sich verbrannt?" Darauf antworte ich meistens: „Ich trage sie jeden Tag, damit ich weniger Schmerzen habe. Es ist eine chronische Krankheit, aber ich mache das Beste daraus." In 86,7 Prozent der Fälle ist das Thema an dieser Stelle beendet und ich kann höflich antworten, ohne meinen Gesprächspartner durch die neugierige Frage in Verlegenheit zu bringen. Auch wenn im Hochsommer viel häufiger diese Fragen aufkommen, hilft es, gelassen zu bleiben. Natürlich hast du diese Frage schon zigmal gehört, aber dieser Mensch stellt sie zum ersten Mal in seinem Leben und denkt im ersten Moment nicht darüber nach. Natürlich gibt es Tage, an denen es einem leichter fällt und Tage, an denen sich der Flughafen über mein lautes Augenrollen beschwert. Aber stell dir vor, es kommt der Tag, an dem dich eine Frau fragt und sie sagt: „Mh, ich habe auch manchmal Schmerzen in den Beinen. Können Sie mir sagen, ob es vielleicht daran liegt?“. An diesem Tag hast du vielleicht das Leben dieser Frau verändert und du weißt, wie wertvoll dieser Hinweis sein kann. Außerdem wird diese Person sich nach der Begegnung weiter informieren und dadurch wächst nicht nur der Wissensstand, sondern auch die Lipödem-Aufklärung und damit auf lange Sicht die Akzeptanz der Krankheit.

Wann spreche ich jemanden auf seine optischen Hinweise eines Lipödems an?

Bei dieser Frage gehen die Meinungen weit auseinander, denn wo der eine für den Hinweis dankbar gewesen wäre, hätten andere irritiert reagiert und sich auf den Schlips getreten gefühlt. Da man das Lipödem nicht nur am Aussehen, sondern auch am Schmerz erkennt, kann so eine Vermutung auch schnell nach hinten losgehen. Und das wollen wir nicht. Wenn du eine Kollegin hast, die auffällig ist und du sie nach reiflicher Überlegung ansprechen möchtest, dann kannst du ja mal versuchen, sie auf dein Lipödem aufmerksam zu machen. Ganz beiläufig und locker. An ihrer Reaktion wirst du merken, ob bei ihr die Alarmglocken läuten oder ob sie nur neutrales Interesse oder Mitgefühl zeigt. Bedränge sie aber bitte nicht zu sehr, sondern lass sie einfach auf dich zukommen. Wenn sie sich in deiner Beschreibung wiederfindet, wird ihr Interesse an weiteren Informationen sie zu dir führen.
Aber wie geht man mit völlig Fremden um? Da habe ich persönlich eine ganz klare Meinung. Wenn man nicht wirklich ganz natürlich miteinander ins Gespräch kommt, würde ich nie meinen Verdacht äußern. Sollte ein solches Gespräch scheitern, würde das sowohl dir als auch ihr den Tag verderben.

Wie kann ich Aufklärungsarbeit leisten?

Wem du deine Diagnose auf jeden Fall mitteilen solltest, ist dein Hausarzt, Gynäkologe, Dermatologe, Phlebologe, Angiologe etc. Also Ärztinnen und Ärzte, die dich nicht diagnostiziert haben, aber mit Beinen, Gefäßen, Haut oder vielen verschiedenen Patienten in Kontakt kommen. Vielleicht führt das zu einem besseren Verständnis deines Körpers oder deiner Begleiterkrankungen oder der Arzt hat noch nie oder nur wenig vom Lipödem gehört und hat nun endlich jemanden vor sich sitzen, der beim nächsten Mal gerne Informationsmaterial mitbringt.
Warum muss denn gerade die Gynäkologin oder der Gynäkologe Bescheid wissen? Weil sie am häufigsten die nackten

Beine der Patientinnen sehen. Man stelle sich eine Welt voller aufgeklärter Gynäkologen vor, die zumindest bei den optisch auffälligen Fällen nachfragen könnten, ob ihnen die häufigsten Symptome bekannt vorkommen. Schon im Teenageralter wäre so eine ganz neue Präventionsbewegung möglich.

Wenn wir etwas weiter in die Zukunft blicken und es schwarz auf weiß haben, dass das Lipödem wirklich durch weibliche Sexualhormone begünstigt wird, ist es umso wichtiger, auch die Gynäkologin mit im Boot zu haben. Wie viele Hormonpräparate zur Empfängnisverhütung und noch schlimmer ohne Verhütungsgrund könnten vermieden werden? Keine unnötigen Hormonschwankungen, die im schlimmsten Fall den Verlauf des Lipödems beeinflussen.

Jede von uns hat jetzt eine Aufgabe. Wenn jede Flachstrick-Heldin, die dieses Buch liest, ihre Gynäkologin oder ihren Gynäkologen über ihre Krankheit aufklärt, kommt eine ganz besondere Bewegung in Gang! Nimm Flyer, Infomaterial oder Zeitschriften mit in die Praxis und zeige, wie man schon im Wartezimmer auf das Lip- und Lymphödem aufmerksam machen kann. Bei meiner Ärztin sind zum Beispiel die Lipödem-Awareness-Karten natürlich schon vorhanden.

Wenn du dich besonders engagieren möchtest, lohnt es sich, in Arztpraxen, Physiopraxen, Fitnessstudios, Sanitätshäusern, Apotheken, Bäckereien etc. solche Awareness-Karten mit den wichtigsten Symptomen oder Flyer der Anlaufstellen auszulegen. Diese findest du kostenlos im Power Sprotte Onlineshop. Darüber hinaus kann durch die Mitgliedschaft in entsprechenden Vereinen deren Aufklärungsarbeit in größerem Umfang unterstützt werden.

HIERMIT ERNENNE ICH DICH HOCHFEIERLICH ZUR FLACHSTRICK-HELDIN

Du hast es geschafft! Wie ein kleiner Schwamm hast du das Wissen aufgesaugt und dich vielleicht in ein paar Zeilen wiedererkannt, dich bei Hirngespinsten ertappt gefühlt und nun ganz viel Sprottenpower aufgesogen, um dem Lipödem die Stirn zu bieten. Du wirst deinen ganz eigenen Weg finden und egal, für welchen du dich entscheiden wirst, hab keine Angst. Folge deinem Bauchgefühl und probiere dich aus.

Wenn du dich einmal unsicher und allein fühlst, denk daran, wie stolz ich auf dich bin, dass du dein Bestes gibst (auch wenn du manchmal das Gefühl hast, dass es nicht reicht) und dass du schon so weit gekommen bist. Schau zurück und mach dir bewusst, wie viele Hürden du bereits genommen hast und wie du an ihnen gewachsen bist. Hättest du am Anfang dieses Weges geglaubt, was du noch alles schaffen wirst?

Wenn dir diese Vorstellung nicht reicht, dann schließe dich der Sprottenflotte auf Instagram an und lass dich von mir in meinen Storys aufmuntern. Es wird mir eine Ehre sein, dich kennenzulernen!

Hallo, liebe Flachstrick-Heldin, willkommen in deinem neuen Leben!

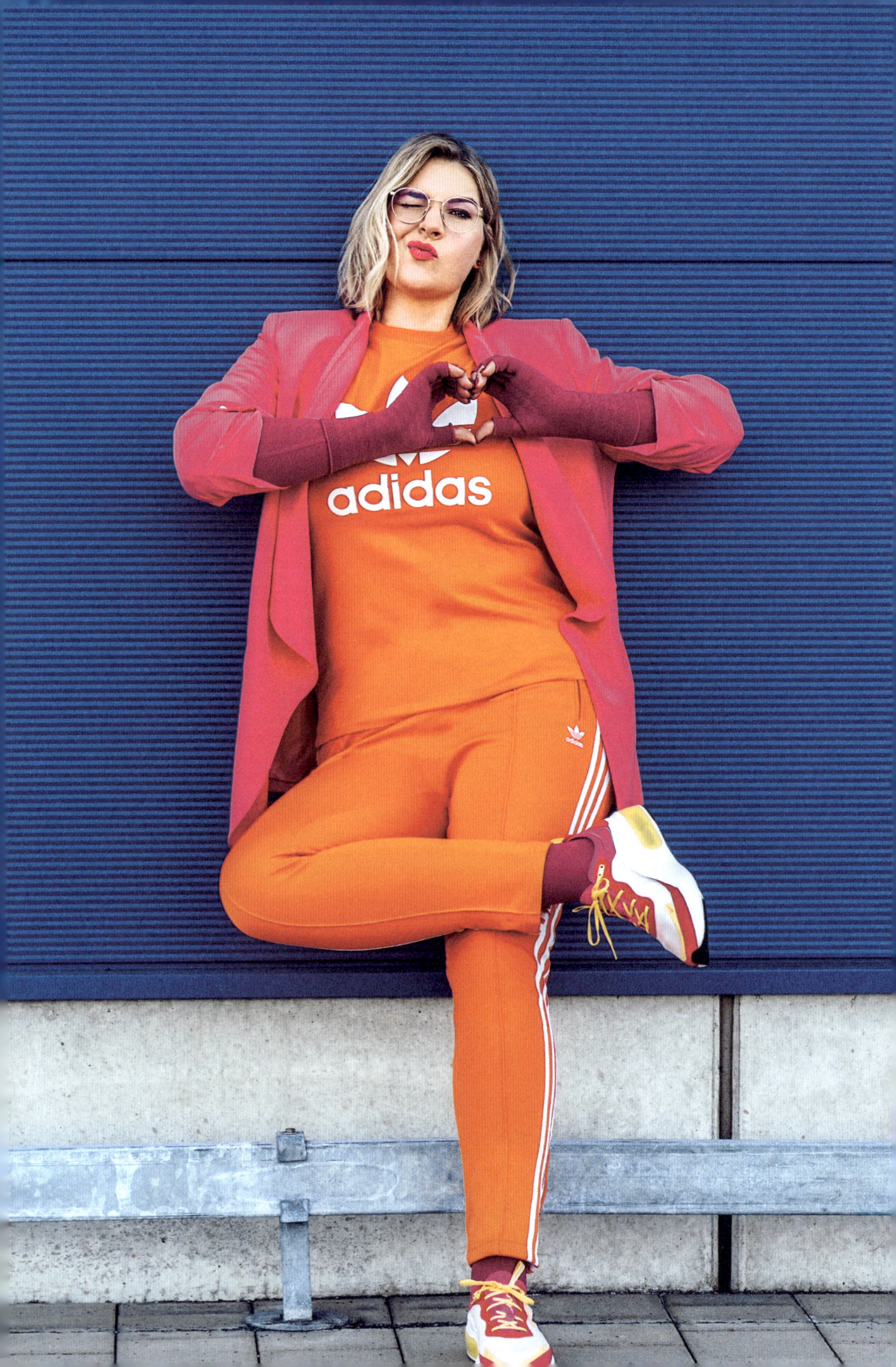
adidas

DANKSAGUNG

Es sind die Akteure im Hintergrund, die das Schreiben eines Buches möglich machen. Was hätte ich getan, wenn mein Mondmann mich nicht Abend für Abend mit leckeren Gerichten versorgt oder unser Hund Dante nicht dafür gesorgt hätte, dass ich mich auf dem Weg ins Bett nicht in der Wohnung verlaufe?

Wenn man ein Buch schreibt, bleibt vieles auf der Strecke. Spieleabende, Kinobesuche, Abende zu zweit, Wochenenden, an denen man Ausflüge gemacht hätte, Bandproben und Veranstaltungen. Ohne das Verständnis von lieben Freunden und treuen Weggefährten, die einem nach Nachtschichten und hartnäckigen Selbstzweifeln in die müden Augen schauen und sagen, dass sie an einen glauben, gäbe es dieses Buch nicht.

Ich hoffe, dass sie eines Tages diese Zeilen lesen und sich vorstellen, wie die ganze Sprottenflotte und die Vereinigung der Flachstrick-Heldinnen ihnen applaudieren, weil sie so geduldig mit mir waren, wenn ich wieder einmal absagen musste oder das Gesprächsthema Nummer eins wieder einmal das Buch war.

Es fällt mir schwer, meine Dankbarkeit in Worte zu fassen, denn eigentlich müsste ich euch ein eigenes Buch widmen, um genügend Platz dafür zu finden. Ich danke Mitcha dafür, dass sie mich damals ermutigt hat, mich auf Instagram in Kompression zu zeigen. Dafür musste sie die Fotos machen und wir hatten keine Ahnung, was wir damit auslösen würden. Die meisten Bilder in diesem Buch sind durch ihre Linse und ihr besonderes Auge für Mode mit Lipödem entstanden. Ich bin so stolz auf dich und uns als Team! Danke an Anna, die ohne zu zögern bereit war, mich bei diesem Buch zu unterstützen, und für ihr Vertrauen in meine Arbeit.

Liebe Lipödem-Schwester Vanessa, manchmal kann man gar nicht glauben, welches Glück einem manchmal durch eine chronische Krankheit widerfahren kann. Danke, dass du immer für mich da bist und mich auch bei diesem Buch so selbstverständlich unterstützt hast.

Danke an Pia, Claudi, Julia, Tatiana, Henry, Oli, Sonja, Phili, Lenzi (und allen Freunden bei medi) und so viele andere für ihre unermüdliche Motivation, ihren Trost, ihre Hilfe, wo immer sie konnten, das Trocknen meiner Tränen und ihren Glauben an meine Vision. Und nicht zu vergessen, gilt mein Dank auch dem Kosmos-Verlag, liebe Ramona, liebe Vanessa, für das entgegengebrachte Vertrauen und die tolle Zusammenarbeit!

Moingiorno Sprottenflotte, liebe Lipödem-Community, liebe Partner – danke! Ihr seid mein Antrieb und in euch habe ich meine Berufung gefunden. Lasst uns gemeinsam die Welt verändern!

Bis zum nächsten Buch,

DEINE CARO

Zum Weiterlesen

Quellenangaben

1 Kruppa et al., **Lipedema-Pathogenesis, Diagnosis, and Treatment Options.** Dtsch Arztebl Int. 2020 Jun 1; 117(22–23): 396–403

2 www.lymphverein.de/verordnung_von_mld

3 Tölle und Schiessl, **Das Handbuch gegen den Schmerz,** 2019 ZS

4 Hirschhausen, **Wunder wirken Wunder,** 2016 Rowolth

5 Siewer, **Natürliche Schmerzkiller,** 2020 GU

6 Strohmeier et al., **Multi-Level Analysis of Adipose Tissue Reveals the Relevance of Perivascular Subpopulations and an Increased Endothelial Permeability in Early-Stage Lipedema.** Biomedicines. 2022 May 18; 10(5): 1163

7 Michelini et al., **Aldo-Keto Reductase 1C1 (AKR1C1) as the First Mutated Gene in a Family with Nonsyndromic Primary Lipedema.** Int J Mol Sci. 2020 Aug 29; 21(17): 6264

8 Kruppa et al., **Lipedema-Pathogenesis, Diagnosis, and Treatment Options.** Dtsch Arztebl Int. 2020 Jun 1; 117(22–23): 396–403 Bauer et al., **New Insights on Lipedema: The Enigmatic Disease of the Peripheral Fat. Plast Reconstr Surg.** 2019 Dec;144(6):1475-1484.

9 www.wikipedia.org/wiki/Komfortzone

Weiterführende Literatur und Links

- Lipp, **Fett ist nett.** 2021 Fischer Krüger
- Lipp, **Lipödem-Life-Balance!** 2021 Hogrefe
- Praxis Dr. Lipp: **www.pantea-health.de**
- Schulze, **Der kleine Coach für das Lymphsystem.** 2021 Trias
- Power Sprotte, Der Shop für Flachstrick- und Rundstrick-Held:innen: **www.powersprotte.com**
- Lipödem Mode – Das Leben in Kompression: **www.lipoedemmode.de**
- Der Lipödem Podcast: **www.derlipoedempodcast.de**
- Lipödem Hilfe Deutschland e. V.: **www.lipoedem-hilfe-ev.de**
- Lymphselbsthilfe e. V.: **www.lymphselbsthilfe.de**
- Lipödem-Gesellschaft e. V.: **www.lipoedem-gesellschaft.de**
- Das Foodpunk-Lipödem-Programm: **www.foodpunk.com/de/ernaehrungsplaene/lipoedem-ernaehrungsplan**
- Kathrin Pilgrim, Yoga bei Lipödem: **www.kathrinpilgrim.de**

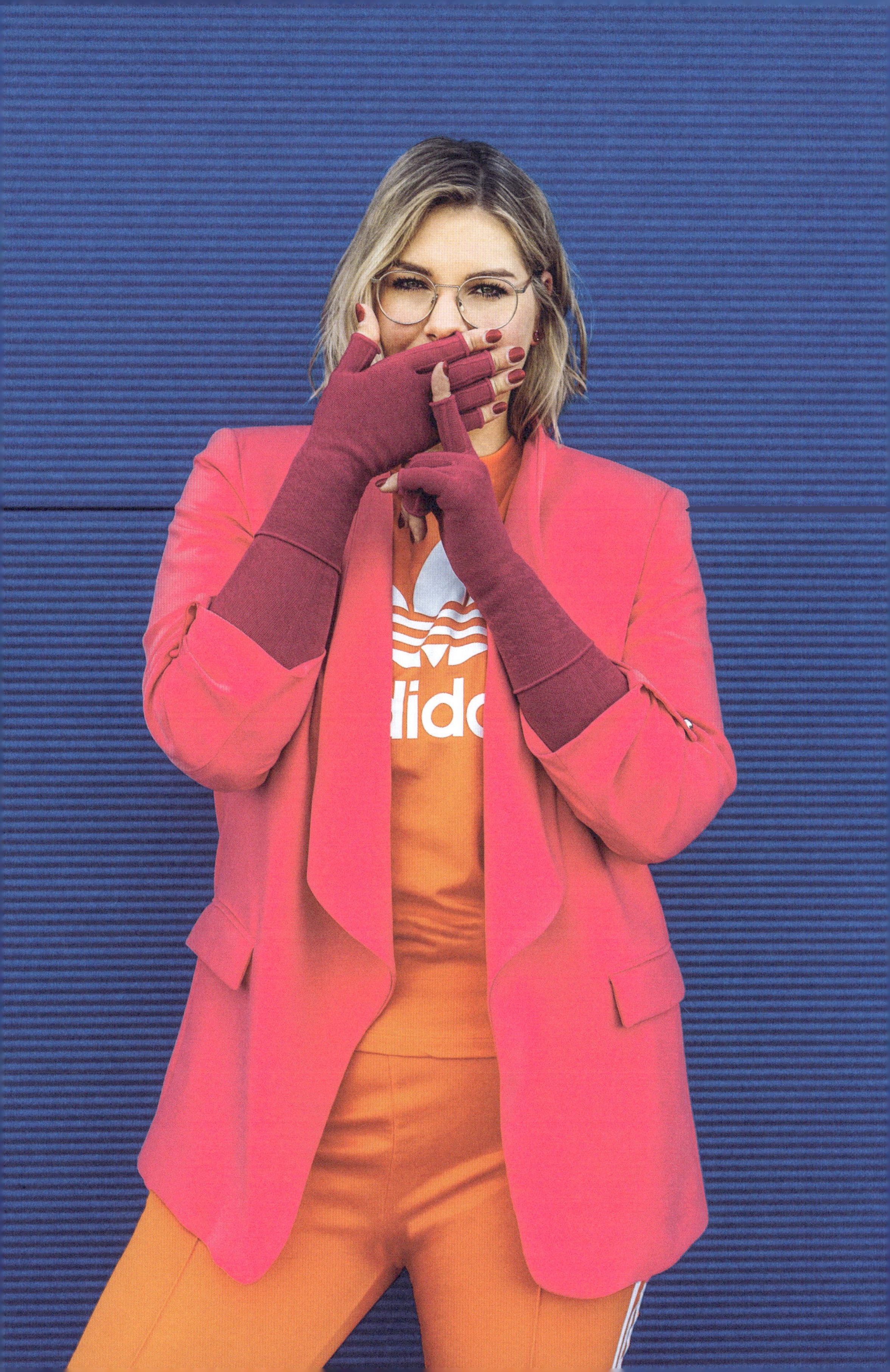

BILDNACHWEIS

Mit 62 Farbfotos von Michaela Kern, 18 Fotos von Caroline Sprott (S. 6, 17, 21, 31, 56, 57, 60, 63, 66, 83, 90, 147, 148, 163, 164), 4 Fotos von Dr. Anna-Theresa Lipp/ Pantea (S. 15, 28, 140, 142, 145), 4 Fotos von AdobeStock (S. 76 (aamulya), 80 (Svetlana Kolpakova), 97 (nataliaderiabina), 98 (Kansuda)), 3 Fotos von medi (S. 45), 1 Foto von Martin Schad (S. 91), 1 Foto von Silvana Denker (S. 108) und einer Farbzeichnungen von Mascha Greune (S. 62).

IMPRESSUM

Umschlaggestaltung von buxdesign, Lisa Höfner, Agentur für Konzeption, Gestaltung und Produktion, München, www.buxdesign.de unter Verwendung von 4 Farbfotos von Michaela Kern (Covermotiv, vordere rechte Innenklappe, hintere rechte Innenklappe, hintere Außenklappe), 1 Farbfoto von Dr. Anna-Theresa Lipp/Pantea (hintere Außenklappe) und 1 Farbfoto von Caroline Sprott (vordere Außenklappe).

Unser gesamtes Programm finden Sie unter **kosmos.de/herbig**

MIX Papier | Fördert gute Waldnutzung FSC® C110508

Gedruckt auf chlorfrei gebleichtem Papier

ISBN 978-3-96859-063-9
Projektleitung und Redaktion: Ramona Kapp
Gestaltungskonzept: Gramisci Editorial Design, München
Gestaltung und Satz: Katrin Kleinschrot, Stuttgart
Produktion: Vanessa Frömmig
Druck und Bindung: Westermann Druck Zwickau GmbH, Zwickau
Printed in Germany/Imprimé en Allemagne

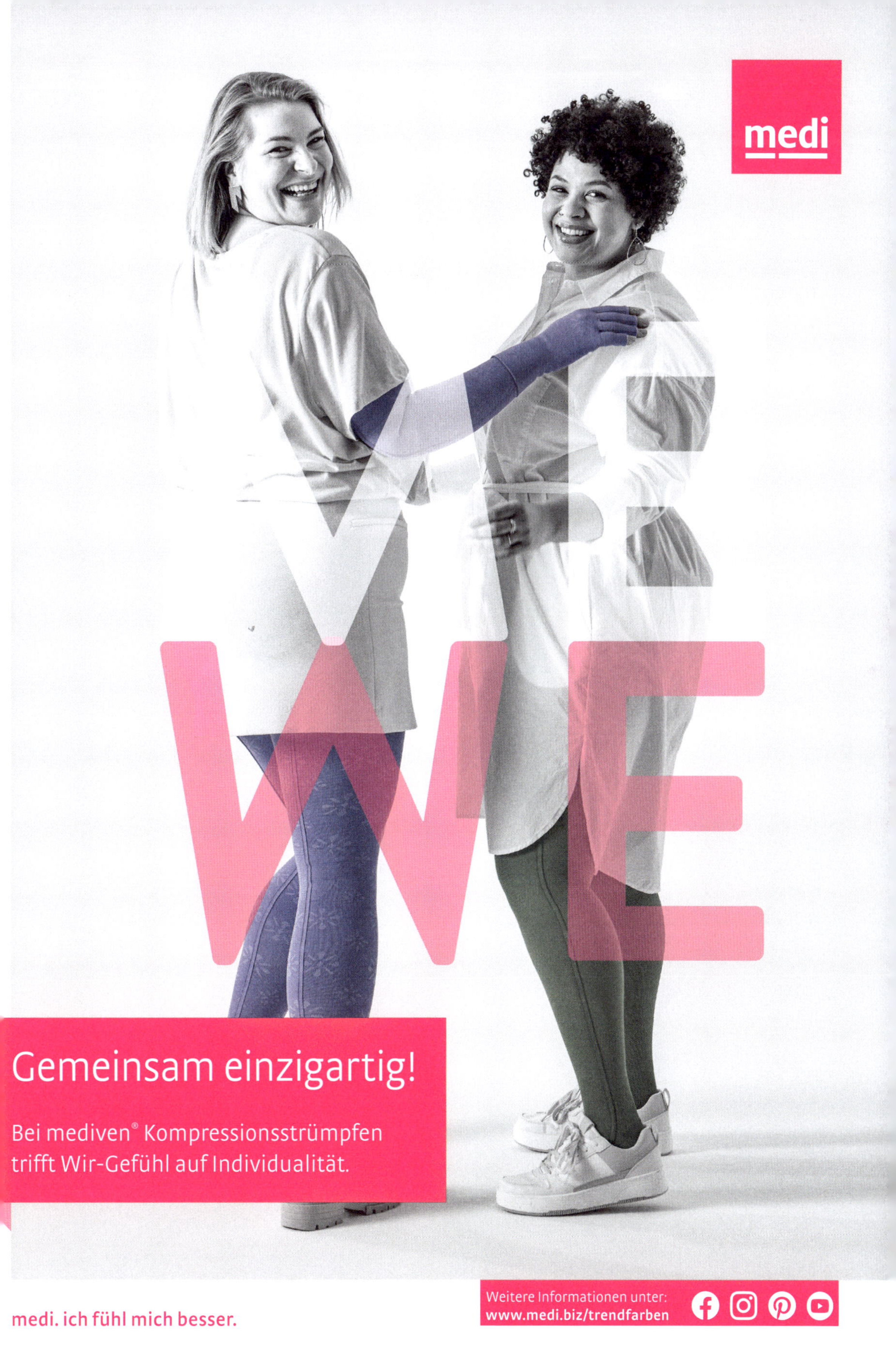
medi
WE
WE
Gemeinsam einzigartig!
Bei mediven® Kompressionsstrümpfen
trifft Wir-Gefühl auf Individualität.
medi. ich fühl mich besser.
Weitere Informationen unter:
www.medi.biz/trendfarben

SPROTTIGE GEHEIMTIPPS FÜR FLACHSTRICK-HELDINNEN

Du kannst einfach nicht genug von meinen Tipps bekommen? Ich habe da noch ein paar absolute Geheimtipps für dich parat:

- **Wenn deine Kompression ratscht, sing einfach dazu.** Bei manchen Kompressionsherstellern kann es passieren, dass das Aneinanderreiben des Gestrickes zu einem »Ratschen« führt. Viele stört das, ich mache mir da nichts draus. Klar, meine Ninja-Karriere kann ich an den Nagel hängen. Aber weißt du, wie ich damit umgehe? Ich singe in meinem Kopf zum Ratsche-Rhythmus: *Ratsch-Ratsch-Ratsch-Ratsch* Stayin' alive, stayin' alive. Zur Vermeidung dieses Geräusches habe ich einmal von einer Sanifee den Tipp bekommen, dass man Trikot-Stoff an den Innenschenkeln einsetzen kann und schon ist dieser Störfaktor Geschichte. Lass dich im Sanitätshaus einmal dazu beraten.
- **Gib deinem Lymphfluss einen Boost und atme tief in deinen Bauch.** Vor der MLD, danach und vor allem dazwischen! Und sonst auch. Eigentlich immer. Die tiefe Bauchatmung kann sämtliche Lymphknoten in deinem Torso aktivieren und damit für ordentlich »Durchzug« sorgen. Lege so eine Bauchatmungsübung auch gerne in deinem Alltag ein. Wir atmen sowieso viel zu flach und das bewusste, tiefe Ein- und Ausatmen bringt nicht nur den Lymphfluss in Schwung, sondern sorgt auch für etwas Stressabbau.
- **Zwickt die Versorgung in der Kniekehle?** Instinktiv zieht man die Kompression oft hoch, aber manchmal hilft das Gegenteil viel besser. Streife sie mal vom Knie abwärts Richtung Knöchel. Das wirkt oft wahre Wunder!

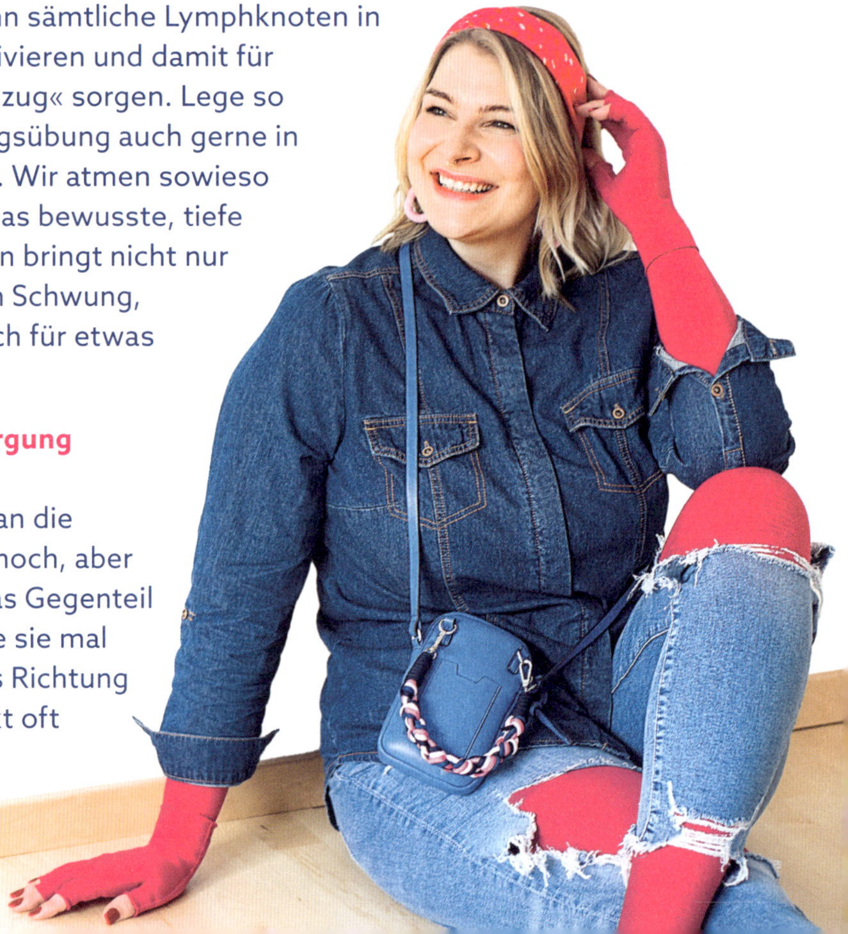